恶性肿瘤疾病诊疗护理与防控

主编 路　敏　胡　滨　赵曙光　田玉妹
张　敏　刘丛蕾　车　敏

四川科学技术出版社

图书在版编目（CIP）数据

恶性肿瘤疾病诊疗护理与防控/路敏等主编.

成都：四川科学技术出版社，2024.10. —ISBN 978－7－5727－1578－5

Ⅰ．R73；R473.73

中国国家版本馆 CIP 数据核字第 2024DN7656 号

恶性肿瘤疾病诊疗护理与防控

EXING ZHONGLIU JIBING ZHENLIAO HULI YU FANGKONG

主　编　路　敏　胡　滨　赵曙光　田玉姝　张　敏　刘丛蕾　车　敏

出 品 人　程佳月

责任编辑　欧晓春

封面设计　刘　蕊

责任出版　王　英

出版发行　四川科学技术出版社

　　　　　成都市锦江区三色路 238 号　邮政编码 610023

　　　　　官方微博：http://weibo.com/sckjcbs

　　　　　官方微信公众号：sckjcbs

　　　　　传真：028－86361756

成品尺寸　185mm×260mm

印　　张　21.25

字　　数　500 千

印　　刷　成都一千印务有限公司

版　　次　2024 年 10 月第 1 版

印　　次　2024 年 10 月第 1 次印刷

定　　价　88.00 元

ISBN 978－7－5727－1578－5

邮　　购：成都市锦江区三色路 238 号新华之星 A 座 25 层　邮政编码：610023

电　　话：028－86361770

本书编委会

主　编　路　敏　胡　滨　赵曙光　田玉姝　张　敏
　　　　刘丛蕾　车　敏
副主编　杜凤凯　高清翠
编　委　（排名不分先后）
　　　　路　敏　泰安市中心医院（青岛大学附属泰安市
　　　　　　　　中心医院、泰山医养中心）
　　　　胡　滨　青岛市市立医院
　　　　赵曙光　梁山县人民医院
　　　　田玉姝　泰安八十八医院
　　　　张　敏　青州市人民医院
　　　　刘丛蕾　东营市第五人民医院
　　　　车　敏　肥城市中医医院
　　　　杜凤凯　临沂市中心医院
　　　　高清翠　滨州医学院附属医院
　　　　朱　琳　海军青岛特勤疗养中心
　　　　王春建　滨州医学院附属医院
　　　　许晓晓　滨州医学院附属医院

前　言

　　肿瘤疾病是严重威胁人民生命和健康的常见病、多发病，随着我国经济的发展和工业化进程的加速，其危害有更甚之势，如何控制、阻遏其危害，已是卫生工作中备受关注的热点。近年来恶性肿瘤的基础研究和临床治疗有了长足进步，出现了一些敏感和特异性的诊断方法，也发展了不少有效的新治疗技术，如微创手术在肿瘤外科的应用，三维适形和强调放疗，新的抗癌药物以及基因治疗、靶向治疗、免疫治疗等。上述新方法和新技术的应用都不同程度地提高了恶性肿瘤的治疗效果。为此，我们从临床出发，总结自己的临床经验并参阅大量国内外文献编写了《恶性肿瘤疾病诊疗护理与防控》一书，以促进肿瘤学科的发展。

　　本书内容包括肿瘤基础知识及各系统恶性肿瘤疾病的诊断、治疗、护理与防控。其编写宗旨是坚持面向临床，注重实用，理论与实践、普及与提高相结合的原则，努力反映国内外恶性肿瘤疾病诊断、治疗与护理的新水平。

　　由于我们水平所限，加之肿瘤的诊疗技术发展较快，编写过程中难免出现疏漏和不足之处，敬请读者提出宝贵意见。

编　者

2024 年 5 月

目　录

第一章　肿瘤的病因及肿瘤发生的机体因素

第一节　肿瘤的病因

一、化学致癌因素

在 18 世纪和 19 世纪时就已有人提出化学物质与人类恶性肿瘤有关，长期职业接触煤烟、煤焦油、沥青和石油的人，皮肤癌、肺癌和其他恶性肿瘤的发病率显著增加。20世纪初，研究证实上述有机物中主要的致癌成分为多环芳烃类，直接涂抹这些致癌物可诱发啮齿类动物患皮肤癌。在这个时期，还发现另一类化合物即芳香胺类也具有致癌性。当时这类化合物正作为合成染料的中间体和橡胶及润滑油的抗氧化剂被广泛使用。1895 年，德国医生 Ludwig Rehn 提出职业接触芳香胺类可发生膀胱癌。他对芳香胺类诱发膀胱癌的机制提出了很有见地的设想。1938 年已证明芳香胺类可诱发狗的膀胱肿瘤。20 世纪人们通过动物实验和已知的人类暴露资料，又发现一些化合物也具有致癌性。目前认为，对人类总的恶性肿瘤风险而言，最重要的化学致癌物是香烟中的致癌成分。其他的化学致癌物主要是燃烧和有机合成产物、某些食物成分、微生物污染产物或食品制备过程产生的物质。此外，人体本身的某些生理和病理过程，如炎症、氧化应激反应、营养和激素失衡以及反复的组织损伤等，也可产生致癌的化学物质如氧自由基等。

据估计，80% 的人类恶性肿瘤是各种环境因素引起的，其中化学因素占主要地位。但是，与其说大多数人类恶性肿瘤归因于外源性化学物质，不如说环境中那些具有与 DNA 相互作用能力的，以及那些对细胞增殖和功能有影响的化学物质，都可能对恶性肿瘤的发生产生重要作用。

（一）化学致癌物的分类

1. 根据化学致癌物的作用方式分

根据化学致癌物的作用方式可将其分为直接致癌物、间接致癌物、促癌物三大类。

1）直接致癌物

直接致癌物是指这类化学物质进入体内后能与体内细胞直接作用，不需代谢就能诱导正常细胞癌变的化学致癌物，如各种致癌性烷化剂、亚硝酸胺类致癌物等。这类化学致癌物的致癌力较强、致癌速度快，常用于体外细胞的恶性转化研究。

2）间接致癌物

间接致癌物是指这类化学物质进入体内后需经体内微粒体混合功能氧化酶活化，变成化学性质活泼的形式方具有致癌作用的化学致癌物。这类化学致癌物广泛存在于外环境，常见的有多环芳烃、芳香胺类、亚硝胺及黄曲霉毒素等。

3）促癌物

促癌物又称为肿瘤促进剂。促癌物单独作用于机体无致癌作用，但能促进其他致癌物诱发肿瘤形成。常见的促癌物有巴豆油（佛波醇二酯）、糖精及苯巴比妥等。

2. 根据化学致癌物与人类肿瘤的关系分

根据化学致癌物与人类肿瘤的关系可将化学致癌物分为肯定致癌物、可疑致癌物以及潜在致癌物。

1）肯定致癌物

肯定致癌物是指经流行病学调查确定并且临床医生和科学工作者都承认对人和动物有致癌作用，且其致癌作用具有剂量反应关系的化学致癌物。

2）可疑致癌物

可疑致癌物具有体外转化能力，而且接触时间与癌症发生率相关，动物致癌实验阳性，但结果不恒定；此外，这类致癌物缺乏流行病学方面的证据。

3）潜在致癌物

潜在致癌物一般在动物实验中可获某些阳性结果，但在人群中尚无资料证明对人具有致癌性。

（二）常见的化学致癌物

目前已知环境中的化学致癌物已有 2 000 余种，它们的化学性质千差万别，作用机制常不相同，致癌作用的强度异常悬殊，按照它们的化学性质，主要包括下列一些种类的物质：

1. 烷化剂

烷化剂如芥子气、环氧乙烷、氯乙烯、烷化抗癌药物等。

2. 多环芳烃类化合物

多环芳烃类化合物如苯并芘、甲基胆蒽等。

3. 芳香胺类化合物

芳香胺类化合物如联苯胺、硝基联苯、乙萘胺等。

4. 亚硝胺类化合物

亚硝胺类化合物如二乙基亚硝胺、甲基辛基亚硝胺等。

5. 金属元素

金属元素如镍、铬等。

6. 矿物类

矿物类如某些石棉纤维等。

7. 药物

药物如某些激素药物、某些抗癌药物等。

环境中致癌物的来源甚广，有的来自自然界，有的来自人工合成。自然界存在的致癌物可来自植物（如苏铁苷、黄樟素）、细菌（如大肠埃希菌合成的乙硫氨酸、肠道菌群在某些条件下合成的亚硝胺类化合物）、真菌（如黄曲霉毒素、镰刀菌素）等。有许多致癌物是来自人工合成（如多环芳烃、胺类化合物、抗癌药物等）、工业产物（如某些化工原料、染料、农药、药物等）或日常生活环境（如香烟烟雾、食品烹调的热裂解产物中都含有多种致癌物）。

由于机体对致癌物代谢活化的差别很大，所以有些化学物质对某种动物是致癌的，而对人类或另一种动物则没有致癌性。即使都是致癌物，它们的致癌能力亦非常悬殊。例如用 10 μg/d 的黄曲霉毒素 B_1 经口两周已经容易成功地诱发大鼠肝癌（或在每日饲料中放入 0.001 ~ 0.015/100 万的黄曲霉素 B_1，6 个月后，大鼠肝癌诱发率达 80%），而用黄樟素饲料则需用 2 500 ~ 10 000/100 万的浓度方可诱发成功，两者相差数百万倍之多。化学致癌物的作用强度如此悬殊，对于估计它们的现实危害性有很大的实际意义。例如，已经明确糖精是一种很弱的膀胱促癌物，据估计，美国约有 5 000 万人口食用糖精，推算出每年可能引起 50 人患膀胱癌；但若禁用糖精，人们将转而大量食用食糖，则因糖尿病、心血管疾病、肥胖症等所引起的死亡总人数要比 50 例膀胱癌多许多倍，所以美国并未严格禁用糖精。

环境中的化学致癌物进入人体的途径很多，其中主要是通过消化道、呼吸道和皮肤接触。许多间接致癌物可在细胞色素 P450 混合功能氧化酶、各种还原酶或水解酶的参与下，经过氧化、还原、水解等化学反应，激活成为最终致癌物。

二、物理致癌因素

人类对某些物理因素致癌的认识也已有近百年的历史。例如，在发现 X 线 6 年后，就有人提出辐射可致皮肤癌。到目前为止，已经肯定的物理致癌因素主要有电离辐射、紫外线辐射和一些矿物纤维。这些物质天然而普遍地存在于自然环境中，原本对人类是无害的，因为人类在进化过程中已经适应了它们的存在。这些物质之所以成为与人类恶性肿瘤有关的危险因素，常常是因为人们的生活和生产活动。例如电离辐射，地球上的生物普遍暴露且适应于宇宙射线和地球本身放射性的辐射，但核工业和核医学等人为地使用核素大大增加了辐射强度。一些矿物纤维如石棉成为致癌物，更是与它们被开采和商业化使用密不可分。

目前一般认为，物理致癌因素主要与某些职业性恶性肿瘤关系密切，对于人类肿瘤的总负荷而言，其重要性可能远远小于与生活方式有关的致癌因素，如化学因素。然而，作为一类已经被肯定的致癌因素，临床医生必须对其有所了解。

电离辐射是最主要的物理致癌因素，主要包括以短波和高频为特征的电磁波的辐射以及电子、质子、中子、α 粒子等的辐射。长期接触镭、铀、氡、钴、锶等放射性核素可引起恶性肿瘤。长期暴露于放射性钴、氡或其他放射性粉尘的矿工，肺癌发生率明显增高；原子弹爆炸后幸存的居民，白血病的发病率很高；用 ^{131}I 治疗甲状腺癌可引起患者发生白血病。所以，电离辐射也是引起医源性恶性肿瘤的重要因素。

此外，紫外线（UV）照射引起的皮肤癌，与 DNA 中形成嘧啶二聚体有关。在正常情况下，细胞内有正常的 DNA 修复系统可以清除这种嘧啶二聚体，但着色性干皮病患者由于缺乏清除嘧啶二聚体的修复酶类，从而无法有效地清除这种二聚体，导致基因结构改变、DNA 复制错误。UV 诱导的皮肤癌的形成和发生是一个复杂而连续的生物学行为，不同波长的 UV 对 DNA 的影响机制是不一样的：中波紫外线（UVB）能直接被 DNA 吸收，直接损伤 DNA；长波紫外线（UVA）能产生氧活性物质而引起 DNA 的继发性损伤。另外，UV 照射后引起的直接 DNA 的损伤可引起白细胞介素（IL）-10，肿瘤坏死因子（TNF）- α 水平的上调，导致局部及系统性免疫抑制，形成 UV 照射相关性肿瘤。

紫外线与黑色素瘤也有关系，有资料认为白人的黑色素细胞受紫外线作用而易致恶变，而黑人的黑色皮肤保护了黑色素细胞免受紫外线照射，因而减少其发病。有人还报道，黑色素瘤的发生率与所在地球纬度有关，居住在离赤道较近人群的发病率明显高于距赤道较远人群。

三、致癌病毒

对人类癌症而言，病毒可能是生物致癌因素中最主要的因素。据估计，在全世界范围内约有 1/7 的人类癌症是因感染病毒所致，其中 80% 是由于感染乙型肝炎病毒（与肝细胞癌相关）和人乳头瘤病毒（与宫颈癌相关）。病毒与肿瘤关系的研究发现，不但对肿瘤病因学有很大的贡献，而且为现代分子生物学的重要发展奠定了基础。例如，反转录酶的发现、DNA 重组技术的发展、mRNA 剪接以及癌基因的发现都直接来自病毒肿瘤学的研究成果。

对病毒致癌作用的研究始于 20 世纪初。1908 年，Ellermann 和 Bang 首先证明白血病鸡的无细胞滤液可使健康鸡诱发白血病，为病毒致癌的试验性研究奠定了基础。1911 年，Rous 用滤液成功地诱发了鸡的肉瘤。1933 年，Shope 将病毒所致的野兔乳头状瘤进行皮下移植实验，被移植的部位发生了浸润性鳞状细胞癌（简称鳞癌）；随后 1934 年，Lucke 观察到可以通过冻干的无细胞提取物传播蛙肾癌；两年后，Bittner 首次证明含有致癌病毒的乳汁可将鼠乳腺癌传给子代。到 20 世纪 50 年代，科学家已发现鼠白血病是由病毒引起的，60 年代初在电子显微镜下证实了这种病毒的形态。1962 年，Burkitt 发现病毒可以引起淋巴瘤。1964 年，Epstein 和 Barr 在 Burkitt 淋巴瘤细胞培养液中发现该病毒，命名为 EB 病毒，后证实该病毒与鼻咽癌密切相关，这是最早发现的与人肿瘤存在明显病因学关系的病毒。随着 20 世纪分子生物学的蓬勃发展，病毒瘤基因相继被克隆，功能被阐明。在此基础上，从信号转录与细胞周期的角度进一步探索致癌病毒导致肿瘤发生的分子机制，已获得了环境因素如何与宿主基因相互作用的一些实验依据，这些进展极大地丰富了人们对病毒致癌分子机制的认识。

综上所述，致癌病毒感染肯定与某些人类肿瘤发病有关，但是似乎单独病毒感染还不足以引起肿瘤，还需要其他一些因素参与，如细胞特异性丝裂原刺激，免疫抑制以及遗传因素等，还包括某些化学因素的协同作用。

（胡滨）

第二节　肿瘤发生的机体因素

　　长期生活、工作在同一环境，受到相同刺激的群体中只有少数人患肿瘤，即使在某种恶性肿瘤的高发地区，该肿瘤的发病率也仅为 0.1% ~ 0.2%。可见在肿瘤的形成过程中，宿主起着重要的作用。这种作用包括遗传、免疫、精神、内分泌、年龄、生活习惯等因素。所有这些因素都有一定的分子基础。

一、遗传因素

　　恶性肿瘤的种族分布差异、癌的家族聚集现象、遗传性缺陷易致肿瘤形成，这都提示遗传因素在肿瘤发生中起重要作用，而肿瘤流行病学调查、家系分析、细胞遗传学与分子遗传学研究为人们了解肿瘤的遗传机制提供了新的证据，特别是 20 世纪 80 年代以来，癌基因及抑癌基因的相继发现，使肿瘤发生的遗传机制从染色体水平进入分子水平。例如在中国人中，广东的鼻咽癌发生率最高。在新加坡的中国人、马来西亚人和印度人，其鼻咽癌的发病率之比为 13.3∶3.2∶0.4。又如日本人的松果体瘤发病率比其他民族高 11 ~ 12 倍，这提示遗传背景有区别。胃癌、膀胱癌、肝癌、乳腺癌、白血病和霍奇金淋巴瘤有家族聚集现象，法国报告一家系中连续 5 代 24 个女性成员中有 10 人患乳腺癌。尽管遗传易感性有着不少客观资料，但符合孟德尔遗传规律的单基因肿瘤［视网膜母细胞瘤、肾母细胞瘤（Wilms）和神经母细胞瘤等］或肿瘤综合征［家族性结肠息肉、加德纳（Gardner）综合征等］毕竟少见。90% 以上的肿瘤估计是环境与遗传两种因素相互作用的结果。

二、免疫因素

　　许多实验和临床研究表明，恶性肿瘤的发生、发展及转归均与机体免疫反应状态的好坏有关。当免疫功能降低时肿瘤的发生率增加，发展加快，甚至病情急剧恶化而死亡，当免疫功能改善和提高时病情逐渐好转，乃至肿瘤消退。

三、精神因素

　　国内国外均有报道，当高级中枢神经系统遭到破坏时，肿瘤发病率明显增加。临床也可以观察到一些肿瘤患者起病前常有严重的精神创伤，这点在动物实验中也得到证明。

四、内分泌因素

　　内分泌功能的紊乱，可能引起某种肿瘤。例如激素失调与内分泌系统和副性腺器官（如甲状腺、前列腺、子宫、乳房）肿瘤的发生和发展有一定的关系。这些器官患肿瘤时，用相应的激素或去势（即切除睾丸或卵巢）治疗有效果。

五、年龄因素

据目前临床资料统计，癌瘤大多数发生在中老年人，这可能与中老年人抗病能力弱有关。

六、生活习惯因素

全球 70 多亿人口生活在 200 多个国家和地区，受地域、习俗、宗教、政治、经济和文化的影响，大家的生活习惯相差甚大，因此不同国家和地区人群与生活习惯有关的恶性肿瘤死亡率存在很大差异。

（胡滨）

第二章　肿瘤的病理

第一节　肿瘤的命名与分类

一、肿瘤和癌的中医学认识

中医学对肿瘤的研究，可以说历史悠久，从分析与肿瘤相关的病名中就可以见其端倪。

历史上中医学虽没有肿瘤专科与专著，却有着这方面丰富而又精当的认识。有些认识，至今仍有现实指导意义。

中医学关于肿瘤等的记载，起源很早。据考证，殷墟的甲骨文中就有"瘤"的记载。在《周礼》中，记有专治肿瘤的医生，这些医生被称作疡医。至今，韩、日等国的汉医中仍沿袭中医这一传统，称肿瘤病为"肿疡"。《灵枢》中则有"瘤"等的病名，曰："凝结日以易甚，连以聚居，为昔瘤。"具体而言，"肿者，肿大也；瘤者，留居也；肿大成块，留居一处，不消散之者，为之瘤也"。宋代《圣济总录》中进一步释曰："瘤之为义，留滞而不去也。"

癌，这一字，原通"嵒"，与"岩"意近，取坚硬之石造字，象形也。汉代医学家刘熙曾提出"嵒，肿也，凸凹起伏如山岩不平者，谓之嵒"。宋代的《卫济宝书》开始明确用"癌"描述肿瘤类疾病；明代，"癌"字常用来通称"乳腺恶性肿瘤"及其他各种恶性肿瘤。

与肿瘤有关的中医术语还有许多，如积聚、癥瘕、伏梁、息贲、肥气、肠覃等。将在本节后续内容做介绍。

二、中医学的命名与分类

关于肿瘤的中医学记载与论述，散见于众多病名之中。在此，仅将与西医学有关认识比较接近或相似的论述，做一对照性的介绍：

（一）类似于恶性肿瘤

噎膈：食管癌或贲门癌。

反胃（胃反、翻胃）：胃体、胃窦部癌。

癥瘕（积聚）：腹腔（包括肝、脾、子宫、卵巢、胰腺及肾脏等）的恶性肿瘤。

脾积（痞气）：包括肝癌、慢性白血病。

肝积（肥气、癖黄、肝著）：原发性或继发性肝癌、肝淋巴肉瘤。

肺积（息贲）：肺癌（特别是晚期肺癌）、纵隔肿瘤。

失荣：鼻咽癌颈部转移、恶性淋巴瘤、腮腺癌及颈部转移癌。

伏梁：胰腺癌或横结肠癌。

乳岩（乳石痈）：乳腺癌。

妒乳：湿疹样乳腺癌。

肾岩：阴茎癌。

翻花：阴茎癌或其他体表恶性肿瘤破溃呈菜花状隆起。

茧唇：唇癌。

舌菌：舌癌。

喉百叶：喉癌。

五色带下：宫颈癌、子宫癌、阴道癌。

石瘕：恶性子宫肉瘤及盆腔恶性肿瘤。

骨疽：骨的恶性肿瘤。

上石疽：颈淋巴结转移癌及霍奇金淋巴瘤。

缓疽（肉色瘤）：软组织恶性肿瘤。

石疔、黑疔、青疔、翻花疮：体表的恶性肿瘤、黑色素瘤、癌性溃疡。

石瘿：甲状腺癌。

肠覃：卵巢、盆腔、胃肠道的恶性肿瘤。

肉瘤：据《千金方》记载所描述者，相当于软组织恶性肿瘤。

（二）类似于良性肿瘤

瘿瘤：甲状腺腺瘤、甲状腺囊肿。

脂瘤：脂肪瘤及皮脂腺囊肿。

痰包：舌下囊肿。

血瘤：海绵状血管瘤。

胎瘤（红丝瘤）：小儿体表血管瘤。

气瘤：软组织肿瘤。

筋瘤：腱鞘囊肿。

耳菌：外耳道乳头状瘤。

骨瘤：骨的良性肿瘤。

疣、痣、息肉、赘生物：指体表良性小肿瘤及疣赘。

三、肿瘤的现代分类与命名

（一）肿瘤的分类

肿瘤从不同角度出发，如按原因、组织来源、生长方式、发展阶段、病理形态、解剖部位、生物学行为等方面，可对肿瘤做出不同的分类。最基本而实用的分类就是配合肿瘤的组织来源和生物学行为方面的分类。从大类中尚可区分为若干亚型，这可根据大体或显微镜下病理形态分类，亦可按生长方式来分。世界卫生组织（WHO）为肿瘤国际分类提出了被公认的三项原则：首先，广泛收集医学文献中某一组织、系统或器官的被公认的各种原发肿瘤及相关病变，不管其发生率，只考虑其组织学类型的有无；其次，在占有较大样本的基础上，由资深专家主持分类，诊断标准具体化、量化，有典型图片示意，有严谨的文字说明，以保证易被重复和便于推广应用；最后，采用"国际分类"中使用的解剖部位和名称，广泛收集各种组织学类型，分别列出各类肿瘤的恶性程度。

自 WHO 首次推出肿瘤组织学分类以来，随着近代病理诊断技术的发展，特别是免疫组织化学，电镜及分子生物学技术的应用和普及，以及对肿瘤患者长期随访资料的积累，肿瘤诊断病理学获得了很大的发展。新肿瘤不断被发现，对一些老的肿瘤也有了新的认识，这些进展都反映在近代数以千计的医学文献中，为新分类方案的提出奠定了坚实的基础。20 世纪 60 年代《WHO 肿瘤组织学分类（第一版）》问世，将肿瘤病理诊断标准化在全球范围内向前推进一大步。1990 年前后《WHO 肿瘤组织学分类》陆续出版，受到了国内外病理学界的重视。

WHO 肿瘤组织学新分类的特点：

（1）肿瘤组织学新分类中分类原则的一些新趋向。新分类中，改变了过去肿瘤组织学分类以肿瘤组织学起源为依据的观点，更强调以肿瘤的形态学（常规的及超微结构的）及免疫表型的变化为重点，即新分类按分化特点或方向划分，是将肿瘤与它最相近的正常细胞进行对照，而不必顾及是哪种组织起源。

（2）密切联系临床，强调肿瘤的组织学分级和肿瘤分期，补充了分级和分期的原则和具体方案。在肿瘤类型相同而分级不同时，这种肿瘤分级的意义在于用来提示肿瘤不同程度的侵袭性；肿瘤分期可用来确定肿瘤处于其自然发展过程的特定阶段，这关系到患者的预后及治疗方案的选择。

肿瘤总体分为良性肿瘤和恶性肿瘤。良性肿瘤命名为在其来源的组织名称后加一"瘤"字，如在纤维结缔组织发生的肿瘤称为"纤维瘤"，在腺上皮发生的肿瘤称为"腺瘤"。恶性肿瘤又分为癌与肉瘤。癌来源于上皮组织，而肉瘤来源于间叶。常见的上皮恶性肿瘤有肺癌、尿路上皮癌。常见的恶性间叶组织肿瘤有纤维肉瘤、脂肪肉瘤、骨肉瘤。

（二）肿瘤的命名

1. 一般命名法

主要依据肿瘤的生物学行为来命名，分为：

（1）良性肿瘤：按部位 + 组织分化类型 + 瘤进行命名，如腮腺混合瘤、卵巢浆液性乳头状囊腺瘤和颈部神经鞘瘤等。

（2）交界性肿瘤：按部位 + 交界性或非典型性或侵袭性 + 组织分化类型 + 瘤进行命名，如卵巢交界性浆液性乳头状囊腺瘤、面部非典型性纤维黄色瘤和跟骨侵袭性骨母细胞瘤等，部分交界性肿瘤根据临床和形态学特点采用描述性名称，如腹壁隆突性皮纤维肉瘤和上臂上皮样血管内皮瘤等。

（3）恶性肿瘤：向上皮组织分化的恶性肿瘤，按部位 + 上皮组织分化类型 + 癌进行命名，如食管鳞癌、直肠腺癌、膀胱移行细胞癌和鼻翼基底细胞癌；向间叶组织分化的恶性肿瘤，按部位 + 间叶组织分化类型 + 肉瘤进行命名，如腹膜后平滑肌肉瘤、头皮血管肉瘤和前臂上皮样肉瘤等；有些肿瘤采用恶性＋组织分化类型＋瘤的命名方式，如恶性纤维组织细胞瘤、恶性黑色素瘤和恶性淋巴瘤等；向胚胎组织分化的肿瘤，按部位＋母细胞瘤进行命名，多数为恶性，如肾母细胞瘤、肝母细胞瘤、胰母细胞瘤、视网膜母细胞瘤和神经母细胞瘤等，但少数为良性，如脂肪母细胞瘤和骨母细胞瘤；肿瘤内同时含有上皮和肉瘤成分时，按部位＋癌或腺＋肉瘤进行命名，如膀胱癌肉瘤和子宫腺肉瘤等；肿瘤内含有两种或两种胚层以上成分时，按部位＋畸胎瘤或未成熟畸胎瘤进行命名，如卵巢成熟性囊性畸胎瘤和睾丸未成熟畸胎瘤等，或冠以恶性，如子宫恶性中胚叶混合瘤等。

2. 特殊命名法

特殊命名有以下几种方式：①按传统习惯，如白血病和蕈样肉芽肿等。②按人名，如霍奇金（Hodgkin）淋巴瘤、尤文（Ewing）肉瘤、威尔姆（Wilms）瘤、阿斯金（Askin）瘤、佩吉特（Paget）病、卵巢勃勒纳（Brenner）瘤和麦克尔（Merkel）细胞癌等。③按肿瘤的形态学特点，如肺小细胞癌、海绵状血管瘤、多囊性间皮瘤和丛状神经纤维瘤等。④按解剖部位，如迷走神经体瘤和颈动脉体瘤等。

（张敏）

第二节　肿瘤的一般形态结构

一、大体形态

在肉眼观上，肿瘤的形状、大小和数目、颜色、结构和质地、包膜和蒂等形态特点多种多样，但有规律可循，并可在一定的程度上反映肿瘤的良、恶性。

（一）肿瘤的形状

肿瘤的形状多种多样，肿瘤形状上的差异一般与其发生部位、组织来源、生长方式和肿瘤的良恶性质密切相关。

（1）皮肤及空腔器官表面：外生性生长可呈息肉状、蕈伞状、乳头状、菜花状；浸润性生长可呈浅表扩展性、浸润性包块状、弥漫肥厚状（如革囊胃）、溃疡状等形状，若肿块表面坏死、脱落则呈溃疡型。

（2）深部组织：膨胀性生长可呈结节状（如球形、扁圆形、分叶形、长梭形、哑铃形、不规则形）；浸润性生长可呈蟹足状。

（3）实质性器官（如内分泌腺、外分泌腺、性腺）：膨胀性生长可呈实性，若伴分泌物潴留，可呈囊状（如单房、多房或蜂窝状）。囊状肿物与肿瘤坏死、囊性变含义不同。

肿瘤外形，是大体分型的依据。在外形中，通常认为浸润型为恶性肿瘤所特有。

（二）肿瘤的大小

肿瘤的大小主要取决于病期，也与发生部位有关。原位癌肉眼难以察见，小者极小甚至在显微镜下才能发现。微小癌直径 < 0.5 cm 。乳腺、甲状腺隐性癌以长径 ≤ 1.0 cm为限。黏膜内癌（包括胃一点癌）的发现主要基于临床医生的警惕性。小肝癌系指长径 < 3.0 cm 者。发生于要害部位（如蝶鞍、声带、胆总管、心脏传导系统等）的肿瘤，由于较早即可引起明显症状，诊断时体积一般甚小。临床上，对癌症早期提高认识，有较大的现实意义。恶性肿瘤一般少有体积巨大者；而良性肿瘤20世纪60年代国内报道最大者逾45 kg。一般说来，肿瘤的大小与肿瘤的性质（良、恶性）、生长时间和发生部位有一定的关系。生长于体表或大的体腔（如腹腔）内的肿瘤有时可长得很大；生长于密闭的狭小腔道（如颅腔、椎管）内的肿瘤则一般较小。肿瘤极大者通常生长缓慢，生长时间较长，且多为良性。恶性肿瘤生长迅速，短期内即可带来不良后果，常长得不大。体检时，一般以长×宽×高三个径表示肿瘤的体积、以厘米（cm）为单位（如7 cm×5 cm×3 cm），按大小先后为序记录；有时简略记述可仅取其最大径或长径。

（三）肿瘤的数目

肿瘤多为单中心性发生，形成单个肿块；少数可多中心性发生，在一个器官内形成多个组织起源相同的肿瘤，如子宫多发性平滑肌瘤。也有少数情况肿瘤数目可达数百甚至上千，如皮肤多发性神经纤维瘤和家族性结肠息肉等。

（四）肿瘤的颜色

肿瘤一般与其起源组织的颜色相同，多数呈灰白色或灰红色。富有血管的血管瘤或内分泌肿瘤呈灰红色或暗红色，黑色素瘤呈棕褐色或黑色，脂肪瘤呈淡黄色，分泌黏液的肿瘤呈灰白半透明状。据此，可对肿瘤来源作出初步估计。

（五）肿瘤的质地

肿瘤的质地取决于来源组织、实质和间质的比例及有无变性坏死。肿瘤中如钙盐较多，或骨质形成、纤维成分多，则质硬；反之，当肿瘤的间质成分少、肿瘤实质成分多或有出血、坏死、囊性变者，则质较软。

（六）肿瘤的结构

肿瘤的切面呈现为囊腔的有海绵状血管瘤、囊性淋巴管瘤、各种囊腺瘤、囊腺癌及囊性变；切面呈裂隙状的有血管外皮瘤、纤维腺瘤、叶状囊肉瘤、导管内乳头状瘤等；切面呈编织状或旋涡状的有平滑肌瘤、纤维瘤病、神经纤维瘤等；如果切面均匀一致者多为高度恶性的肉瘤，如恶性淋巴瘤或未分化肉瘤；切面含有岛屿状的骨组织或软骨组织的可能多为各种良恶性的骨与软骨肿瘤。

二、显微镜下形态

任何肿瘤的显微镜下结构都可分为实质与间质两部分。肿瘤的实质，即肿瘤细胞，为肿瘤的特征性部分；肿瘤的间质，即血管、淋巴细胞、纤维、结缔组织等，为肿瘤的支架及供应营养的部分。

（一）肿瘤的实质

肿瘤细胞发源于体内各种组织，故无论良性或恶性肿瘤的肿瘤细胞，在形态上均与其发源组织或多或少相似。良性肿瘤的肿瘤细胞与其发源组织非常相似，而恶性肿瘤的肿瘤细胞则多显示出与其发源组织有相当程度的差异。这种差异的程度越大，表示肿瘤细胞的分化程度越低（或越不成熟），反映出肿瘤的恶性程度越高；反之，肿瘤细胞在形态上越接近发源组织，则肿瘤细胞的分化程度越高（或越成熟），反映出肿瘤的恶性程度越低。根据肿瘤细胞的形态表现，可识别肿瘤的组织来源；根据肿瘤细胞分化程度的不同，可衡量肿瘤的恶性程度。

良性肿瘤细胞分化成熟程度高，在形态学上被称为同型性或成熟型。同型性指肿瘤细胞与其发源组织很相似，细胞的形状、大小及排列结构与其仅有轻度差异。成熟型说明肿瘤细胞基本上已接近发源组织的成熟程度。

恶性肿瘤细胞分化成熟程度低，在形态学上的表现极为多样化，被不同地称为异型性、多形性或幼稚性。异型性意味着肿瘤细胞与其发源组织有显著的形态差异，如肿瘤细胞形状不规则、核浆比例大、核染色深、染色质颗粒粗、分布不均匀、核仁显著、核膜增厚、细胞排列紊乱等。多形性是指肿瘤细胞及其核的大小、形状、染色性等彼此很不一致，并可出现瘤巨细胞及多核细胞等畸形细胞。幼稚性说明肿瘤细胞与发育原始阶段的某些胚胎细胞的形态特征相接近。最幼稚性肿瘤的肿瘤细胞及核的大小、形状相当一致，多呈小圆形、染色较深、核相对较大、胞质少，见于组织来源难以辨认的未分化恶性肿瘤。至于少数起源于间叶组织的未分化恶性肿瘤，可表现为星芒状黏液样细胞，其核小，胞质突伸向淡蓝染色的黏液基质中。以上所述三种表现可单独出现，也可混杂存在。此外，在恶性肿瘤中，由于细胞繁殖迅速，因此核分裂象增多，并且可出现不对称分裂、三极分裂及多极分裂等的不典型核分裂象。

肿瘤细胞的排列结构亦与其发源组织的结构有不同程度的相似。分化成熟程度越高，其相似程度越大。

肿瘤细胞可有相应正常细胞的产物或包涵物，如纤维、骨或软骨基质、黏液、浆液、胶样物、脂类、胆色素、糖原、黑色素、结晶等。这些物质可位于细胞内或细胞外，产物或包涵物的发现有助于对肿瘤组织来源的判断。

（二）肿瘤的间质

肿瘤的间质成分不具特异性，一般是由结缔组织和血管组成，有时还有淋巴管，起着支持和营养肿瘤实质的作用。通常生长迅速的肿瘤，其间质血管多较丰富而结缔组织较少；生长缓慢的肿瘤，其间质血管则较少。此外，肿瘤间质内往往有或多或少的淋巴细胞等单个核细胞浸润，这是机体对肿瘤组织的免疫反应。近年来在肿瘤结缔组织间质中除见纤维母细胞外，尚出现肌纤维母细胞。由于此种细胞的增生、收缩和胶原纤维形成包绕肿瘤细胞，可能对肿瘤细胞的浸润过程有所延缓，并限制肿瘤细胞的活动和遏止瘤细胞侵入血管内或淋巴管内，从而减少播散机会。此外，此种细胞的增生还可解释临床上所见的乳腺癌所致乳头回缩、食管癌及肠癌所致的管壁僵硬和狭窄。

　　肿瘤间质是与肿瘤实质相互依存、不可或缺的组成部分。例外的情况可能只有原位癌。

　　1. 血管

　　肿瘤的血管化与否直接影响肿瘤的生长速度。肉瘤和某些癌（如肝细胞癌、肾癌、肾上腺皮质癌、绒毛膜癌等）的间质血管极其丰富，部分薄壁血管可扩张呈窦状，或肿瘤细胞直接紧靠血窦。间质血管丰富、代谢旺盛，是身体浅表部位肿瘤（如乳腺癌）热相图的物质基础。X线血管造影可显示肿瘤及其邻近部位小血管密集，对肿瘤的确切定位有重要意义。实验表明，恶性肿瘤细胞可产生一种高分子物质——肿瘤血管生成因子（TAF），能诱发毛细血管定向新生。若能阻断TAF的产生，则将有可能使肿瘤趋于休眠状态。

　　2. 淋巴细胞

　　间质内浸润的单个核细胞中，常以淋巴细胞为主要成分。现已认识这些并非一般的炎症反应，而是机体对肿瘤的免疫防御反应。如乳腺髓样癌伴大量淋巴细胞浸润、伴淋巴细胞间质的胃腺癌等肿瘤生长缓慢，预后较好，以致被认为是一种特殊的肿瘤单元。

　　3. 纤维

　　纤维成分主要起支架作用。间质纤维化也是一种特殊的宿主反应。

三、肿瘤超微结构的异型性

　　肿瘤细胞同正常细胞之间或良、恶性肿瘤细胞间未发现有质的差别，而仅有量的差别。主要有以下几个特点：

　　（一）同型性

　　同型性即肿瘤细胞与其来源的正常组织的细胞在超微结构上有相似之处。如鳞癌有张力原纤维、桥粒，从而有助于诊断。

　　（二）低分化性

　　恶性肿瘤细胞分化程度较低，甚至未分化，如有些横纹肌肉瘤分化程度低，光学显微镜下见不到横纹，电子显微镜下可见原始肌节，从而得以确诊。

　　（三）异型性

　　肿瘤细胞特别是恶性肿瘤细胞，细胞核、细胞器显示一定程度的畸形。一般而言，肿瘤细胞分化越低，细胞器越简单，线粒体、内质网、高尔基器、张力微丝等数量减少，发育不良。如鳞癌细胞之间桥粒减少，使肿瘤细胞易脱落、浸润。又如，肿瘤细胞线粒体呈球形，而非杆状，线粒体嵴呈纵向平行排列，说明其无氧酵解供能的特点。

（四）分泌产物

黏液颗粒见于腺癌，酶原颗粒见于胰腺癌，神经内分泌颗粒见于 APUD 瘤，漩涡状髓样膜性分泌颗粒是 II 型肺泡上皮的特征，可见于肺泡上皮癌。垂体瘤细胞的分泌颗粒有助于垂体瘤的分型等。

总的说来，鉴别肿瘤的良、恶性主要靠光学显微镜，而电子显微镜则对鉴别肿瘤的类型和组织来源发挥重要作用。

（张敏）

第三节　肿瘤的生长与扩散

一、肿瘤的生长速度

肿瘤细胞有别于正常细胞的重要表现之一是它们能持续生长。肿瘤的生长速度同肿瘤生长动力学有关，取决于以下因素。

（一）肿瘤细胞倍增时间

肿瘤细胞倍增时间同正常细胞一样，也分为 G_0、G_1、S、G_2 和 M 期。实验表明，恶性肿瘤细胞的倍增时间相似或长于正常细胞。

（二）生长分数

生长分数指肿瘤细胞群体中处于复制阶段（$S + G_2$ 期）细胞的比例。在细胞恶性转化初期，大多数细胞处于复制期，生长分数高。随着肿瘤持续生长，多数肿瘤细胞处于 G_0 期，故生长分数明显降低。

（三）肿瘤细胞的生长与丢失

肿瘤细胞有别于正常细胞的重要特点之一是其持续性生长，肿瘤组织中肿瘤细胞生成数量往往超过丢失数量。

肿瘤的生长动力学与肿瘤化学治疗（简称化疗）的效果有关，几乎所有抗癌药均针对处于复制期的细胞。高生长分数的肿瘤对化疗敏感，低生长分数的肿瘤往往对化疗耐药。因此，对患者先用放射治疗（简称放疗）或手术方法降低肿瘤群体细胞数，使 G_0 期的肿瘤细胞进入复制期，再施以化疗，可提高化疗的疗效。

良性肿瘤分化程度高，因此生长缓慢；而恶性肿瘤，特别是那些分化程度较低的肿瘤，生长速度较快，短期内就可形成巨大肿块。肿瘤生长速度的快慢是临床上区别良、恶性肿瘤的依据之一,但具有相对性。如果生长缓慢的良性肿瘤生长速度突然加快或体积迅速增大,说明可能发生了恶变,但有时亦可为肿瘤继发性出血、坏死及囊性变造成的假象,如甲状腺腺瘤出血囊性变。

二、肿瘤的生长方式

(一)膨胀性生长

膨胀性生长多为良性肿瘤的生长方式。良性肿瘤生长缓慢,随着肿瘤体积逐渐增大,推挤周围正常组织呈结节状生长,常有完整的包膜,与周围组织分界清楚。膨胀性生长的肿瘤易于手术摘除,术后不易复发。

(二)浸润性生长

浸润性生长为多数恶性肿瘤的生长方式。肿瘤侵入周围组织间隙,浸润破坏周围组织,犹如树根长入泥土中。浸润性生长的肿瘤无包膜,与正常组织无明显界限,触诊时肿瘤固定不动,手术不易切除干净,术后易复发,必须辅以放疗、化疗消灭残留的肿瘤细胞。

恶性肿瘤浸润性生长的机制可能与下列因素有关:

1. 肿瘤细胞不断增生的能力

体外细胞培养发现,正常细胞在繁殖过程中与周围细胞接触时就停止分裂,这种现象称为细胞增生的接触性抑制。其机制可能是接触时活化了细胞膜上的腺苷酸环化酶,从而增加细胞内环腺苷酸(cAMP)的生成,使细胞停止分裂增生。肿瘤细胞表面的蛋白酶显著高于正常细胞,使膜上的腺苷酸环化酶活性受到抑制,导致细胞内的 cAMP 浓度降低,而环鸟苷酸(cGMP)浓度增加,从而改变了细胞膜的通透性,使营养物质迅速进入细胞,促进 DNA 合成及细胞分裂。故肿瘤细胞虽彼此密切接触,但仍能继续增生(即失去接触性抑制),使肿瘤体积不断增大,并向周围组织伸展,发生浸润性生长。

2. 肿瘤细胞的运动能力

组织培养证明,多数肿瘤细胞有运动能力。有些正常小细胞(如纤维母细胞)也有运动能力,但与其他细胞接触时即发生细胞收缩而停止活动,这称为细胞运动的接触性抑制。其机制可能是细胞相接触时,细胞内 cAMP 浓度增加,因而使 Ca^{2+} 的浓度也增加,影响细胞内与细胞活动有关的微管及微丝的结构和功能,从而阻止了细胞的继续活动。肿瘤细胞则可能由于 cAMP 的生成减少,Ca^{2+} 的浓度降低,因而失去了细胞运动的接触性抑制。最近发现癌细胞能分泌一种刺激本身运动的物质,称为肿瘤自泌性移动因子(AMF),它可通过与癌细胞表面受体结合而刺激其运动。

3. 肿瘤细胞间的黏着力降低

可能由于肿瘤细胞表面糖蛋白的唾液酸残基增加,使负电荷加强,因而相互间的排斥力增大;加以肿瘤细胞表面蛋白溶解酶增加,故肿瘤细胞间黏着力降低。此外,在电子显微镜下观察还发现,肿瘤细胞间的连接减少或消失,这也使肿瘤细胞间黏着力降低。细胞间黏着力降低不但为其浸润性生长及种植性转移提供了条件，而且也因肿瘤细胞易于脱落，为临床的脱落细胞学诊断提供了可能。

4. 水解酶的释放

有人发现某些恶性肿瘤细胞能释放组织蛋白酶、纤溶酶、透明质酸酶、胶原酶等，这些酶可溶解破坏周围组织，促进肿瘤浸润性生长。

5. 纤维连接蛋白减少和层粘连蛋白增多

纤维连接蛋白和层粘连蛋白两者皆为细胞外基质非胶原糖蛋白，可连接细胞和基质中大分子，并与细胞生长中的分化和运动有关。有人发现侵袭性肿瘤细胞表面缺乏纤维连接蛋白，其缺乏程度与侵袭基质程度一致。层粘连蛋白则与癌细胞体外高移动性和体内高转移性有关。此外，有人提出肿瘤细胞膜 LN 受体增多与肿瘤的侵袭转移有关。

三、肿瘤的扩散

良性肿瘤仅在原发部位不断生长增大，并不扩散。恶性肿瘤不但在原发部位继续生长，并向周围组织浸润蔓延，而且可通过转移向身体其他部位扩散。

恶性肿瘤的扩散与转移常常是患者的主要死因。恶性肿瘤在什么时候发生扩散无明显规律。如有的肿瘤体积已相当大，而扩散出去的细胞不能生存成为转移瘤；有的肿瘤体积还相当小，却已出现转移瘤。肿瘤细胞的扩散要经过一定途径，并且肿瘤细胞的生长与繁殖受许多因素的影响，所以扩散出去的肿瘤细胞绝大多数不能存活，只有少数能生长、繁殖成为转移瘤。

恶性肿瘤的扩散主要沿着下面的四种途径进行：

（一）局部直接蔓延

恶性肿瘤在生长过程中可沿组织间隙、肌肉、筋膜面、神经周围间隙、骨髓腔等向四周伸展。伸展的速度和远近不一。一般认为骨、骨膜、软骨、致密结缔组织等对肿瘤局部扩展有一定屏障作用。一些癌，如胃癌很少沿十二指肠蔓延，结肠癌、直肠癌沿肠壁向下扩展很少超过 1.5 cm。

（二）淋巴转移

淋巴转移是癌常见的扩散方式，偶为肉瘤的扩散渠道。软组织肉瘤有 5% ~10% 发生淋巴转移。肿瘤细胞栓子可来自原发瘤或淋巴结转移瘤。肿瘤细胞侵入周围组织中的淋巴管后，沿淋巴管扩散。扩散出去的单个肿瘤细胞常难存活，只有成团的肿瘤细胞栓子才能生长成转移瘤。一般在引流区域的淋巴结首先发生转移。有转移的淋巴结通常肿大、变硬，但肿大的淋巴结不一定都有转移，而小的淋巴结未必无转移。

区域淋巴结转移一般发生于原发瘤的同侧，偶可到达其对侧。当肿瘤位于身体中线时，例如鼻咽癌、口底癌、阴茎癌等，转移瘤可在一侧或双侧的淋巴结发生。淋巴结被扩散的肿瘤细胞充塞后，肿瘤细胞可绕过被阻塞的淋巴结，到其他淋巴结，偶有发生逆行性转移或跳跃式转移。淋巴结对于肿瘤转移起到暂时阻挡作用，淋巴结链显然对患者有一定保护作用。但淋巴结充满转移瘤后，肿瘤细胞常突破淋巴结被膜，浸润周围脂肪和结缔组织。当肿瘤细胞沿淋巴管扩散到胸导管时，可在左侧颈内静脉和锁骨下静脉汇合处流入血液循环，发生血行转移。

（三）血行转移

恶性肿瘤细胞侵入循环系统后，绝大多数细胞由于自身及宿主等多种因素的影响在短期内死亡，唯有少数活力高且有高转移潜力的肿瘤细胞存活下来，并相互聚集成瘤栓，随血流到达远隔组织、器官继续生长，形成转移瘤。由于动脉壁较厚，且管内压力较高，因此，肿瘤细胞多经小静脉入血，少数也可经淋巴管入血。瘤栓在血管内的运行路径与血流方向一致，侵入体循环静脉的肿瘤细胞经右心到达肺，在肺内形成转移灶，如骨肉瘤的肺转移。侵入门静脉系统的肿瘤细胞，首先在肝内形成转移瘤，如胃癌、肠癌的肝转移。侵入肺静脉的肿瘤细胞或肺内转移瘤通过肺毛细血管进入肺静脉，经左心随主动脉血流播散至全身各器官，常见转移至脑、骨、肾、肾上腺等处。

血行转移可见于许多器官，但最常见的是肺，其次是肝。因此，临床上通过判断有无血行转移，以明确临床分期和治疗方案时，行肺部的 X 线摄片及肝的超声检查等影像学检查是非常必要的。

（四）种植性转移

体腔内器官的肿瘤侵袭器官被膜，蔓延至器官表面时，肿瘤细胞可以脱落并像播种一样种植在体腔和体腔内器官的表面，形成多数转移瘤。此种转移方式被称为种植性转移。常见的如胃癌破坏胃壁侵及浆膜层后，部分肿瘤细胞可脱离原发灶，种植于大网膜、腹膜、腹腔内器官表面及卵巢表面等，形成转移瘤。双侧卵巢转移性印戒细胞癌，是种植性转移中的特殊类型，一般认为与原始卵泡的周期性成熟破裂、排卵有关。肺癌侵袭脏层胸膜后也可在胸腔内形成广泛种植性转移。另外，脑部的恶性肿瘤如小脑髓母细胞瘤可经脑脊液转移至脑的其他部位或脊髓。值得注意的是，手术也可能造成种植性转移，应尽量避免。

恶性肿瘤发生转移的机制迄今尚不十分明了，可能与下列因素有关：

（一）肿瘤细胞的浸润性

一般而言，肿瘤的分化程度越低，浸润性越明显，则转移发生也越早，例如胃的单纯癌较胃的腺癌易发生转移；但这不是绝对的，如甲状腺滤泡性腺癌分化甚好，但其在早期即可发生淋巴结转移。

（二）进入血液循环的肿瘤细胞的状态及有无附着条件

转移瘤的形成与肿瘤细胞在血液中的存活力和其形成团块的数量多少有关。存活力越强及形成肿瘤细胞团块越多者，形成转移瘤的数目也越多。再者，由于肿瘤细胞的毒性产物或微循环障碍造成的缺氧引起毛细血管和小静脉内膜受损，导致血栓形成，而有利于肿瘤细胞在该处附着，继续生长而成为转移瘤。

（三）局部组织器官的特点

血管丰富之处，转移的肿瘤细胞易于生长。例如多种恶性肿瘤易发生骨转移，可能与该处血管丰富有关。此外，转移瘤在某些组织或器官中不易形成，如脾虽然血液循环丰富，但脾为重要的免疫器官，不利于肿瘤的生长；心肌和骨骼肌内转移瘤少见，可能与肌肉经常收缩而使肿瘤细胞不易停留或肌肉内乳酸含量高而不利于肿瘤生长有关。再者，某些恶性肿瘤的转移常有明显的器官选择性，例如甲状腺癌和前列腺癌常转移至骨，肺癌常转移至脑和肾上腺等，其机制尚不清楚。

（四）机体的状态

机体的一般状况、免疫功能和精神状态对肿瘤的转移有密切关系。例如绒毛膜癌在切除原发肿瘤后，肺内的转移瘤可以自然消退；乳腺癌在手术切除多年后可发生远处转移。此外，实验证明，注射肾上腺皮质激素或垂体生长激素皆可促进实验动物肿瘤的转移，说明内分泌对肿瘤的转移亦有影响。

良恶性肿瘤的区别见表2-1。

表2-1　良恶性肿瘤的区别

	良性肿瘤	恶性肿瘤
1. 肿瘤细胞的分化	好	差
细胞的异型性	小	大
核分型	无/少	多，常伴有病理性核分型
2. 生长方式	外生性，膨胀性	侵袭性（浸润性）
与周围组织的关系	推开或压迫	破坏
包膜	常有	无
边界	清楚	不清楚
3. 生长速度	较慢	快（短期内迅速生长）
继发改变	较少出血、坏死，可钙化/囊性变	出血、坏死、溃烂
4. 复发与转移	无/极少	常见
5. 对机体的影响	较少	较大，甚至致命

（张敏）

第四节　癌前病变及原位癌

一、癌前病变的概念

在肿瘤充分形成之前，局部组织有某些形态学的改变，由轻到重，逐步积累，最终表现出明显的肿瘤性特征。这种发生于肿瘤之前，局部细胞群在形态学上有一定程度的异型，但尚不足以诊断为恶性的病变，称为癌前病变。研究证明癌前病变是肿瘤形成过程中的一个阶段，由于基因不稳定而具有潜在恶变的可能。在癌变前，病变局部细胞的确存在某种程度的形态学异常，若继续发展，最终可导致癌变。癌前病变在形态学上有一定程度的异型性和增生活跃，呈阶梯式逐步发展，经过不典型增生最后形成癌。

发生在不同部位的癌前病变，形态学表现可不一致，必须结合临床表现、发生部位等具体分析。

常见的癌前病变有以下几种：

（一）黏膜白斑

黏膜白斑常发生于口腔、外阴等处的黏膜，肉眼观呈白色斑块，显微镜下观主要为黏膜的鳞状上皮呈过度增生和过度角化。当鳞状上皮呈过度增生并出现一定的异型性时，即可能转变为鳞癌。

（二）宫颈糜烂

宫颈阴道部的鳞状上皮被来自宫颈管内膜的柱状上皮所取代，局部呈红色。黏膜上皮似发生缺损，称为宫颈糜烂。继之发生鳞状上皮再生，称为糜烂愈复。如果上述过程反复进行，少数患者的再生鳞状上皮可经过非典型增生而转变为鳞癌。所谓非典型增生是指上皮细胞的异常增生，增生的细胞大小不一，形态多样，排列较乱，核大而深染，极向消失。一般仅累及鳞状上皮深部的 1/3 ~ 2/3 处。如累及上皮全层，则成为原位癌。

（三）纤维囊性乳腺病

纤维囊性乳腺病表现为乳腺小叶导管和腺泡上皮细胞增生及导管囊性扩张。常见于40 岁左右的妇女，为内分泌失调所致。伴有导管内乳头状增生者易发生癌变。

（四）大肠多发性息肉

结肠及直肠发生多发性腺瘤性息肉，常有家族史，较易发生癌变。

（五）慢性萎缩性胃炎及慢性胃溃疡

慢性萎缩性胃炎时，胃黏膜腺体可有肠上皮化生，在此基础上可能发生癌变。慢性胃溃疡时，溃疡边缘的黏膜因受刺激而不断增生，有可能发生癌变。

二、癌前病变的形态特征

一般说来，病理形态学上属于癌前病变的特征为细胞增生活跃，核分裂相增多，并出现组织和细胞的不典型性。从单纯增生到恶性变之间，可有不同程度的细胞增生状态，其形态表现分述如下：

（一）单纯性增生

此阶段细胞增生主要表现为细胞数量增多，例如复层鳞状上皮层厚度增加，细胞层次增多。高度增生时，上皮可向间质内形成大小不等的条索状或分支状上皮脚，但上皮的基底膜完整。有时上皮亦可向表面呈乳头状突起。细胞形态及排列结构与正常复层鳞状上皮基本上没有差别。

（二）不典型增生

此阶段可见细胞增生活跃，核分裂相增多，并出现组织和细胞的不典型性。其形态上表现为细胞排列紊乱，极性消失，细胞大小、形状不一，核大而深染。一般说来，间叶组织及上皮组织均可有不典型增生，但上皮组织的不典型增生尤为常见。以复层鳞状上皮的不典型增生为例，其不典型增生都从底层开始，随着增生程度加重，而逐渐发展到底层以上的层次。不典型增生的细胞形状与基底细胞相似，可为梭形或立方形。根据增生程度不同，可将不典型增生分为两级，即轻度不典型增生（Ⅰ级）及重度不典型增生（Ⅱ级）。轻度不典型增生者，不典型增生细胞所占厚度不超过上皮全层的1/2。重度不典型增生者，不典型增生细胞所占厚度则超过上皮全层的1/2，达2/3。

三、原位癌

原位癌指局限于上皮层内，未突破基底膜侵犯到间质的恶性上皮性肿瘤。临床上可见到宫颈、食管及皮肤的原位癌，乳腺小叶原位癌等。原位癌的诊断主要依赖于病理组织学检查。临床或肉眼检查往往无明显异常，或仅见有轻微糜烂、粗糙不平、局部增厚等。

原位癌可长期保持不变，也可于数年后突破基底膜发展成为浸润癌。少数患者的原位癌可自行消退而恢复正常。由于上皮层内无血管、淋巴管，肿瘤细胞靠血液弥散获得营养，所以原位癌不发生转移。及时发现原位癌并给予治疗，可以完全治愈。

（张敏）

第五节　肿瘤的分级、分期与分型

一、肿瘤的分级

肿瘤的病理分级多用于癌瘤，偶尔也用于肉瘤或其他肿瘤。病理分级是根据恶性肿瘤的分化程度或组织学生长方式等形态特点而划分的等级，以表示肿瘤的恶性程度。病理分级的方法很多，如根据癌肿组织中未分化癌细胞所占百分数而将肿瘤分为四级。

Ⅰ级：未分化癌细胞占 0~25%。

Ⅱ级：未分化癌细胞占 25%~50%。

Ⅲ级：未分化癌细胞占 50%~75%。

Ⅳ级：未分化癌细胞占 75%~100%。

也有人根据肿瘤的综合特点将其分为三级。

Ⅰ级或分化良好型：意味着低度恶性。

Ⅱ级或中等度分化型：反映中等度恶性。

Ⅲ级或差劣分化型（含低分化和未分化）：恶性程度最高。

临床医生对病理学上的肿瘤分级要有一定了解，并与临床实际联系，同时还要注意某些同肿瘤病理有关的因素，如不典型和典型的增生与癌变的关系、活组织检查的局限性、原发病灶的部位和组织学的确诊、常见的转移部位等。

二、肿瘤的分期

肿瘤分期的主要原则是根据肿瘤的大小、浸润深度和范围及是否累及邻近器官，有无局部和远处淋巴结转移，有无血源性或其他远处转移等，来确定肿瘤发展的程度。国际抗癌联盟（UICC）为使肿瘤分期标准化，利于统计总结，评定治疗效果及国际的学术交流，制定了 TNM 分期。全国肿瘤防治研究办公室和中国抗癌协会对各类肿瘤做出了恶性肿瘤的 TNM 分期：

T：原发肿瘤。

Tis：浸润前癌（原位癌）。

T_0：手术切除物的组织学检查未发现原发肿瘤。

T_1，T_2，T_3，T_4：原发肿瘤逐级增大。

T_x：术后及组织病理学检查均不能确定肿瘤的浸润范围。

N：局部淋巴结。

N_0：未见局部淋巴结转移。

N_1，N_2，N_3：局部淋巴结转移逐渐增加。

N_4：邻近局部淋巴结转移。

N_x：肿瘤浸润范围不能确定。

M：远距离转移。

M_0：无远距离转移证据。

M_1：有远距离转移。

M_x：不能确定有无远距离转移。

三、肿瘤的分型

良恶性肿瘤的组织学分型原则上先按其组织发生来源分为上皮性（多为内胚叶）、间叶性（中胚叶）及神经性（神经外胚叶）三大类，然后再按各类原发组织确定其分化程度，确定其良恶性。分型的结果可以确定组织发生及对良恶性肿瘤命名，便于临床治疗、估计预后及经验的总结。

随着时间的进展及经验的积累，许多肿瘤还可分出亚型。一般讲恶性肿瘤的组织学亚型能够反映肿瘤的分化程度，有时可类似于组织学分级，代表肿瘤的分化程度。如脂肪肉瘤可分为分化好型、黏液样型、圆形细胞型、多形性型；横纹肌肉瘤可分为多形性、胚胎性、腺泡状等类型。不同的亚型根据经验可确定其分化程度的好与差及恶性程度的高与低。

（张敏）

第六节　肿瘤对机体的影响

一、良性肿瘤对机体的影响

（一）局部压迫和阻塞

局部压迫和阻塞与肿瘤所在部位有关，体表的良性肿瘤一般对机体无严重影响，消化道的良性肿瘤可引起肠梗阻或肠套叠，颅内的良性肿瘤可压迫脑组织而引起颅内压升高。

（二）出现并发症

良性肿瘤有时可出现并发症，如卵巢囊腺瘤可发生蒂的扭转而引起急腹症，血管瘤可发生破裂而引起大出血，黏膜面的良性瘤（如肠的腺瘤、膀胱乳头状瘤）可发生溃疡及继发性感染等。

（三）激素分泌过多

内分泌腺的良性肿瘤可导致激素分泌过多，如垂体前叶嗜酸性腺瘤可引起巨人症或肢端肥大症，胰岛细胞瘤可分泌过多胰岛素而引起阵发性血糖过低。

二、恶性肿瘤对机体的影响

恶性肿瘤由于分化不成熟，生长较快，浸润破坏组织器官，发生远处转移，并常引起出血、坏死、溃疡、穿孔和感染等继发性改变，因此对机体影响较大。除上述良性肿瘤对机体的影响外，恶性肿瘤对机体还有以下影响：

（一）浸润和转移

浸润和转移常常是恶性肿瘤致死的主要原因，如癌的脑转移。

（二）发热

恶性肿瘤常可引起发热，多为肿瘤代谢产物、坏死组织的毒性产物或并发感染所致。

（三）副肿瘤综合征

一些来自非内分泌腺的肿瘤也可产生激素或激素样物质（异位激素），引起相应的症状和体征，称为异位内分泌综合征。如支气管燕麦细胞癌、胸腺瘤、淋巴瘤等可产生抗利尿激素，葡萄胎、睾丸胚胎癌、前列腺癌等可产生促甲状腺素等。产生异位激素的肿瘤，称为异位内分泌肿瘤，多见于癌，但也可见于肉瘤，如纤维肉瘤、平滑肌肉瘤等。除上述异位内分泌综合征外，肿瘤患者还可能出现一些原因不明的临床表现，包括神经、肌肉、皮肤、骨关节、软组织及肾损伤等，上述异常临床综合征统称副肿瘤综合征。

（四）恶病质

恶病质是恶性肿瘤晚期的临床特征，主要表现为食欲减退、极度消瘦、贫血乏力、全身衰竭等。恶病质的发病机制至今仍是一个研究中的问题，目前有下列几种假说：

1. 营养缺乏

众所周知，恶性肿瘤，特别是癌，常发生感染、出血、坏死及溃疡。这些病变可造成器官的生理功能障碍，不但影响营养物质的吸收，而且造成体内物质的丢失，特别是发热的患者，机体能量消耗更为明显。例如，肝脏广泛转移造成代谢紊乱；颅内肿瘤可引起颅内压增高造成头痛、恶心、呕吐；泌尿道肿瘤梗阻造成尿毒症；胃肠道肿瘤造成出血；肿瘤放疗及化疗造成造血功能降低等。这些因素也加重了患者的焦虑不安，使患者精神负担过重，睡眠受到影响，食欲明显下降等。这些因素综合起来，导致患者的恶病质表现日趋加重。

2. 机体新陈代谢异常

Krause 等认为，食欲下降可能由于脑组织中色氨酸含量增高，使 5 - 羟色胺（5 - HT）代谢周转加快。Fields 等认为，由于食欲欠佳，患者的脂肪代谢不能遏制丙酮酸脱氢酶的活性，因而肌肉被大量消耗。Theologides 认为，恶病质是一种复杂的代谢问题，涉及脂肪、糖及蛋白质代谢，也涉及酶、免疫调节机制等因素，它们相互作用，使整个机体出现生化平衡极度紊乱状态。

三、机体对肿瘤的影响

肿瘤在整个生长发展过程中，虽有"自律性"生长的一面，但也受到机体一系列的影响，这些影响肿瘤生长的因子，有全身性的也有局部性的，如全身或局部的免疫调节系统、营养与代谢系统、激素调节系统等，无一不影响肿瘤的生长与发展。

免疫调节是机体识别与排斥非己物质的防御性反应。在肿瘤的发生发展过程中，机体内的免疫活性细胞（如 T 淋巴细胞）不断搜索肿瘤细胞，它能敏感识别出肿瘤细胞的表面抗原，进而杀伤相应的肿瘤细胞。假若机体的免疫功能失调，就有可能发展为临床期肿瘤。这种免疫调节机制包括体液免疫与细胞免疫。如在某些肿瘤发生过程中，大量相应的免疫球蛋白增多，肿瘤自癌变开始时，癌变细胞周围被大量的淋巴细胞包绕着，这都是机体抗肿瘤反应的一种表现，但目前认为，肿瘤免疫抗衡系统主要表现为细胞免疫，是 T 淋巴细胞、自然杀伤细胞（NK 细胞）、巨噬细胞等共同协作的结果。

此外，局部因子对于肿瘤生长也有一定的影响，如原位癌，肿瘤间质内有大量免疫活性细胞出现。肿瘤在浸润过程中，不但有大量的淋巴细胞包绕，而且肿瘤周围有大量纤维组织增生，形成一个完整或不完整的包膜，这在一定程度上限制了肿瘤的生长，这也是机体抗肿瘤反应的局部表现之一。

总之，肿瘤对机体是危害者，而机体对肿瘤的生长，不单纯是被动受害者，它也能"自发地"调动一切积极因素，抗衡肿瘤的生长与扩散。

（张敏）

第七节　病理学在肿瘤疾病中的观察方法和新技术的应用

近年来，随着科学的发展，病理学的观察方法及其采用的新技术已远远超越传统的形态学观察，但形态学观察方法仍不失为基本观察方法，并成为新技术应用的基础。

一、大体观察

大体观察主要运用肉眼或辅以放大镜、量尺和磅秤等工具，对大体标本及其病变性状（如外形、大小、重量、色泽、质地、表面及切面形态、病变特征等）进行细致的观察和检测。这对临床医生十分重要，在手术台上有的疾病通过大体观察即可识别；有的虽不能确定诊断但能识别出病变所在，可取材做进一步的组织学观察。

二、组织和细胞学观察

将病变组织制成切片，或将脱落细胞制成涂片，经不同的方法染色后用显微镜观察，从而成百上千倍地提高了肉眼观察的分辨力，加深对病变的认识，通过分析和综合病变特点，可作出疾病的病理诊断。组织切片最常用苏木素伊红染色。迄今，此种传统的方法仍然是研究和诊断疾病最常用的基本方法。如仍不能诊断或需进行更深一步的研究，则可辅以一些特殊染色和新技术。

三、组织化学和细胞化学观察

组织化学和细胞化学观察一般称为特殊染色，此方法的目的是通过应用某些能与组织细胞化学成分特异性结合的显色试剂，显示病变组织细胞的化学成分（如蛋白质、酶类、核酸、糖类、脂类等）的改变，从而加深对形态结构改变的认识和代谢改变的了解，特别是对一些代谢性疾病的诊断有一定的参考价值。例如高雪病，是由于 β - 葡萄糖脑苷脂酶缺乏，致使大量葡萄糖脑苷脂在细胞内堆积，可用组织化学染色证实。在肿瘤的诊断和鉴别诊断中有的特殊染色方法十分简单适用。如过碘酸希夫（PAS）反应可用来区别骨内 Ewing 肉瘤和恶性淋巴瘤，前者含有糖原呈阳性，而后者不含糖原呈阴性；又如磷钨酸苏木素染色（PTAH）在横纹肌肉瘤中可显示肿瘤细胞质内有横纹；多巴反应（dopA）可诊断黑色素瘤等。

四、免疫组织化学观察

免疫组织化学技术广泛应用于病理学研究和诊断仅是近十年的事，而且发展迅猛。它除了用于病因学诊断（如病毒）和免疫性疾病的诊断外，更多的是用于肿瘤病理诊断。其原理是利用抗原与抗体的特异性结合反应来检测组织中未知抗原或抗体，借以判断肿瘤的组织来源或分化方向，从而进行病理诊断和鉴别诊断。在肿瘤病理诊断中，现已有日渐增多的商品化的多克隆和单克隆抗体生产，它们可显示多种肿瘤组织具有的特异性或相对特异性的抗原，有助于肿瘤的病理诊断。如常用的五种细胞骨架中间丝蛋白，即角蛋白、波形蛋白、结蛋白、神经丝蛋白（NFP）和胶质细胞原纤维酸性蛋白（GFAP），一般可用来协助诊断相应的上皮细胞、间叶组织、横纹肌和平滑肌、神经细胞和胶质细胞来源的肿瘤。其他有用的抗体已不胜枚举，如用 HMB4S 诊断黑色素瘤；用嗜铬素 A 诊断神经内分泌肿瘤等。虽然免疫组织化学技术的用途已得到公认和广泛使用，但为了保证质量，必须注意技术上的标准化和质量控制；在观察上需要注意假阳性和假阴性，以及日益增多的异常表达情况。病理诊断时必须密切结合肿瘤光学显微镜下所见的组织形态特点和临床表现。

五、超微结构观察

由于电子显微镜较光学显微镜的分辨率高千倍以上，因此可用电镜观察亚细胞结构（如细胞器、细胞骨架等）或大分子水平的变化来了解组织和细胞最细微的病变，即超微结构病变，并可与功能和代谢的变化联系起来，加深对疾病基本病变、病因（如病毒等）和发病机制的了解。它不仅有利于对疾病的深入研究，而且还可用于疾病的病理诊断，特别是在肿瘤和肾脏疾病的诊断中用得最多。电镜在确定肿瘤细胞的组织发生、类型和分化程度上起着重要作用，可根据各种肿瘤细胞的超微结构特点来协助区别分化差的癌和肉瘤、各种梭形细胞恶性肿瘤、各种恶性小圆细胞肿瘤、各种神经内分泌肿瘤及恶性黑色素瘤等。在肿瘤病理诊断上它可与免疫组织化学技术起着互相补充和印证的作用。近年来肾脏疾病在分类上和诊断上发展很快就与电镜和免疫荧光技术的发展和应用有关。

六、流式细胞术

流式细胞术（FCM）是近年发展起来的一种新技术。它可以快速定量细胞内 DNA，用于测定肿瘤细胞的 DNA 倍体类型和肿瘤组织中 $S + G_2/M$ 期的细胞占所有细胞的比例（生长分数）。大量研究结果均表明恶性肿瘤细胞 DNA 含量大多呈现不规则增多，表现为多倍体和非整倍体；而良性肿瘤细胞多为二倍体。此外，还发现生长快的恶性肿瘤细胞的生长分数也常有增高。因此测定肿瘤细胞的 DNA 倍体和生长分数不仅可以作为诊断恶性肿瘤的参考标志之一，而且可反映肿瘤的恶性程度和生物学行为。FCM 还可应用于细胞的免疫分型，如应用单克隆抗体对不同功能的淋巴细胞进行精确的亚群分析，对临床免疫学检测起到重要作用。

七、图像分析技术

病理形态学观察基本上是定性的，缺乏精确和更为客观的定量标准和方法。图像分析技术的出现弥补了这个缺点。随着电子计算机技术的发展，形态定量技术已从二维空间向三维空间发展。在肿瘤病理方面图像分析技术主要应用于核形态参数的测定，如核直径、周长、面积、体积、形态因子等的测定，用以区别肿瘤的良恶性、区别癌前病变和癌、对肿瘤的组织病理进行分级和判断预后等。此外，也可用于 DNA 倍体的测定和显色反应（如免疫组织化学技术）的定量等方面。

八、分子生物学技术

近十年来，重组 DNA、核酸分子杂交、原位杂交（ISH）、聚合酶链反应（PCR）、DNA 测序等分子生物学技术的发展，对病理学的发展起到了极大的推动作用。这些技术不但已广泛应用于遗传性疾病的研究和病原体的检测（如病毒、细菌、原虫等的测定），而且在肿瘤研究中引起了一次真正的革命。将肿瘤的病因学、发病学、诊断和治疗等方面的研究提高到了基因分子水平，这为肿瘤的防治打下了更为坚实的基础。提高对疾病的深入认识，是临床医学和基础医学的共同任务。作为临床医生应该初步了解一些观察和研究疾病的基本方法和新技术，以利于今后在临床上知道哪些方法可用来研究和诊断疾病，并和病理学密切联系和配合。

（张敏）

第三章　肿瘤的诊断与预防策略

第一节　肿瘤的临床诊断

恶性肿瘤是进行性发展的疾病，一旦发病，患者的状况往往每况愈下。病期越晚，治疗越困难，预后也越差。故早期诊断、早期治疗极为重要。对肿瘤做出明确的诊断和分期是判断预后和制订正确的治疗计划的前提和基础。在对患者进行诊断时，临床医生应该详细询问病史、仔细进行体格检查、合理应用各种辅助检查方法，对全部资料进行综合分析然后做出正确诊断。

一、肿瘤的中医学诊断

中医诊断学是以四诊为主体，以病史与体检为核心的各种诊法理论与方法的综合。肿瘤在中医学中属于"癥瘕""积聚""痞块""癌（岩）""瘤"等范畴。中医学所体现的是"自然—社会—心理—生物"医学模式，其优势主要体现在对生命的身心层面、动态层面的认识及总的生理状态、生存质量的把握，并注重于整体功能的调整，这正好与西医学肿瘤学的诊断与治疗有着互补或相互借鉴之处。在长期的临床实践中，肿瘤的中医学诊断逐步形成了一套指导医生进行临床诊断的基本原则，在医疗实践中具有明显的优势与特点。

中医学对肿瘤的诊断不同于西医学，它更注重对具体症状的分析和对整体状态的把握，这一过程中体现出对患者原本信息真实而不失真的获悉和总体而非局部的调整，这些显然就是优势。

然而，它也有明显的缺憾，这体现在：

1）它基本上不是对病的诊断，而是对机体病理生理状态的判断。

2）对各种细节与局部问题，明显失之粗疏。

3）无法对不同肿瘤做出清晰的鉴别诊断。

中医学诊断不同于西医学诊断，它的原理有以下几个方面：

（一）中医诊断的原理及特点

1. 无创伤性获取病理信息

中医的望、闻、问、切四诊，是医生直接接触和观察病情以获得感觉经验的方法，它在未借助任何精密探测仪器和化验方法的条件下，充分利用一切可能的渠道，无创伤性获取病理信息，并将其作为分析、判断的依据，运用逻辑思维进行分析综合，及时做出判断。

2. 司外揣内的功能观察

所谓司外揣内，即是通过观察外表的征象，以揣测、分析内在生理和病理变化的一种认识方法。中医诊断在长期的医疗实践中体会到，仅仅根据人体形态解剖可见的结构联系，是无法解析在病理情况下所出现的复杂病情及症、病、证之间的有机联系。事实证明，即使像今天这样精细的解剖学，也未能穷尽人体生命科学的一切。

3. 整体恒动的诊察观

中医诊法注重于对整体恒动的观察，用以研究自然、社会与身心一体化的人。从整体上把握生命与疾病的运动，又从运动中诊察人体内部及人与自然的联系，并注重在此基础上的运动变化及其内在矛盾的根源和规律。不但诊察"人之病"，更诊察"病之人"，因而避免了那种割断联系的、静态的认识和分析方法上的缺陷。然而，前已述及，它对病、对细节的分析是粗略的，这是它的不足之处。

（二）四诊合参的诊查方法

通过望、闻、问、切的诊查，用以收集临床资料，是中医获取病情信息的方法。察舌、切脉、望神、问症等具体诊察内容及其对病证诊断价值的认识，是中医学的特色、长处和优势。比如中医学认为，舌绝不是口腔中一个孤立的器官，脉象也绝不是简单的动脉搏动，它们与全身五脏六腑、气血阴阳的整体变化密切相关，反映的是整个人体生命活动过程中的生物信息，通过长期的临床实践，中医诊断学积累了丰富的经验，形成了系统的理论，其观察内容细致入微，对病证诊断具有一定的价值。就肿瘤诊断而言，舌诊、问诊可以及时反映患者瞬间的变化和状态及感受，有助于及时对治疗做出微调。

（三）中医诊断肿瘤的具体内容

中医诊断肿瘤的具体内容包括望、闻、问、切四个方面，就是医生运用望、闻、问、切四种诊查疾病的方法，收集与肿瘤发生相关的症状、体征和其他情况，为辨证求因提供依据，这也是辨证施治的基础，因此为历代医生所重视。四诊运用不同感官而获得不同病情信息，各具特色和优势，根据中医的经验，临床上，在对肿瘤的诊断中必须"四诊合参"，才能全面、系统地了解病情，做出正确的判断。

1. 望诊

望诊就是通过视觉，去观察患者的精神、色泽、形态和舌苔、皮肤黏膜等变化的一种方法。中医认为人体内外是紧密相连的，"有诸内必形诸外"。体内发生病变，必然会反映到体表，《黄帝内经》有"望而知之谓之神"之说。例如，目光奕奕、神情爽朗是精力充沛的表现，是谓"有神"；目光无彩，神情呆板或萎靡不振，谓之"失神"。对于肿瘤患者来说，望神非常重要。初诊时，望之患者尚有"神"，病虽重，只要医患密切配合、措施得当，仍有九死一生之机会；若望之神色已去，神已失，即便是早中期肿瘤，也须千万小心，此为难治之证。通常，晚期肿瘤患者，缺乏信心，悲观失望，常可见神志淡漠、精神颓废，这时治"心"治"神"，激发其强烈的求生意愿，并配合一些有效措施，减轻其病痛，常属关键之举。若病已至极晚期，循衣摸床、两手撮空、两目呆视，是神气将绝的先兆。这时，中医药的调整就应非常谨慎，以免突发意外，徒遭非议。

此外，对肿瘤患者尚有一些特殊的望诊指征：

1）口唇

消化系统与生殖系统肿瘤患者的下口唇，有时出现紫斑，沿下口唇唇白内侧出现的紫色斑，大如黄豆，小如绿豆、赤豆，呈不整齐的圆形，有时出现在唇黏膜上，排列不整齐，颜色白、淡紫或暗紫，随病情发展而加深。

2）眼

消化系统肿瘤患者常见到睑结膜充血，血管粗细不等，色略紫，血管上端密集，从密集处向下、向两边分散，越靠近眼球，血管越细，这种现象右眼较多见。

3）指甲

一些消化道肿瘤与女性生殖系统肿瘤患者的手指甲可出现黑纹或紫纹，黑纹常于拇指指甲和中指指甲中间或略偏两边处出现。拇指指甲指纹较深，中指指甲较淡。其黑纹自指甲根部直接贯穿到指甲尖顶，呈直线形，粗细不一，大多见于右手，双手同时出现者较少见。有时足趾甲亦有同样黑纹，其是由淡紫逐渐变黑。拇指、示指两指指甲紫纹多见于食管癌、胃癌出现症状的前两三年。食指、无名指指甲紫纹多见于肝癌，3 个指甲均出现紫纹的多见于胃癌。这一体征对恶性肿瘤的早期诊断意义尚待进一步验证，其规律性和产生机制也有待进一步探索，却十分值得重视。

4）舌

舌诊是中医诊断肿瘤中的重要内容。因为舌通过经络气血与脏腑密切相连。舌质可以反映脏腑气血的虚实，舌苔可反映邪气的深浅与胃气的存亡，以及消化功能状态和睡眠可否，舌下络脉则可反映体内瘀血情况。肿瘤患者的舌象不仅与证候性质、疗效和预后有关，而且可以指导肿瘤临床分期，并可作为制订治疗方案的参考。舌为心之窍，但五脏都与舌有关。按部位来说，舌尖属心肺，舌中属脾胃，舌边属肝胆，舌根属肾。总之，舌诊是肿瘤诊断与辨证不可缺少的客观依据。

（1）舌质

舌质指舌的肌肉脉络组织，薄薄的一层苔状物下有着丰富的肌肉、血管与神经组织等。望舌质主要包括观察舌质的色、形质、动态等。

淡红舌：淡红舌是多数健康人的常见舌色，而早期癌患者的淡红舌虽亦属淡红舌范畴，却常见舌质两边颜色晦暗，有淡淡的瘀斑、裂纹、齿痕等改变。病理性淡红舌的形成多是肿瘤形成、精神抑郁、心火内炽的结果。

红舌：舌质鲜红是体内有热或阴虚生内热，鲜红无苔是阴虚火旺，舌红起刺是阴分热盛；按部位说，舌尖红为心肺热盛，舌边红为肝胆热盛，舌心干红为胃热阴伤，舌光红无苔（镜面舌）为津液大伤之象。镜面舌在鼻咽癌、腮腺癌及头颈部肿瘤做局部放疗时多见。在胃肠道肿瘤手术后，有瘘管形成，大量消化液丢失时，亦可见镜面舌，说明它与消化液的分泌有关。此外，有中度以上腹腔积液、胸腔积液者，也可出现镜面舌，此时患者一方面口渴难耐，另一方面腹胀或胸闷难受，却不能喝水，水喝了腹胀更甚，最多只能润润舌。这是津液化为湿浊内阻，失其敷布，不能上承于口鼻之故。

青紫舌：青紫舌一般多为气血瘀滞之象，中、晚期恶性肿瘤患者舌质颜色多见青紫或紫暗，或伴有瘀点、瘀斑。青紫舌在肺癌、肝癌、食管癌患者中多见，在许多卵巢癌患者中亦较常见。此外，化疗反应大者，舌质青紫很明显，可以说青紫舌反映了化疗的毒性程度。另外，部分早期肝癌患者，舌的两边（肝胆区）可出现青紫色或少量瘀点、瘀斑，且这一变化与肝癌同进退，可作为一敏感体征，应重点观察。

淡白舌：舌色淡白，舌质胖嫩，主虚寒证。为阳气虚弱，气血不足之象。淡白舌以白血病最为突出，也常见于骨髓瘤或晚期肿瘤贫血之证。

2）舌体

某些癌症患者的舌体较胖，以胖大舌和裂纹舌多见。胖大舌以白血病患者多见，裂纹舌以胃癌患者居首位。早期胃癌患者不多见裂纹舌，而中、晚期患者则多见裂纹舌，并随病情加重而舌裂纹随之加深。

3）舌苔

舌苔的生成是由三方面所致：一是由胃气所生；二是由邪浊上升而成；三是由饮食积滞所成。舌苔主要是反映胃肠道消化功能的状态和邪浊深浅。正常舌苔是由胃气形成，其状薄白而清净，不干不湿，不满舌，是正常情况。癌症患者以黄苔或黄腻苔为主。食管贲门癌患者多见黄厚苔和白厚苔；早期胃癌患者的舌苔多白润而腻，中、晚期多见花剥苔或厚腻苔；肺癌患者的舌苔多厚腻；早期原发性肝癌患者有时会出现光剥无苔的红舌。

4）舌下络脉

舌下络脉异常，主要是指舌下络脉主干长度超过舌尖与舌下肉阜连线的3/5；或主干明显隆起，呈圆柱状伴有弯曲；或外带小静脉扩张。颜色以青紫、紫红、淡红、淡蓝或见出血点、瘀血点等为异常。癌症患者舌脉异常者显著高于正常人。

一般来说，舌质反映机体脏腑器质性变化，而舌苔多反映其功能变化。舌质变化较慢，舌苔变化较快，但是两者相互影响，要统一观察，不可偏废。此外，连续动态地观察舌色，注重前后对比是舌诊观察的重要方法。在治疗肿瘤的过程中，患者舌质由紫色转向淡红或由晦暗转向明润，舌苔由厚转薄或由无苔转为薄白苔，提示疾病正在朝好的方向发展；如果相反，则应警惕肿瘤有无转移、扩散及出血等。

2. 闻诊

闻诊包括听声音和嗅气味两个方面。听声音是指诊察患者的言语、呼吸、咳嗽、呕吐、呃逆、嗳气、叹息、肠鸣等各种声音；嗅气味是指嗅患者体内发出的各种气味及分泌物、排泄物和病房的气味。肿瘤患者的闻诊要注意以下内容：

1）声音嘶哑

若声音嘶哑渐起，逐日加重，经一般消炎治疗不能改善者，应予以重视。这常常是肺癌或纵隔肿瘤侵犯、压迫喉返神经，引起声带麻痹所致。这一症状大多在肿瘤晚期出现，但也有部分患者作为首诊时的主诉之一。

2）呼吸

呼吸的强弱、快慢、长短是观察的主要内容，其中喘息多见于肺癌和纵隔肿瘤。发病机制主要有两个方面：其一是肺癌或纵隔肿瘤压迫或侵犯气管，致使气管阻塞，气流通过受阻所致；其二是肺癌肺内扩散，侵犯肺组织，导致肺内有效换气面积减少所引起。这种症状多为晚期，也可见于首诊时的主诉症状。

3）咳嗽

咳嗽在肿瘤表现中常常是肺癌或肺内转移癌的主要症状之一，故必须予以重视。肺癌、食管癌或乳腺癌患者放疗时常有热毒伤阴，阴虚肺燥，出现干咳、咳声嘶哑，可能是由于放射性肺炎所致。

4）呕吐

呕吐一般分为呕、干呕、吐三种情况。与肿瘤有关的主要是吐，如食入即吐或朝食暮吐、暮食朝吐。前者多见于食管癌、贲门癌，后者则见于胃窦部癌，均为肿瘤在腔内生长而引起梗阻所致。

5）嗅肿瘤患者之气味

嗅肿瘤患者之气味临床意义较大，如溃疡型宫颈癌及乳腺癌、黑色素瘤破溃之后，气味腥臭。临床对肿瘤患者的各种排泄物与分泌物，要认真检查，根据气味加以辨证分析：恶臭者多属实热证；略带腥味者多属虚寒证；粪便色黑气味腥臭者多属上消化道出血；尿腥臭带血无痛者多属泌尿系统肿瘤。咳吐浊痰，带有脓血，气味腥臭异常者，多为热毒炽盛，肺内蕴毒所致。上颌窦癌、喉癌及口腔肿瘤晚期破溃时，口中秽气，腐臭难闻，多为肿瘤溃烂并发感染所致。

3. 问诊

问诊是医生通过询问患者或陪诊者，了解疾病发生、发展、治疗经过和效果，以及现有症状和其他与疾病有关的情况，以诊察疾病的方法，在四诊中占有重要地位。早期的肿瘤患者，初发症状往往只是自觉症状而缺乏客观体征，这时问诊就显得特别重要。

问诊时要着重询问与中医辨证有关的内容，如患者恶寒、发热时的感觉，有汗无汗，疼痛的部位和性质，头身、胸腹情况，以及睡眠、饮食、尿便、经带等情况。因为这些内容可反映患者脏腑气血的变化和肿瘤发展情况，可判断肿瘤患者的寒热虚实。

1）发热

癌性发热是恶性肿瘤最常见的症状。发热原因主要有两个方面：一方面是肿瘤本身引起的发热，早期发热者以恶性淋巴瘤多见，主要是肿瘤细胞分泌的致热因子所致；中、晚期发热者见于多种肿瘤，以肺癌多见，主要是因肿瘤生长旺盛，肿瘤组织内部供血不足，造成细胞坏死而引起发热。另一方面是肿瘤组织压迫周围组织，造成阻塞性感染；或是晚期患者免疫功能低下而并发感染所致。这两种发热可以成为患者就诊时的首诊症状。因此，对于长期发热的患者，如反复检查未查到病因，抗感染治疗效果不佳时，应考虑恶性肿瘤的可能性。对于发热的性质，中医诊断一般分为外感发热与内伤发热，恶性肿瘤发热属于内伤发热，其中很大一部分可辨为瘀血发热，对此临床辨证应予以注意。

2）疼痛

疼痛也是肿瘤患者常见的症状之一。它既可以表现为早期患者的首发症状或主诉症状之一，也可以成为中、晚期患者难以忍受的重要症状。作为首发症状或初诊症状常常容易被忽略，因为此时的疼痛一般表现为间断性隐痛，直至逐渐加重，不易缓解时才引起注意而就诊。疼痛部位往往与肿瘤部位有直接关系，如头痛：脑瘤；胸背痛：肺癌、纵隔肿瘤；左上腹痛：胃癌、肝癌、胆管癌、胰腺癌、结肠癌；下腹痛：结肠癌、肾癌、膀胱癌及女性生殖系统肿瘤；骨骼疼痛：多发性骨髓瘤、骨肉瘤、骨转移癌等。这些疼痛一般表现为间断性或持续性隐痛，主要是因肿瘤增大而引起的牵引痛或反射痛。晚期癌性疼痛一般是肿瘤直接浸润或压迫神经引起的，这类疼痛常常是持续性剧痛，不易缓解，往往需吗啡类麻醉药镇痛。由于初诊患者主要表现为轻度隐痛，容易被忽视，故需要患者本人和临床医生高度重视。

3）胸胁

胸闷或不适也是胸部恶性肿瘤的常见症状，有时是疑难症状。胸部肿瘤主要有纵隔肿瘤、肺癌、食管癌。胸部肿瘤还时常伴有气喘、咳嗽、疼痛等症状。右胁不适肝癌多见，有时可伴有乏力、食欲下降、腹胀等症状。这种不适感的个体差异很大，主要有酸、麻、凉、热、胀等，有时是难以用语言描述的。

4）脘腹

上腹部是肝、胆、胃、脾等脏器所在的部位，还包括部分小肠、结肠；下腹部则有肾、小肠、结肠、膀胱、女子胞宫等脏器，故脘腹疼痛胀满的患者多为脾胃失调。其中隐隐作痛、时作时止、喜温喜按者，属虚属寒；若痛而拒按、痞满、喜冷、便秘，则属实属热。腹中结块、其痛不离其部、推之不移的，属积；小腹疼痛、硬满拒按为蓄血证（小便通利）或蓄水证（小便不利）；小腹肿物、状如怀子、按之则坚、推之则移、月经按时下，多为肠覃（卵巢肿瘤）；小腹痛还有因阳气不足，寒凝于内，或寒湿凝聚而成肿块，或郁毒内结形成包块等，均应详查伴随症状加以鉴别。

5）食欲

食欲下降是肿瘤患者的常见症状之一，尤以消化系统肿瘤患者多见。因此，对于原因不明的食欲下降，不能排除恶性肿瘤的可能。进食不利或有梗阻感往往是食管癌、贲门癌的首发症状，从其感觉异常的部位大体可判断病变位置。

6）二便

通过对排泄物的分辨，可了解机体的病理生理状态及病情的进与退，故问二便是中医诊断肿瘤的主要内容之一。

（1）尿：间歇性无痛血尿是肾癌和膀胱癌的常见症状之一，其中膀胱癌最常见，往往是首诊症状。排尿困难则常是前列腺癌的首诊症状。尿白浊是肾癌晚期，肾实质被破坏引起的大量蛋白质漏出所致。

（2）粪便：粪便色黑者应检查粪便隐血，一般是上消化道出血所致，不排除胃癌、肠癌的可能；粪便见鲜血如果能排除其他情况，如痔、息肉等，则应考虑直肠肿瘤、乙状结肠肿瘤。此外，如发现粪便已变细或沿其纵向有凹沟，或附有血液，应引起重视，及时检查是否患有肠癌。

7）妇女经带、胎产变化

（1）月经：不规律的阴道出血，常是妇科恶性肿瘤的症状之一。一般情况下，绒毛膜癌多发于青年妇女；子宫内膜癌多发于绝经前妇女，宫颈癌多发于绝经后的老年妇女。

（2）带下：带下异常也是子宫内膜癌和宫颈癌的常见症状，有时是首发症状。子宫内膜癌初期可见少量白带，有时带血，晚期则呈血色带，常伴恶臭。宫颈癌初期白带量较多，一般不带血，常伴有异味。

（3）胎产：宫颈癌多见于早产、多产妇女，乳腺癌中以胎产少或无胎产、不哺乳者多见。若已诊断为肿瘤而有妊娠者应尽快终止妊娠，否则不仅影响肿瘤治疗，也影响胎儿发育，对孕妇和胎儿极为不利。

4. 切诊

切诊是用手直接检查身体各部位和脉象的一种诊断方法，中医对切脉有着丰富的实践经验。脉诊在肿瘤患者的辨证中具有重要意义，癌症属于全身性疾病，它的病理变化必然反映到脉象上来，中医传统脉象有 28 种之多，但肿瘤患者临床常见的有沉、细、弱、弦、浮、滑、数、涩、促、结、代脉等。如肿瘤患者见到弦、滑、数或弦、数脉时，则常表示病邪猖獗，为病情正在恶化的表现。手术后，或化疗、放疗后的患者，原发病灶已经切除或消失，邪毒已去，理应脉平和或只显气血亏虚的沉细脉，但这时患者如有脉滑、脉弦数、脉细数时，就要高度警惕是否有余邪未净，此时如果患者有低热，血沉快等现象时，即有肿瘤复发转移之可能。

（三）中医诊断肿瘤的现代研究进展

肿瘤的中医诊断研究，是从 20 世纪 60 年代以后才逐步开始的，迄今已在舌诊及脉诊方面取得了一定的进展。目前，学者们正在加强中医肿瘤诊断的敏感性及特异性方面的探索，以期提高中医诊断肿瘤的水平。

1. 舌诊研究

中医的舌诊在普查初筛、辅助诊断、辨证分型、指导治疗、判断预后等方面有着重要作用。

1）普查粗筛

据河南、河北等省报道，在食管癌普查中将舌诊作为普查粗筛有一定意义。除舌诊异常（如舌暗红、舌青紫或舌有青紫斑点或苔厚腻）外，还结合可疑症状及家族史进行粗筛拉网。如对 30 岁以上 78 778 人进行粗筛，阳性者 15 434 人。经食管拉网细胞学涂片检查为食管癌者 353 人，其中舌诊阳性者 311 人，占 88.1%。

2）辅助诊断

20 世纪 60 年代，童氏提出肝瘿线（即患者舌的两边缘呈紫色或青色，并呈条纹状或不规则的斑块及黑点，边界分明，易于辨认）与肝癌关系密切，其诊断符合率为 77.43%。以后，江苏启东市又先后作了报道。虽然通过普查发现，正常人群及其他疾病（如肝炎、其他部位肿瘤等）患者也可出现肝瘿线，但远不如肝癌患者的出现率高，有显著差异（$P < 0.01$）。胃癌患者舌象多为光剥苔、裂纹舌，如有人观察了 567 例胃癌患者，光剥苔以胃癌组最高，占 49.3%，裂纹舌亦以胃癌组最高，占 62.6%。

3）辨证分型

舌诊是中医辨证分型的重要客观指标之一，如阳虚者多舌淡，阴虚者多舌红，血瘀者舌多青紫，痰湿者舌多黄腻。有人观察 646 例肿瘤患者发现，齿印舌者以气虚血瘀型较多。据研究，癌症患者早期舌象变化较少，舌象正常者相对较多，随着疾病加重，舌质红瘀者渐多。癌症患者放疗后，多损伤气阴，患者舌象多呈少苔或无苔，舌质光红，多属气阴亏虚证；而癌症患者化疗后，多损及脾胃，患者舌象多是黄腻，多属脾胃亏虚证。

4）指导治疗

舌象可提示寒、热、虚、实的情况，为临床采用温凉补泻提供依据。有人观察发现，在有紫舌的癌症患者中，运用活血法治疗后，紫舌消失或减轻，则证明治疗有效，患者的临床症状也得到改善。

5）预测预后

有人报道，鼻咽癌放疗后，鼻咽癌虽已消失，如果舌质变紫或舌边瘀斑不消，则易转移和复发。也有人统计，放疗后出现青紫舌概率达48.1%，5年死亡率为42%，非青紫舌者，5年死亡率仅为19%。青紫舌经过治疗，如仍无消退者，大都已有向肺、肝、骨骼等转移。此外，据观察，食管癌术后发生吻合口瘘时，红舌伴黄厚燥苔者死亡率高，舌象由燥向润转化者预后佳；白血病出现红舌或苔剥净，或舌绛无苔，或苔黄燥、灰黄、干枯等预后均很差。舌色与疗效的预后关系研究表明，总的趋势是暗舌较重，或舌色由轻转重者，患者病情多恶化或死亡。

2. 脉诊研究

一般认为，癌症患者的脉象与其他疾病无明显特异性差异，因此，目前中医对肿瘤脉诊的研究较少。但也有研究表明，肿瘤患者脉象还是有一定规律可循，如有人观察了40例头颈部肿瘤的患者，结果表明，脉沉细者为50%，无尺脉者为25%，而正常人为19%及0。还有人观察了100例原发性肝癌患者的脉象，结果表明，患者以弦脉（包括弦滑、弦细、虚弦、弦滑数等）和数脉（包括滑数、弦数）出现率较高，分别占65%及24%，这些可做参考。

二、肿瘤的西医学诊断

（一）询问病史

肿瘤病史要求全面、准确、客观。还应特别注意年龄、性别、生活习惯、婚育史、家族史和既往史。不同的肿瘤有不同的好发年龄。上皮来源的癌常发生在中老年人群、肉瘤的发病年龄则较轻，而急性淋巴细胞白血病和一些胚胎性肿瘤的发病高峰多在出生后到10岁。职业暴露是一些恶性肿瘤发病率增加的因素。例如矿工的肺癌、石棉工人的胸膜间皮瘤和肺癌、苯胺印染工人的膀胱癌、长期接触苯的人群白血病的发病率都较一般人群明显增高。生活习惯与肿瘤的关系密切。吸烟与肺癌、高脂饮食与结肠癌和乳腺癌、咀嚼槟榔和吸烟与口腔癌的关系都已得到证实。女性患者的婚育史与某些肿瘤也有一定联系，如分娩次数、是否哺乳对乳腺癌、宫颈癌的发病有影响，妊娠流产史可为滋养叶细胞恶性肿瘤提供可能的线索。有些肿瘤有家族聚集倾向，甚至符合孟德尔遗传定律。有视网膜母细胞瘤、多发性内分泌腺肿瘤、先天性家族性结直肠多发性息肉、双侧乳腺癌特别是绝经前发病的家族史的患者，特别要警惕恶性肿瘤发生的可能。肿瘤患者的既往史对肿瘤的诊断具有重要的价值。例如有宫颈癌局部放疗史的患者诉有腹泻、血便时应排除放射性直肠炎及原发的直肠癌及宫颈癌复发浸润侵犯肠道。幼年时胸部接受过量放射线者成年后乳腺癌发病率增加；儿童时期颈部或胸腺部位放疗过的患者，可能引起甲状腺癌。经大剂量化疗或（和）大面积放疗后长期生存的霍奇金淋巴瘤患者可有非霍奇金淋巴瘤和白血病等第二个原发恶性肿瘤的发生。总之，详细的病史可为我们提供疾病的重要线索，特别是在一些诊断较为困难的患者，例如原发灶不明的肿瘤。

有如下 10 项症状者高度提示有肿瘤可能：

1）40 岁以上男性吸烟患者，突然咳嗽，痰中带血丝。

2）进食梗阻、胸痛、上腹饱胀、黑便。

3）有肝病史，经治不能改变的上腹疼痛、食欲下降、体重明显减轻。

4）绝经期后妇女发生不规则阴道流血。

5）反复发生的黏液血便。

6）无痛性血尿。

7）进行性、局限性骨疼痛、肿胀。

8）无痛性、进行性体表肿块。

9）乳房肿块或乳头溢血。

10）黑痣迅速增大、破溃。

追问肿瘤病史时应注意患者年龄、性别、职业、籍贯、个人生活习惯、家族肿瘤特征等。

对过去有肿瘤病史者应重点询问以往肿瘤的诊断依据、临床或手术分期、治疗方式、时间、疗效及并发症和重要不良反应，为今后治疗方案确立提供可靠证据。

（二）体格检查

在体格检查中，除一般内科检查外，应特别注意皮肤、深浅部肿块和全身浅表淋巴结情况。有时皮下结节可为胃肠道恶性肿瘤、肺癌、乳腺癌或女性内生殖器癌肿的初发体征。各种类型的红斑特别是多形性红斑、皮肌炎、多发性栓塞性静脉炎、坏死性脉管炎和肥大性骨关节病变等可为内脏肿瘤的早期表现。乳腺癌、肺癌、甲状腺癌、肾癌或前列腺癌可最早表现为骨转移。任何部位的溶骨性病变应排除多发性骨髓瘤。原因不明的声音嘶哑、霍纳综合征，胸腔积液或上腔静脉压迫症可为支气管癌或纵隔肿瘤的初发症状。锁骨上淋巴结肿大或脐部硬结往往提示原发病灶在胸腔、腹腔。任何腹部肿块都应进一步深入检查。单侧肢体肿胀或阴囊水肿大多说明局部淋巴管阻塞。微小"黑痣"、舌部慢性溃疡或肛门溃疡性结节可为黑色素瘤、舌癌或肛门癌肿的表现。隐睾的发现往往有助于精原细胞瘤的诊断。

肿瘤的诊断应该通过病理学、影像学和生化学 3 方面来明确。并应了解肿瘤累及的组织或脏器的范围、生物学特性及其他与肿瘤相关的预后因素。近年来，由于科学技术的进步，特别是计算机技术的应用，肿瘤的诊断水平有了新的飞跃，内脏中 0.5～1 cm 大小肿瘤被检出也已有可能。肿瘤的诊断从细胞水平发展到分子水平。

（车敏）

第二节　肿瘤实验室检查

一、肿瘤常规实验室检查

目前尽管常规实验室检查对恶性肿瘤的诊断有一定限度，但各种化验结果对肿瘤的鉴别诊断和确诊仍有相当大的帮助，因此，临床上凡准备进行治疗者，均应进行血、尿的常规化验和肝、肾功能等检查，以发现那些在临床查体中未被检出的疾患。其检查项目不宜太繁杂，应根据实际需要和条件可能选择，也不能图省事而过于简化，以免造成漏诊。另外，临床医生须注意不能仅凭一两项常规检查即下结论，应结合病情，将各种化验结果进行综合分析，对有相互矛盾之处，应考虑到其技术差异和可靠程度，认真进行复查核对，防止误诊。

（一）尿液检查

肉眼血尿多见于尿路肿瘤、肾肿瘤及出血性疾病（如白血病）等。镜检发现尿液中红细胞增多见于泌尿系统肿瘤、前列腺肿瘤、子宫癌等，也可见于白血病；白细胞增多多见于肾肿瘤；亮氨酸结晶、酪氨酸结晶可见于白血病；胆红素结晶可见于肝癌。绒毛膜促性腺激素阳性多见于绒毛膜上皮癌、睾丸畸胎瘤、葡萄胎、恶性葡萄胎。尿本周蛋白阳性，对多发性骨髓瘤的诊断有重要参考意义。尿淀粉酶增高多见于胰腺癌。尿黑色素试验若为阳性，可帮助对黑色素瘤患者确诊。

（二）粪便检查

脓血便常见于结肠癌或直肠癌，尤其细条状便，说明有直肠狭窄，多见于直肠癌；粪便呈灰白色且伴有皮肤黄疸者，可能为胆管癌或胰头癌造成，如粪胆素试验阴性可帮助确诊。镜检发现大量红细胞提示肠道有各型良性或恶性肿瘤（如息肉、腺癌等）。粪便隐血试验阳性多见于上消化道出血、消化道肿瘤。消化道癌肿隐血阳性率可达95%，且呈持续阳性，故粪便隐血检查已被用作消化道恶性肿瘤的诊断筛选指标。

（三）血液检查

1. 红细胞计数及血红蛋白减低

红细胞计数及血红蛋白轻中度减低多见于多发性骨髓瘤、消化道癌症（如食管癌、贲门癌、结肠癌、直肠癌）。血红蛋白重度减低多见于血液病（如白血病）、恶性淋巴瘤及其他癌症晚期。

2. 红细胞计数增高

红细胞计数增高多见于肾癌、肝癌，也可见于肺癌、前列腺癌、子宫肌瘤。

3. 白细胞计数减低

白细胞计数减低多见于白血病（如白细胞减少性白血病）、其他癌症晚期。

4. 白细胞计数增高

白细胞计数增高多见于急慢性白血病、淋巴瘤、骨肉瘤、未分化网状细胞肉瘤、部分癌症晚期（如胃癌、胰腺癌、乳腺癌）等。

5. 血小板计数减低

血小板计数减低可见于急性白血病、再生障碍性贫血，以及肿瘤放疗、化疗后。

6. 血小板计数增高

血小板计数增高可见于慢性粒细胞白血病、多发性骨髓瘤、部分肿瘤早期。

（四）痰液检查

正常痰液为无色或灰白色少量泡沫或黏液样，无特殊气味。痰液外观呈红色或棕红色多见于肺癌。血性痰液呈血腥味多见于肺癌、肺结核，呈恶臭味多见于晚期恶性肺肿瘤。镜检发现有弹力纤维多见于肺组织破坏性病变如肺癌。痰液涂片染色做脱落细胞学检查，对肺癌的诊断有重要的实用价值。

（五）胸、腹水检查

血性胸、腹水是肺癌、肝癌、胃癌、肠癌及卵巢癌等有胸腹腔转移时最常见的征象，涂片镜检发现有癌细胞可帮助确诊。

（六）脑脊液检查

脑脊液检查中，潘氏试验阳性多见于脊髓腔肿瘤。镜检发现淋巴细胞增多，多见于脑肿瘤。糖含量轻度减少见于肉样瘤病，高度减少见于脑膜肉瘤病及脑膜白血病。

（七）胃、十二指肠液检查

正常胃液肉眼观为无色，含有少量鲜血时呈浅红色。当食管癌、贲门癌和胃癌出血量较大或血在胃内停留较久时，胃液可呈咖啡色。镜检胃液发现嗜乳酸杆菌增加多见于胃癌，发现癌细胞即可确诊。基础胃酸排出量若大于 5 mmol/h，则对胃泌素瘤有诊断价值。游离酸和总酸度测定减低多见于胃癌。正常十二指肠液及胆汁外观为清晰透明，若外观带血多为肿瘤所致。胰腺癌时十二指肠液中常见血液，胆管乳头状癌时胆汁中常有血液。

（八）精液检查

精液外观呈鲜红或暗红色时，多见于生殖系统肿瘤。镜检发现红细胞增加常见于睾丸肿瘤、前列腺癌。

二、肿瘤标志物检查

肿瘤标志物这一名词是 1978 年 Herberman 在美国国立癌症研究所召开的"人类肿

瘤免疫诊断会"上提出的；第二年在英国召开的"第七届肿瘤发生生物学和医学会"上被大家确认，并开始公开引用。尽管此名词出现较晚，但对肿瘤标志物的研究可追溯到 19 世纪中叶。多发性骨髓瘤患者尿中的本周蛋白（BJP）是第一个被发现的肿瘤标志物。此后近 100 年，又陆续发现了一些肿瘤分泌的异位激素（1928）及促性腺激素等可作为绒毛膜滋养层细胞肿瘤（1930）的标志物；20 世纪 40 年代报道了一些酶在肿瘤患者的血清中可增高，如成骨肉瘤血清中有碱性磷酸酶增高；20 世纪 50 年代末发现某些同工酶也可用于肿瘤的诊断；1963 年，Abelev 和 Tatarinov 从肝细胞癌患者血清中发现了甲胎蛋白（AFP）；1965 年，Gold 和 Freedman 从结肠癌组织中发现癌胚抗原（CEA）。

肿瘤标志物是指用免疫学、生物化学等方法可以检测并能够区别肿瘤或非肿瘤的物质，包括肿瘤抗原、激素、受体酶与同工酶、癌基因与抑癌基因及其产物等百余种。更确切地说，肿瘤标志物是反映细胞癌变各阶段表型及基因型特性（特征）的物质，是与正常组织相比明显增高并有显著意义的化学成分。肿瘤标志物可存在于肿瘤细胞表面、细胞质、细胞核、细胞外（体液中）。肿瘤标志物涵盖的范围比肿瘤抗原要大，即所有的肿瘤抗原要视为肿瘤标志物，但许多肿瘤标志物却不一定是肿瘤抗原。

（一）根据标志物的来源分类

1. 原位性肿瘤相关物质

此类物质在同类正常细胞内含量甚微，但当细胞发生癌变时迅速增加，如本周蛋白、细胞内的各种酶。随着测定设备灵敏度的提高，此类物质对肿瘤诊断的意义和作用更加明显，但由于正常组织和肿瘤组织均有一定的含量，其特异性不强。

2. 异位性肿瘤相关物质

此类物质由恶变的肿瘤细胞产生，不是同类正常细胞的组分，这类物质表达特异性较强。如异位激素，在小细胞肺癌时促肾上腺皮质激素（ACTH）异常升高；又如神经元特异性烯醇化酶（NSE）主要分布在神经内分泌细胞内，在小细胞肺癌时也明显增加。

3. 胎盘和胎儿性肿瘤相关物质

癌细胞的特点是无限增殖，并向周围组织浸润和转移，类似于胎盘绒毛细胞和胎儿组织细胞，随着胎儿的成长，一些胎儿性物质不断消失，至成人后一般检测不出这些胎儿性物质。但在成人组织发生恶变时这类胎儿性或胚胎性物质又大量合成。

4. 病毒性肿瘤相关产物

凡能引起人或动物发生肿瘤或细胞恶性转化的病毒，统称为肿瘤病毒。肿瘤病毒分 RNA 肿瘤病毒和 DNA 肿瘤病毒，它们在与细胞的相互作用方面表现不同，与人类肿瘤有关的病毒有与人 T 淋巴细胞白血病有关的人类 T 淋巴细胞白血病病毒 1 型（HTLV-1）、与伯基特（Burkitt）淋巴瘤有关的 EB 病毒、与宫颈癌有关的人乳头状瘤病毒（HPV）、与皮肤癌有关的单纯疱疹病毒（HSV）、与肝癌有关的肝炎病毒等。

5. 癌基因和抗癌基因及其产物

癌是基因性疾病，基因突变和调控异常可促使癌变，在癌变中是多种致癌因素诱发癌基因激活或抗癌基因的失活及其产物的异常表达，这些变化是肿瘤发生的重要标志。

（二）根据肿瘤标志物的分布分类

1. 细胞表面肿瘤标志物

由于肿瘤细胞是由正常细胞恶变所致，故细胞膜表面、细胞质内和细胞核内可能存在着与正常细胞相比在质或量上有明显异常的物质，这些物质可以成为抗原，因而可以用特异性单抗通过免疫组织化学或免疫细胞化学反应检测到。如 B 淋巴细胞的独特型免疫球蛋白（Ig）、T 淋巴细胞受体（TCR）、β_2 - 微球蛋白（β_2 - M）、癌胚抗原（CEA）、雌激素受体、甲状腺球蛋白等。

2. 血清学标志物

肿瘤的血清学标志物一般是指肿瘤细胞产生的、分泌到血清或体液中的、可用生化或免疫化学方法定量测定的物质，它们的存在与恶性肿瘤的出现或进展有关。如果肿瘤起源的组织可以分泌某些物质或激素，在恶变后这些组织大多仍有分泌的功能，一些是生理性的物质，只是在量上发生显著的变化，如各种激素、酶或免疫球蛋白等；一些则是新产生的或已经关闭的基因重新开放合成的物质，如 AFP、CEA 等。

3. 癌基因标志

癌基因，也称肿瘤基因，是具有高度进化的基因序列，能控制细胞生长、增殖和分化。癌基因的结构改变会引起细胞行为和生物学特性的改变，这种细胞遗传学改变积累到一定程度就会导致细胞生长失控，最后产生肿瘤。这些基因编码关键性调控蛋白，如生长因子、生长因子受体、酪氨酸激酶受体和转录调控因子等，它们在正常情况下处于静止状态，可因基因结构的改变，如点突变、基因扩增、重排和插入或各种调节因素的异常而活化。特定起源的肿瘤常常与某种特定的癌基因有直接的关系。因此，可通过分子生物学技术和单克隆抗体对肿瘤基因及其产物加以检测，对于诊断、鉴别诊断、判断预后和治疗都有重要意义。

（三）常见肿瘤标志物

1. 甲胎蛋白检测

AFP 是胎儿发育早期由肝脏和卵黄囊合成的一种血清糖蛋白，电泳时位于白蛋白和 α_1 球蛋白之间，正常情况下主要在胎儿组织中存在。在胎儿发育过程中，胎肝是合成 AFP 的主要场所，其次是卵黄囊；来自内胚层的胃肠道黏膜也能合成少量 AFP。妊娠 6 周开始合成，12 ~ 14 周时合成达高峰，血清浓度可为 1 ~ 3 g/L，以后逐渐降低，出生时脐带血中含量为 10 ~ 100 mg/L。新生儿血中 AFP 增高提示新生儿肝炎、先天性胆管闭锁或患有能分泌 AFP 的胚胎性恶性肿瘤。出生后 1 年，血清 AFP 应降至正常成人水平。AFP 具有亚型或异质体。检测 AFP 异质体的植物凝集素有多种，不同植物凝集素可用于鉴别不同组织来源的 AFP。

1）测定方法

目前常用的方法有酶联免疫吸附测定（ELISA）、放射免疫测定（RIA）、荧光偏振法、电化学发光和纸条快速酶免疫测定法。

2）参考值

RIA 或 ELISA 值为 <20 μg/L。

3）临床意义

（1）原发性肝细胞癌患者血清中 AFP 明显升高，约有 77.1% 的患者 AFP >500 μg/L，但也有 18% 的患者可无 AFP 升高，值得注意。

（2）病毒性肝炎、肝硬化患者 AFP 有不同程度的升高，但其水平常 <300 μg/L，大部分患者 <100 μg/L。AFP 升高的原因，主要是由于受损伤的肝细胞再生而幼稚化时，肝细胞便重新具有产生 AFP 的能力，随着受损肝细胞的修复，AFP 逐渐恢复正常。

（3）生殖腺胚胎性肿瘤患者血清中 AFP 可见升高。

（4）妇女妊娠 3 个月后，血清 AFP 开始升高，7~8 个月时达到高峰，一般在 400 μg/L 以下，分娩后 3 周恢复正常。孕妇血清中 AFP 异常升高，应考虑有胎儿神经管缺损畸形的可能性。

2. 癌胚抗原检测

CEA 最初发现于结肠癌及胎儿肠组织中，是一种富含多糖的蛋白复合物，早期胎儿胃肠管及某些组织细胞均有合成 CEA 的能力，妊娠 6 个月以后，CEA 含量逐渐减少，出生后血中含量极低，成人血清中含量 <5 μg/L。在不少恶性肿瘤患者血清中可发现 CEA 含量有异常升高，其被认为是结肠癌的标志物（60%~90% 的患者升高）。目前发现，CEA 升高也见于其他肿瘤，如胰腺癌（80%）、胃癌（60%）、肺癌（75%）和乳腺癌（60%），所以 CEA 不能作为检出恶性肿瘤的特异手段，但对某些癌症的鉴别诊断，特别是消化道肿瘤患者的预后判断、疗效评价、病情监测具有重要的临床意义。

1）测定方法

与甲种胎儿球蛋白检测相同，尤以荧光偏振法稳定、可靠。

2）参考值

ELISA、RIA 值为 <15 μg/L。

3）临床意义

（1）血清 CEA 升高主要见于结直肠癌、胰腺癌、胃癌、肝癌、肺癌、乳腺癌等，其他恶性肿瘤也会导致血清 CEA 有不同程度的阳性率。

（2）CEA 连续随访检测，可用于恶性肿瘤手术后的疗效观察及预后判断，也可用于对化疗患者的疗效观察。一般情况下，病情好转时血清 CEA 浓度下降，病情恶化时升高。

（3）肠道憩室炎、直肠息肉、结肠炎、肝硬化、肝炎和肺部疾病也会导致血清 CEA 有不同程度的升高，但阳性的百分率较低。

（4）98% 的非吸烟健康人血清 CEA <5 μg/L。吸烟者中约有 3.9% 的人 CEA >5 μg/L。

3. 癌抗原 15-3 测定

癌抗原 15-3（CA15-3）是一种乳腺癌相关抗原，属糖蛋白，用一对单克隆抗体进行双抗体夹心法来识别，对乳腺癌的诊断和术后随访监测有一定的价值。

1）参考值

化学发光免疫分析（CLIA）、RIA、ELISA 血清 <25 000 U/L。

2）临床意义

（1）乳腺癌患者常有 CA15-3 升高，但在乳腺癌的初期敏感性较低，约为 60%，转移性乳腺癌阳性率可达 80%。在欧洲国家，CA15-3 测定作为原发性乳腺癌的辅助诊断指标，也是手术后随访、监测肿瘤复发、转移的指标。

（2）其他恶性肿瘤，如肺癌、肾癌、结肠癌、胰腺癌、卵巢癌、宫颈癌、原发性肝癌等，也有不同程度的阳性率。

（3）肝脏、胃肠道、肺、乳腺、卵巢等部位的非恶性肿瘤疾病，阳性率一般低于 10%。

（4）CA15-3 对蛋白酶和神经酰胺酶很敏感，因此，血清标本应避免微生物的污染，以免影响测定结果。

4. 癌抗原 125 测定

癌抗原 125（CA125）是很重要的卵巢癌相关抗原，是一种大分子多聚糖蛋白。其存在于上皮性卵巢癌组织和患者的血清中，主要用于辅助诊断恶性浆液性卵巢癌、上皮性卵巢癌，同时也是卵巢癌手术和化疗后疗效观察的指标，有较大的临床价值。

1）参考值

血清 <35 000 U/L（CLIA、RIA、ELISA）。

2）临床意义

（1）卵巢癌患者血清 CA125 水平明显升高，阳性率为 61.4%，阳性者中间 >10 万 U/L 者占 71%。手术和化疗有效者 CA125 水平很快下降，若有复发，CA125 升高可先于临床症状出现之前。因此 CA125 是观察疗效、判断有无复发的良好指标。

（2）其他非卵巢恶性肿瘤也有一定的阳性率，如乳腺癌 40%，胰腺癌 50%，胃癌 47%，肺癌 41.4%，结肠直肠癌 34.2%，其他妇科肿瘤 43%。

（3）非恶性肿瘤，如子宫内膜异位症、盆腔炎、卵巢囊肿、胰腺炎、肝炎、肝硬化等疾病患者的血清 CA125 也有不同程度升高，但阳性率较低，诊断时应注意鉴别。

（4）在许多良性和恶性胸腹水中发现有 CA125 升高。羊水中也能检出较高浓度的 CA125。

（5）早期妊娠的头 3 个月内，孕妇体内也有 CA125 升高的可能。

5. 糖链抗原 19-9 测定

糖链抗原 19-9（CA19-9）是一种与胰腺癌、胆囊癌、结肠癌和胃癌相关的肿瘤标志物，又称胃肠癌相关抗原（GICA）。胚胎期间，胎儿的胰腺、胆囊、肝、肠等组织也存在这种抗原，但正常人体组织中含量甚微。目前认为检测血清 CA19-9 可作为胰腺癌、胆囊癌等恶性肿瘤的辅助诊断指标，对监测病情变化有很大价值。

1）参考值

血清 <37 000 U/L（CLIA、RIA、ELISA）。

2）临床意义

在正常成人的胰、胆管等处有少量存在。当患胰腺癌、胃肠癌时，血中 CA19-9

可明显升高，故称为消化道相关抗原。胰腺癌阳性率为 85% ~95%，胆囊癌、胆管癌的阳性率为 85% 左右，但也在其他如胃癌、结肠癌、直肠癌中升高，尽管如此，目前认为 CA19 - 9 可作为胰腺癌等主要的辅助诊断指标。

6. 糖链抗原 72 - 4 测定

糖链抗原 72 - 4（CA72 - 4）是一种被两种单克隆抗体（CC49 和 B72.3）所定义的肿瘤相关糖蛋白（TAG - 72），第一种单克隆抗体 CC49 是抗高纯度的 TAG72，第二种单克隆抗体 B72.3 是抗人转移乳腺癌细胞膜的。CA72 - 4 是胃肠道肿瘤和卵巢癌的标志物。

1）参考值

血清 <4 000 U/L（CLIA、RIA、ELISA）。

2）临床意义

（1）CA72 - 4 对胃癌的检测特异性明显优于 CA19 - 9 和 CEA。卵巢癌时 CA72 - 4 含量也明显增加，且有助于监测病情。因此，为了提高卵巢癌的检出率，应考虑 CA72 - 4 和 CA125 组合应用。

（2）结肠癌、胰腺癌和非小细胞性肺癌时，CA72 - 4 含量也可见增高。

7. 鳞癌抗原测定

鳞癌抗原（SCC）是一种糖蛋白，它是从宫颈鳞癌组织中分离出来的，属于肿瘤相关抗原 TA - 4 的亚段，存在于鳞癌的胞质内，是一种较好的鳞癌肿瘤标志物。

1）参考值

血清 <1.5 μg/L（RIA、ELISA）。

2）临床意义

（1）SCC 是最早用于诊断鳞癌的肿瘤标志物，宫颈癌、肺癌、头颈部癌时，血清中 SCC 升高，其浓度随病情的加重而增高。宫颈癌的阳性率较高，为 45% ~83%，头颈部癌阳性率为 34% ~78%；肺鳞癌阳性率为 39% ~78%；食管癌为 30% ~39%。临床上还用于监测这些肿瘤治疗的疗效、复发和转移。

（2）患肝炎、肝硬化、肺炎、肾功能衰竭、结核病等疾病时，SCC 也有一定程度的升高。

（3）血液标本应避免汗液、唾液和其他体液的污染，否则会引起测定值的假性升高，导致错误的结论。

8. 组织多肽抗原测定

组织多肽抗原（TPA）是一种非特异性肿瘤标志物。目前认为 TPA 属于细胞骨架蛋白类，与细胞内的中间丝状体、细胞分裂素具同源性。在体外实验中，抗 TPA 抗体可与细胞分裂素 8，18 和 19 起抗原抗体反应。体外培养时有丝分裂期间的增殖细胞 TPA 分泌活跃，因此，血液内 TPA 水平与细胞分裂增殖程度密切相关，恶性肿瘤细胞分裂，增殖活跃，所以，血清中 TPA 水平增高。临床上常用于辅助诊断迅速增殖的恶性肿瘤，特别是已知肿瘤的疗效监测。

1）参考值

血清 <80 U/L（RIA、ELISA）。

2）临床意义

（1）许多肿瘤都可见到血清 TPA 升高，但主要见于膀胱癌、前列腺癌、乳腺癌、卵巢癌和消化道恶性肿瘤。特别是对膀胱转移细胞癌的诊断敏感性高。TPA 在循环血液中的半衰期为 7 天，肿瘤切除后 3~4 周降至正常水平。由于 TPA 的水平与肿瘤细胞的增殖分化相关，如果 TPA 水平降至正常，说明肿瘤治疗有效，故 TPA 是监测肿瘤是否复发的良好指标。

（2）急性肝炎、胰腺炎、肺炎和胃肠道疾患也可见到血清中 TPA 升高。

（3）妊娠的最后 3 个月可见 TPA 升高。

9. 前列腺特异性抗原测定

前列腺特异性抗原（PSA）是一种由前列腺上皮细胞分泌的蛋白酶，正常人血清内含量极微。前列腺癌患者，正常腺管结构遭到破坏，可见血清中 PSA 含量升高。目前，临床上已广泛用于前列腺癌的辅助诊断，但前列腺肥大、前列腺息肉、前列腺炎时 PSA 也可轻度升高。若以 PSA > 4 μg/L 作为前列腺癌诊断标准时，其灵敏度为 71%，而特异性仅为 49%，限制了血清 PSA 作为肿瘤标志物的作用。近年研究发现血清总 PSA（T – PSA）中有 80% 的 PSA 以各种结合形式存在，称为复合 PSA（C – PSA）；20% 的 PSA 以未结合的形式存在，称为游离 PSA（F – PSA）。若 T – PSA 和 F – PSA 升高，而 F – PSA/T – PSA 降低，则可考虑诊断为前列腺癌，提高了诊断的特异性和准确性。

1）参考值

≤4.0 μg/L（RIA、CLIAPSA）。

2）临床意义

目前，临床上已将其用于前列腺癌的辅助诊断，也可作为监测前列腺癌病情变化和疗效判断的指标。

（1）前列腺癌患者可见血清 PSA 升高。血清 PSA > 4.0 μg/L 判断为阳性，其阳性率在 50%~80%，PSA 的血清浓度和阳性率随病程的进展而增高。前列腺癌手术后，PSA 浓度可逐渐降至正常，若手术后 PSA 浓度不降或下降后再次升高，应考虑肿瘤转移或复发，因此，PSA 测定可作为监测前列腺癌病情变化和疗效的重要指标。

（2）前列腺肥大、前列腺炎和泌尿生殖系统的疾病，也可见血清 PSA 水平升高，必须结合其他检查进行鉴别。

（3）约有 5% 的前列腺癌患者，前列腺酸性磷酸酶（PAP）升高，但 PSA 在正常水平，因此两者同时测定，可提高前列腺癌的阳性检出率。

10. 前列腺酸性磷酸酶测定

前列腺酸性磷酸酶糖在酸性环境中活性最强。PAP 是前列腺分泌的一种酶，能水解有机磷酸酶。PAP 和 PSA 一样是诊断前列腺癌、监测前列腺癌疗效及前列腺癌术后是否复发转移的辅助指标。以前常用生化方法测定 PAP，但灵敏度低，现在可用 RIA、ELISA 进行测定。

1）参考值

血清 <4 U/L（RIA、ELISA）。

2）临床意义

（1）前列腺癌时可见血清 PAP 浓度升高，特别是在前列腺癌第 Ⅲ、第 Ⅳ 期时。PAP 测定诊断前列腺癌的特异度比 PSA 高，可达 96%，但灵敏度较 PSA 低，约为 57%。因此，为提高前列腺癌诊断的阳性率，两者可联合检测。

（2）前列腺肥大、前列腺炎和泌尿生殖系统疾病，也可见到 PAP 升高。

（3）某些肾脏和前列腺检查可导致血清 PAP 升高，在判断测定结果时要予以考虑。

11. 神经元特异性烯醇化酶测定

神经元特异性烯醇化酶（NSE）是烯醇化酶的一种同工酶，目前认为它是小细胞肺癌和神经母细胞瘤的肿瘤标志物。烯醇化酶同工酶根据 α、β、γ 3 个亚基的不同，可分为 $\alpha\alpha$、$\beta\beta$、$\gamma\gamma$、$\alpha\beta$ 和 $\alpha\gamma$ 5 种二聚体同工酶。α 亚基主要存在于肝、肾等组织；β 亚基主要存在于骨骼肌和心肌；γ 亚基主要存在于神经组织。$\gamma\gamma$ 亚基组成的同工酶属神经元和神经内分泌细胞特有，故命名为 NSE，此酶在正常人脑组织中含量最高，起源于神经内分泌细胞的肿瘤组织也有异常表达。研究发现小细胞肺癌也是一种能分泌 NSE 的神经内分泌性质肿瘤。NSE 是一种酸性蛋白酶，参与糖酵解，主要作用是催化 2 - 磷酸甘油，将其变成烯醇式磷酸丙酮酸。癌肿组织糖酵解作用加强，细胞增殖周期加快，细胞内的 NSE 释放进入血液增多，导致此酶在血清内含量增高。

1）参考值

血清 <15 μg/L（ELISA）。

2）临床意义

NSE 是神经母细胞瘤和小细胞肺癌的特异性诊断标志物。对神经内分泌系统肿瘤、黑色素瘤、甲状腺髓样癌等也有重要的诊断价值。神经母细胞瘤是见于 14 岁以下儿童的肿瘤，一般发病率在 8% ~10%。神经母细胞瘤的患者不仅血清中 NSE 增高，而且患者尿液中也可检测到增高的 NSE，治疗后 NSE 的水平可降至正常。血清 NSE 的浓度变化对于疗效监测有重要的参考意义。

在小细胞肺癌的诊断治疗中，NSE 是公认的高特异性、高敏感性的标志物。小细胞肺癌是一种高恶性的神经内分泌肿瘤，发病率占原发性肺癌的 25% ~30%。其表现神经内分泌细胞的特性，NSE 呈高表达。大多数的患者血清 NSE 水平明显增高，血清 NSE 的水平与小细胞肺癌的临床进程相关，但与转移的部位无关。NSE 用于小细胞与非小细胞肺癌的鉴别诊断，也可用于肺部良性疾病与小细胞肺癌的鉴别。文献报道 91.8% 左右的小细胞肺癌患者 NSE 呈阳性，非小细胞肺癌患者仅有 12.4% 呈阳性。肺部良性疾病患者有 3.3% 呈阳性。

NSE 作为临床治疗的监测具有很高的价值。可以预示肿瘤复发，复发患者中有 86% 的人血清中的 NSE 浓度升高早于临床症状出现前 4 ~12 周。CEA + NSE 联合检测可提高诊断的灵敏性，用于监测治疗后追踪复发的患者更佳。

12. 肿瘤标志物的合理应用

肿瘤标志物随着实验室检测技术的发展，方法学的不断进步，其在临床得到较广泛的应用。能否有效合理地应用肿瘤标志物，越来越受到人们的关注。在当今的肿瘤标志物里没有绝对特异的指标。因此，首先应该清楚地认识到肿瘤标志物是临床诊治恶性肿瘤的辅助手段之一。

1）用于肿瘤的早期诊断

多年来的研究显示，降低肿瘤死亡率的关键在于对恶性肿瘤的早期发现、早期诊断、早期治疗。美国的研究资料显示：在过去的 30 年间，肿瘤患者的 5 年生存率从 50% 提高到 63%，提高的 13% 全是早期发现的结果。当今世界上发达国家已将 PSA 作为每年 50 岁以上的男性前列腺癌的早期普查项目；AFP 作为肝癌高危人群的普查项目；CA125 作为 40 岁以上女性卵巢癌的普查项目；HPV 的检测已成为早期宫颈癌的筛查项目。如果能在癌变早期准确预报，肿瘤的防治就会有新的突破。

原发性肝癌是我国常见的恶性肿瘤之一，年死亡率为 20.37/10 万，江苏启东等高发区肝癌死亡率为 40/10 万。肝癌在恶性肿瘤死亡顺位中占第 2 位。肝炎和肝硬化人群是我国原发性肝癌的高危人群，对这部分高危人群进行监测可以早期诊断，因此建立有效的肝癌预警机制尤其重要。AFP 是当前在高危人群中进行检测肝细胞癌的最有价值标志物，其在影像学发现肿块之前就升高。发达国家 30% ~ 40% 的肝癌患者被早期诊断，得到有效治疗，这是应用检测血清 AFP 和超声对肝硬化患者筛查的结果。

宫颈癌是妇女最常见的恶性肿瘤，也是妇科恶性肿瘤之首。宫颈癌的病死率仅次于胃癌。自 20 世纪 50 年代开展宫颈癌普查以来到 90 年代初，我国宫颈癌发病率和死亡率均显著下降，已从妇女癌症死亡原因中第二位降到第六位。

宫颈癌的发生发展与 HPV 有关，HPV 感染是宫颈癌发生的主要原因。目前实验室里用检查高危型 HPV 的方法筛查宫颈癌，HPV 作为宫颈癌的肿瘤标志物，高危型 HPV 检测显示 99.7% 的宫颈癌中都能发现高危型 HPV 感染。高危型 HPV 感染是预测宫颈病变恶化的可靠指标，只有持续 HPV 感染才会引致 CINⅢ，40% 的妇女持续感染 HPV，并且合并宫颈低度病变妇女会发展成 CINⅢ 或癌。高危型 HPV 持续感染，使患宫颈癌的风险增加 250 倍。因此 HPV 检测辅助细胞学检查，有利于早期发现宫颈癌前病变，使患者得到早期治疗，降低死亡率。

2）分析恶性肿瘤临床阶段、评估治疗方案

恶性肿瘤患者在治疗前血清肿瘤标志物水平升高，治疗后逐渐下降，意味着治疗有效。

血清 CA19 - 9 的检测对判断胰腺癌手术切除疗效有指导价值，血清 CA19 - 9 < 1 000 U/ml 的胰腺癌患者有 55% 的概率可手术切除，而 CA19 - 9 > 1 000 U/ml 者大多数手术切除效果不佳。

治疗后 CA19 - 9 下降的患者生存期长。术后随诊血清 CA19 - 9 再次持续升高时，预示肿瘤的复发。

AFP 对肝癌治疗监测显示：术后 AFP 持续升高，意味着肿瘤有残余或严重肝脏损坏。肝癌患者有效的联合化疗后，AFP 可明显下降或正常，如果 AFP 持续升高并在 6.5 ~112 天翻倍的患者，显示疾病在发展。

前列腺癌是最常见的内脏器官恶性肿瘤。PSA 是临床上应用最重要的肿瘤标志物，检测血清 PSA 是监测治疗反应的有效手段。血清中 PSA 浓度的变化，有助于确定肿瘤是被控制还是发生了进展。

3）追踪肿瘤的复发，监测亚临床肿瘤的转移

肿瘤标志物对恶性肿瘤早期筛查、诊断、治疗评价外，更重要的作用是对肿瘤复发的监测。实验室检测已经成为临床医生诊治肿瘤中不可缺少的手段。尤其是对于肿瘤治疗后的随访，更是不可缺少的手段之一。目前治疗后肿瘤随访的方式是进行各种不同的影像学检查和检测循环血中的肿瘤标志物。许多肿瘤标志物的再次高表达，都往往出现在临床症状及影像学检查之前。如前列腺癌根治术后，应用 PSA 随访；胃肠系统恶性肿瘤治疗后，应用 CEA 随访；膀胱癌术后可应用尿脱落细胞和检测尿核基质蛋白进行随访等。

13. 肿瘤基因检测

能参与或直接导致正常细胞发生恶性变的任何基因序列均称为癌基因。存在正常细胞内，发生恶变后转变为癌基因的基因序列称为原癌基因。原癌基因或细胞癌基因本质是一类控制细胞生长分化的基因组。可抑制细胞生长并能潜在抑制癌变作用的基因群称为抑癌基因，抑癌基因必须具备以下条件：在该癌的相应正常组织中必须有正常的表达；在该种恶性细胞中，该基因理应有所改变，如点突变、DNA 片段或全基因的缺失或表达缺陷；导入该基因缺陷的恶性肿瘤细胞可部分或全部抑制其恶性表型。

1）$p53$ 基因检测

导致细胞转化或肿瘤形成的 $p53$ 基因突变产物，是一种肿瘤促进因子，它可以消除正常 $p53$ 的功能；而野生型 $p53$ 是一种抑癌基因，它的失活对肿瘤形成起重要作用。

$p53$ 基因突变主要是点突变，另有少量插入或缺失突变。点突变约 83% 为能引起蛋白改变的错义突变，其余为引起蛋白质合成过早终止的无意义突变以及不影响蛋白质合成的同义突变。迄今已发现许多恶性肿瘤中存在 $p53$ 基因的突变，如肺癌、乳腺癌、肝癌、胃癌、卵巢癌、鼻咽癌、脑瘤、肉瘤、白血病和淋巴瘤等，而且存在突变位点。应用 PCR - SSCP 技术在乳腺癌中检测到的 $p53$ 突变率达到 46%。

2）视网膜母细胞瘤基因检测

视网膜母细胞瘤（Rb）基因的抗癌性有两层含义：一是在正常细胞中 Rb 基因具有抑制细胞生长的作用；二是在肿瘤细胞内 Rb 基因具有抑制其生长及致瘤性作用。正常人体组织 Rb 基因的结构及表达均正常，而相应的肿瘤组织中的基因常常缺失突变，缺乏正常的 Rb 蛋白。Rh 基因可以完全抑制 Rb 的致瘤性，表明基因功能失活是 Rb 发生的主要机制；而 Rb 基因只能部分抑制前列腺癌、膀胱癌及乳腺癌细胞的致瘤性，说明 Rb 基因失活在这些肿瘤的发生、发展中起着一定作用。

3）结肠多发性腺瘤样息肉病基因检测

结肠多发性腺瘤样息肉病基因的突变在遗传性结直肠癌的形成中起着关键的作用。

4）$nm23$ 基因检测

$nm23$ 基因是一种与恶性肿瘤转移有关的基因，人基因组中有 2 个 $nm23$ 基因，即 $nm23 - H_1$ 和 $nm23 - H_2$，分别编码核苷二磷酸激酶（NDPK）的 A、B 两种亚基，这两种亚基随机地组合成等电点不同的系列同工酶，广泛存在于机体内。NDPK 提供的鸟苷三磷酸（GTP）可直接影响微管、细胞骨架蛋白的生物活性，通过参与调节细胞内微管系统的状态而抑制癌的转移。

5）家族性结肠息肉易感基因检测

家族性结肠息肉易感基因，不仅与结肠癌有关，而且与小细胞肺癌、非小细胞肺癌等肿瘤有关。

6）直结肠癌缺失基因检测

直结肠癌缺失基因定位于 18 号染色体，其序列同神经细胞性分子有同源性。其与细胞与细胞之间、细胞与基质之间相互作用有关。其基因产物有未知功能的转膜簇和胞质内簇，更像一个信号传导受体。现研究表明它与结肠癌等肿瘤有关。

7）多发性神经纤维瘤易感基因检测

多发性神经纤维瘤易感基因（NF1）可能表现为对 rasp21 蛋白的负调节和阻断 ras 介导的有丝分裂信号，NF1 的功能为抗增殖蛋白。

8）肾母细胞瘤易感基因检测

Wilms 瘤易感基因（WT1）表达有组织特异性，在胚胎肾上皮、胎儿睾丸和卵巢、一些造血细胞中有表达，但在成人肾中不表达，在纯合性丢失的 11p13 的 Wilms 瘤无 WT1mRNA 表达，但在绝大多数 Wilms 瘤中有高表达。

（车敏）

第三节　肿瘤病理学检查

一、肿瘤病理学检查的意义

肿瘤的病理学检查是肿瘤确定诊断的必要手段，具有重要意义。

1）病理学检查能确定瘤样增生或真性肿瘤、肿瘤的性质（如良性肿瘤、交界性肿瘤、恶性肿瘤）、肿瘤的类型、肿瘤的组织起源和恶性级别，提供临床制订治疗方案的依据。

2）了解肿瘤浸润情况、切除缘有无肿瘤组织残留、肿瘤旁周围组织有无异形增生或原位癌及其他有关病变，决定手术范围。

3）了解肿瘤播散转移情况、周围组织及远处淋巴结转移情况，对临床分期和估计预后有重要参考价值。

4）对肿瘤标本进一步检查和科研提供线索，因为检查后已明确病理诊断，在组织尚存活力时可决定是否需要进一步做组织培养、病毒分离、免疫细胞化学、电镜或免疫电镜检查等。

二、肿瘤病理学检查的材料

（一）穿刺活体组织检查

利用附有倒刺的特制穿刺针可取得肿瘤病理标本。该检查方法简便，创伤较小，易被患者接受。但标本较小，不易达到正规病理诊断要求，有时因穿刺不到病变组织而失败。

（二）活体组织检查标本

活体组织检查标本包括活体组织检查（简称活检）手术取得的标本及各种内镜活体钳取的标本，如食管、胃、肠、喉、咽、气管、膀胱等的标本。

（三）切除的标本

切除的标本包括切缘组织、淋巴结、部分或整个切除的肿瘤。

（四）尸体剖检标本

尸体剖检取得的标本。

三、肿瘤的脱落细胞学检查

脱落细胞学是采集人体各部位，特别是管腔器官表面的脱落细胞，经染色后用显微镜观察这些细胞的形态，并做出诊断的一门临床检验学科，又名诊断细胞学或临床细胞学。这门学科是在组织病理学基础上发展起来的一门新兴学科，故又称脱落细胞病理学。脱落细胞学有其特有的细胞形态学规律，与病理组织学改变的关系十分密切，因此只有两者结合才能对脱落细胞形态做出正确的诊断。

四、肿瘤的活体组织检查

（一）标本取送要求

活检是为了诊断目的而进行的病理学检查。明确的病理诊断，不仅有助于正确的临床治疗，亦有助于判断疾病的预后。因此，在采集标本、送检、检验和报告的整个过程中，必须认真研究，严肃工作，杜绝错误。取送活检标本的要求和注意点如下：

1）注意患者的安全，避免因采集标本而造成出血、感染或器官功能损害。

2）恰当选择和采集标本。从病变部位取材时，要求取下最少的组织，以看到最多的病变，取材时应附有一些毗连的正常组织。但有时也需要切取大块或整个病理组织，以便明确诊断。

3）手术切除的组织标本或脏器应全部送检，不要随意割开，破坏标本的完整性。切除的小块标本切勿用有齿钳夹取或挤压，以免发生人为的变形，有碍诊断。电烙组织的坏死组织，不宜送检。

4）送检标本于手术切下后，在可能条件下将新鲜标本立即送检最为理想，否则应立即投入固定液中固定（在手术室中应备有标本瓶和固定液），以免发生干涸、自溶和腐败等离体变化。适合于绝大多数染色法的常用固定液是10%甲醛，95%乙醇也可作为固定液。为特殊目的，要用特殊固定液，可事先与病理科联系。固定液的量应为标本体积的4~5倍。标本瓶口宜大，便于标本固定后取出。瓶上应贴标签，写清患者姓名、性别、住院号及标本名称等，随同逐项详细填写清楚的病理标本送检单一并送检。不同部位采集的组织应分别装瓶，注明部位。如为传染性标本，应注意勿污染容器外面。不同患者的标本，不得放在同一容器内。

5）对活检已明确诊断者，做进一步治疗后，仍须将切除的大标本完整送检，以便验证活检诊断的正确性及进一步明确病变的范围和程度。

6）外地或远途送检标本时，应将容器密封，并妥善包装，以免中途破损。

7）若需在手术时做活体组织紧急诊断（用冰冻切片或快速蜡切片），应于前一日通知病理科，以便做好准备。手术过程中临时需要者，先用电话通知。

8）需送电镜检查者，应将新鲜组织用刀切成1 mm的小块，浸入电镜固定液中，组织切忌挤压、变质或坏死。

9）需送荧光免疫检查时，切除小块组织后快速（不超过30分钟）、冷冻送检。

10）各种体液、穿刺液细胞学检查标本应于获取后立即送检。因故不能及时送检时，可经离心沉淀，取沉渣均匀涂片2张，晾干后放入95%乙醇中固定，然后连同固定液或涂片表面涂以甘油后送检。其他如穿刺液涂片、印片、刮取细胞和刷取细胞涂片等，亦应如上固定后送检。

（二）标本收检及处理

1. 标本的收检

收检标本时必须仔细核对，如送检的标本和送检单上所写姓名等内容是否相符，标本是否固定，固定液的量和种类是否合适，送检单填写是否完善。经审核合格后方可签收。如发现有错误、疑问或不符合要求时，应立即查询清楚或做适当处理。如标本已干涸、腐败，应拒绝接收。

接收标本后，应逐渐进行编号、登记。各类标本可统一编号或分类编号，可按年度逐年分编，也可流水编写。登记的项目为病理检验号，标本收到日期，患者姓名、性别与年龄、病案号，标本来源及经治医生的姓名，临床诊断，病理诊断，报告日期及备注。总之，编号登记应以便于查找为原则。

2. 标本的处理和固定

在收取脏器或大件标本后，立即做大体检查及适当处理，以使标本保持良好的形状和充分的固定。

送检标本如系空腔脏器（如食管、胃、肠、子宫等），应予以剖开。食管沿纵轴、胃沿胃大弯、沿肠系膜根部纵轴剪开，子宫于前壁做"Y"形切开，下达宫颈管口，上分别达二侧子宫角。剖开后黏膜面向上平铺于木板上，以大头针固定，然后将标本面朝下浸于固定液中。体积较大的实体标本在摄影或测量观察后，做平行剖面，平铺于瓶底，其下面垫以脱脂棉固定。肺脏在固定液中常常上浮，故表面需覆以纱布或脱脂棉，必要时可自支气管灌注固定液。脾需循脾长轴切开成数片，每片厚 1.5~2 cm，然后平放于甲醛缸中，缸底及互相接触处均衬以脱脂棉。通常在标本充分固定 12~24 小时进行大体检查、取材。特殊固定的标本，应根据各种固定液的性能做适当处理。

（车敏）

第四节　肿瘤影像学检查

一、肿瘤的 X 线检查

（一）胸部肿瘤的 X 线检查

1. 肺肿瘤

1）肺错构瘤

肺错构瘤的 X 线平片多显示为肺外围部分的肿块，可轻度分叶，边缘清晰，直径 2~4 cm；25%~30% 的肿块内有小点状或斑片状钙化。部分肿块中心钙化形如爆米花样，具有一定特征性。可多发，但少见。

2）支气管腺瘤

中心型支气管腺瘤，显示为边缘清晰的肺门区肿块，或显示为气道阻塞的间接 X 线征象；周围型支气管腺瘤，显示为直径 2~3 cm、密度均、轮廓清的球形肿块；支气管造影或体层摄影示充盈缺损或腔内肿块，于支气管阻塞端呈杯口状凹陷，轮廓光滑锐利。近侧支气管稍宽，腔外肿块可压迫邻近支气管使其移位。

3）肺癌

（1）中央型肺癌（起源于主支气管和肺叶支气管）。X 线平片表现为：①早期局限于黏膜内，可无异常表现。②癌肿渐大，突向支气管腔内，产生狭窄以至阻塞。出现如下情况：a. 阻塞性肺气肿：为较早期的间接征象。b. 阻塞性肺炎：特点为局限于一肺叶或肺段内，治疗后好转，同部位反复出现。c. 阻塞性肺不张：开始为部分不张，进而全部不张，肺叶段体积明显缩小，邻近可有代偿性肺气肿。d. 黏液嵌塞征：支气管黏液积聚，引起局部支气管扩张和密度增加，表现为粗大树枝状阴影，尖端指向肺门，远端可出现不张或炎症改变。e. 肿瘤向外生长：肿瘤向外生长则见肺门区肿块。晚期肺不张与肿块同时存在，产生典型的横"S"征。

体层摄影表现：①支气管腔内轻度突起，或息肉状、菜花状软组织块影。②支气管壁不规则增厚，管腔呈环状或不规则狭窄或阻塞，尖端偏向一侧。③支气管突然截断，断端平直或呈杯口状。支气管造影表现为支气管腔内不规则充盈缺损，管腔不同程度狭窄、阻塞。

（2）周围型肺癌（源于肺段或更小的支气管）。早期 X 线平片表现呈边界不清的结节或模糊状阴影，内部密度不均，有时有残留的充气部位，称空泡征。肿瘤增大，密度增加并较均匀，边缘清晰并可有毛刺样改变。也可有因纤维组织增生收缩引起邻近胸膜向着肿瘤凹陷，称胸膜凹陷征。肿瘤中心坏死形成偏心性内壁不规则空洞。位于肺最上段的肺上沟癌，易引起邻近肋骨及椎体骨破坏，累及交感神经链，引起霍纳综合征。

4）肺转移癌

（1）血行转移：表现为多发或单发肺内球形病变，或粟粒状病变，轮廓清、光整，密度均匀，大小不一。

（2）淋巴转移：肺纹理增粗，边缘不光整。同时沿肺纹理分布有小结节影。可有间隔或胸腔积液征象。

（3）淋巴转移同时有血行转移：除了淋巴转移征象外，两肺内可见较均匀分布的结节影。

2. 胸膜肿瘤

1）胸膜间皮瘤

（1）局限结节型：可发生于胸膜任何部位，但以横膈胸膜面多见，大小不一，数目不定。若肿瘤带蒂，则可自由移动。若肿瘤基底较宽，则呈扁长条状软组织紧靠胸膜并突向肺野。切线位呈大饼状，肿块与胸膜呈钝角，不随呼吸移动。部分可伴胸腔积液。

（2）弥漫型：胸膜面有多个结节状阴影或波浪状胸膜增厚，肋间不窄。可反复发作的大量胸腔积液，抽液高电压摄片或注气后摄片，可显示胸腔上多发结节状或波浪状肿块影。可侵犯肺、肺门淋巴结、胸椎等。

2）胸膜转移瘤

（1）胸腔积液型：较多见，单侧或双侧中、大量胸腔积液，积液增长快、量多。若为肺癌转移，则可见肺部原发灶 X 线征象及胸部其他转移征象。

（2）结节型：较少见，表现为沿胸膜分布的多个圆形、椭圆形或小结节状密度增高影，紧贴胸膜，可有少量胸腔积液。

（二）颅脑肿瘤的 X 线检查

1. 胶质细胞瘤

1）星形细胞瘤

星形细胞瘤 X 线平片表现可见颅内压增高征象。有时有点状、条状或无结构状钙化，无特征性。脑血管造影可见病理循环，范围清，肿瘤血管分支较好，但无特征性。

2）多形性胶质细胞瘤

多形性胶质细胞瘤 X 线平片表现可见颅内压增高征象。有时有点状、条状或无结构状钙化，无特征性。脑血管造影示肿瘤血管丰富。来自颈内动脉或椎动脉分支的供血动脉可稍增大或明显增粗。肿瘤血管形成不良、排列紊乱，并有窦样血管间隙，范围不清，循环速度较快。

2. 垂体肿瘤

1）嗜酸性细胞瘤

嗜酸性细胞瘤 X 线平片表现较为典型。蝶鞍改变或扩大呈类方形，结构多较清楚，鞍背多不消失。肿瘤向上延伸压迫室间孔，引起颅内压增高表现。气脑造影则见交叉池上移、变窄甚至封闭。第三脑室前部和侧脑室前角受压变形。

2）嗜碱性细胞瘤

嗜碱性细胞瘤蝶鞍多无改变；全身骨质疏松。

3）嫌色细胞瘤

嫌色细胞瘤蝶鞍明显扩大与破坏，结构模糊。

4）混合腺瘤

混合腺瘤蝶鞍明显扩大，临床上有肢端肥大症者，可考虑为混合腺瘤。

5）泌乳激素腺瘤

泌乳激素腺瘤多为垂体微小腺癌，蝶鞍平片多无改变。体层片可见蝶鞍局限骨吸收性破坏或出现小凹痕。

（三）胃肠道肿瘤的 X 线检查

1. 食管肿瘤

1）食管良性肿瘤

X 线后前位平片显示肿物引起的纵隔阴影增宽，侧位平片见气管、大血管受压移位。钡剂柱偏斜或呈分叉状、管腔局部扩张。充盈相可见圆形、卵圆形或分叶形的充盈缺损，边缘光整，有"环"征，上下缘呈阶梯状。缺损与正常管壁分界清楚。肿瘤区黏膜皱襞消失。管壁柔软。

2）食管癌

（1）早期：食管黏膜增粗、迂曲或中断，黏膜面上有直径 4 cm 以内的小溃疡、边缘不齐的小充盈缺损，局部食管僵硬，钡剂通过缓慢。

（2）中晚期：局限性管腔不规则狭窄，管腔内充盈缺损，黏膜增粗、中断、破坏，管壁僵硬，蠕动减弱或消失；钡剂通过受阻，阻塞上端食管扩张。

食管癌并发穿孔时：①食管气管瘘，钡餐造影检查时除看到食管外，还可看到气管、支气管影像。②食管纵隔瘘：可见造影剂外溢，在食管病变附近形成团状不规则致密影。

2. 胃癌

1）早期胃癌

（1）隆起型（Ⅰ型）：隆起型肿瘤显示为小充盈缺损，边界清，形状稍不规则。双重造影显示为类圆形致密影。

（2）表浅型（Ⅱ型）：表浅型肿瘤在良好双重对比片和加压照片上，可见肿瘤区黏膜失去正常的均匀影像，胃小区、胃小沟破坏消失，而显示为不均匀的杂乱或颗粒状影，具有一定边界。

（3）凹陷型（Ⅲ型）：凹陷型肿瘤在进行双重造影或加压检查时，可见较浅淡的存钡区，形态不规则。典型者为不规则小龛影。

2）进展期胃癌

进展期胃癌黏膜皱襞破坏、中断或消失，代之以肿瘤表面的杂乱显像；黏膜下肿瘤浸润常使皱襞异常粗大、僵直，或如杵状和结节状，形状固定不变；局部胃壁僵硬，形状不规则的龛影，多呈半月状，外缘平直，内缘不整而有多个夹角，龛影位于胃轮廓之内，周围绕以透明环堤，宽窄不等，轮廓锐利，其中常见结节状或指压迹状充盈缺损，以上常被称为半月综合征；胃腔内具有形状不规则的充盈缺损，肿瘤区蠕动消失，肿瘤可引起胃腔狭窄或梗阻，肿瘤向邻近脏器侵犯时，可使胃发生粘连固定。

3. 结肠癌

结肠癌是消化道常见恶性肿瘤。好发于直肠、乙状结肠，按大体形态分为增生型、浸润型、溃疡型、混合型四类，大多为腺癌。

1）早期

（1）隆起型（Ⅰ型）：隆起型肿瘤显示为小充盈缺损。病变区结肠小区、无名沟消失，或形态不规则，排列紊乱。

（2）表浅型（Ⅱ型）：表浅型肿瘤的双重造影片上，病变区结肠小区、无名沟消失，呈杂乱颗粒影，有一定边界，有时为结肠轮廓的轻微凹陷和僵直。

（3）凹陷型（Ⅲ型）：凹陷型肿瘤在进行双重造影或加压检查时，可见浅淡存钡区，形态不规则。典型者表现为规则小龛影。

2）进展期

（1）增生型：偏于肠管一侧的不规则充盈缺损。病变区肠管僵硬，黏膜破坏或不规则增粗，有时见浅表性溃疡。局部可扪及肿块。

（2）浸润型：局部管壁不规则增厚、僵硬，并出现不规则环形狭窄，黏膜肥厚或增生，与正常组织分界清楚。

（3）溃疡型：肠腔内见较大形状不规则、边缘不整齐龛影，有环堤征、指压征，肠壁僵硬、结肠袋消失、黏膜破坏。病变组织与正常组织分界明显。

（4）混合型：上述各型 X 线征象混合存在。

（四）肝胆肿瘤的 X 线检查

1. 肝脏肿瘤

良性肿瘤包括囊肿、血管瘤、错构瘤，以血管瘤多见。恶性肿瘤主要为原发性肝癌、肝转移瘤等。

原发性肝癌 X 线诊断要点：平片和透视肝影增大。膈肌升高，活动正常或略受限。膈面呈结节状或波浪状，肝下缘向下延伸，边缘不规则。侵犯膈肌胸膜时出现胸腔积液。

胃肠钡餐造影：右叶肝癌可使胃左移，结肠肝曲下后移位，十二指肠降部亦可轻度移位，右肾下移。左叶肝癌可见肿物从上腹突向左侧，使胃左移，结肠脾曲下移，横结肠前移，左肾下移。

肝动脉造影：动脉期血供增加，血管移位，动静脉瘘和血管呈球形包围肿瘤，即

"抱球征"。毛细血管期，肿瘤染色、透亮区、月晕征。静脉期，门静脉移位，肝静脉显影和门静脉阻塞伴有反流。

2. 胆管肿瘤

1）胆囊乳头状瘤

X线检查可见，充盈造影剂的均匀胆囊显示为圆形或椭圆形透亮区。可单发或多发。胆囊功能正常。

2）胆囊癌

胆囊造影多不显影。若胆囊显影，则为位置固定的不规则充盈缺损。

3）胆总管癌

胆总管下段癌经内镜逆行胆管造影（ERCP）可见胆总管不规则充盈缺损或胆总管被肿瘤阻塞，阻塞端表面不规则，有小的隆起，阻塞近端不显影。经皮经肝胆管造影（PTC）示阻塞近端胆管明显扩张，胆总管远端完全阻塞，阻塞端表面不规则。壶腹部癌十二指肠低张造影显示十二指肠降部内缘黏膜被破坏和有不规则压迹，形成倒"3"字征。

（五）胰腺肿瘤的 X 线检查

1. 胃肠钡餐及低张十二指肠造影

（1）十二指肠降部受压移位、呈双边征、黏膜被破坏、有结节状充盈缺损、呈倒"3"字征。

（2）胃窦大弯侧受压移位，后壁受压即呈"垫压征"。

（3）继发性胆总管扩张引起十二指肠相应部位呈弧形或有带状压迹。

2. 经内镜逆行胆管造影

ERCP 显示主胰管及其分支有不同程度的狭窄、断裂、闭塞、扩张、僵硬、移位等。胰泡不规则扩张。有时可见梗阻远端胰野充盈缺损。

3. 经皮经肝胆管造影

PTC 示肝管及胆总管扩张。胆总管胰段不规则狭窄，结节状充盈缺损或中断。

（六）泌尿系统肿瘤的 X 线检查

1. 肾癌

X线平片可见一侧肾影增大，腰大肌影不清，可有不规则钙化。尿路造影出现一个或多个肾盏受压、伸长、破坏，呈"蜘蛛腿"样。肾血管造影可见网状肿瘤血管，原供应肾区血管因受压而围绕在肿瘤的网状血管外周；静脉期提前出现，血管中断，造影剂可在血管内聚集数秒钟；肿瘤区较正常肾脏的密度低，边界不清。

2. 肾盂移行细胞癌

X线平片可出现钙化影，但非特征性表现。尿路造影见肾盂、肾盏内出现不规则充盈缺损。可向肾实质内侵犯，出现肾实质占位效应征象。选择性肾动脉造影发现，肿瘤血管不明显，肿瘤侵犯肾实质，可出现肾内血管变细、移位等。

3. 膀胱肿瘤

小的肿瘤不易发现，应多轴位观察，主要表现为充盈缺损。良性肿瘤边缘多清晰，基底部可有蒂。乳头状瘤有明显分叶或菜花样形态。膀胱癌表现为膀胱变形，充盈缺损，膀胱壁不规则增厚，凹凸不平。肿瘤侵犯输尿管口时可致输尿管和肾盂积水。

二、CT 在肿瘤临床中的应用

（一）颅脑肿瘤的 CT 检查

CT 对确定肿瘤的有无和对其进行定位、定性诊断相当可靠。

1. 胶质细胞瘤

胶质细胞瘤是由外胚叶组织衍化而来的神经间质细胞的肿瘤，是颅内最常见的肿瘤，发生率占全部颅内肿瘤的 40%～50%。

1）星形细胞瘤

星形细胞瘤在胶质细胞瘤中最常见，占 35%～52%，根据柯氏分类，Ⅰ、Ⅱ级星形细胞瘤分化良好，相对恶性低，Ⅲ、Ⅳ级星形细胞瘤分化不良，恶性度高，弥漫浸润生长。Ⅰ、Ⅱ级星形细胞瘤为低密度病灶或略高密度，边缘清，占位征象不明显。Ⅲ、Ⅳ级星形细胞瘤为略高密度或混杂密度，边缘不清，形态不整，周围脑水肿明显，瘤内可有出血、坏死与点状或条索状钙化，占位征象明显。造影增强时，Ⅰ级星形细胞瘤常无强化或仅有轻度强化。Ⅱ、Ⅲ级星形细胞瘤可见环状强化，在环壁上有瘤结节可强化，称为"壁结节"，为特征性表现。Ⅳ级星形细胞瘤呈高密度或混杂密度，占位表现明显，呈环形或不规则强化，束变率高。无强化或轻度强化为良性，强化明显与环状强化多为恶性。

2）多形性胶质细胞瘤

多形性胶质细胞瘤是高变恶性的星形细胞瘤，40 岁以上多见，是大脑半球常见肿瘤，占胶质细胞瘤的 17%～27%。CT 表现要点：在额颞顶叶区可见较大的略高密度肿物，多有束变及出血。增强时有明显的均一强化及环状强化，脑水肿及占位效应明显，侧脑室受压封闭，中线结构向对侧移位，对侧脑室可有代偿性扩大。

2. 垂体瘤

垂体瘤发病率仅次于胶质细胞瘤与脑膜瘤，占颅内肿瘤的 10%，是蝶鞍内最常见的肿瘤，包膜完整，界线清楚。直径小于 1 cm 者称垂体微腺瘤，大于 1 cm 者为垂体大腺瘤。CT 平扫：微腺瘤，垂体内局限性低密度区，垂体上缘变凸，高度 >9 mm，垂体柄移位。蝶鞍扩大，鞍背变薄。穿过鞍隔向上生长者在鞍上池内可见类圆形肿块，略高密度，突入第三脑室前部可导致梗阻性脑积水，第三脑室与双侧脑室扩大，向下生长突入蝶窦内，显软组织块影。增强扫描，呈均一强化或周边强化，边界清楚。

（二）胸部肿瘤的 CT 检查

胸部具有良好的天然对比度，普通 X 线检查一般均能得出比较满意的诊断结果，尤其是肺内的病变。

1. 肺癌

1）中心型肺癌

中心型肺癌CT检查结果主要表现为肺门肿大，支气管壁增厚、狭窄、阻塞和移位。肺门出现肿块表示癌肿已超出支气管范围，或已发生淋巴结转移，肿块可呈毛刺状、分叶状。一旦浸润支气管壁，可见光滑的或不规则狭窄，甚至闭塞。间接征象：可显示为阻塞性肺炎、肺不张、肺气肿。肺门纵隔转移性淋巴结肿大，多在主动脉弓旁、上腔静脉及支气管分叉处。

2）周围型肺癌

周围型肺癌CT主要表现在肺外围有球形或椭圆形的结节状块影。早期2 cm以下者多见，密度可不均匀。4 cm以上者，边缘可先分叶或浅或深的切迹。边缘毛刺；长短不一的刺状结构伸向肺野，与正常肺组织分界不清。密度不均匀；部分患者病灶内出现"小泡"征或含气支气管征。部分病灶内可见小点状或不规则斑片状钙化。肿块坏死其内密度不均匀，或呈壁厚薄不均的空洞，常为偏心性。胸膜凹陷：连接胸膜与肺内病灶的线条状或幕状影。胸腔积液：较大的周围型肺癌累及胸膜致胸腔积液。肺内转移征象：腺癌转移至肺内常见，两肺可见多发、大小不等的结节病灶，以两下肺多见。单发结节时与原发灶难鉴别。

3）弥漫性肺癌

弥漫性肺癌CT表现为两肺多发结节阴影、大小不等，中下肺比上肺多见，与肺内转移癌鉴别困难。

2. 肺转移瘤

CT检查确定肺转移瘤较胸部X线片和体层片敏感。CT检查中，血行转移表现为胸膜下呈2~3 mm或更大球形高密度实性病灶，边缘比较清楚，可单发或多发，两下肺多见。若出现空洞，洞壁常较厚，洞外面比较光滑清楚，结节病灶呈圆形或不规则形。淋巴转移，表现为癌性淋巴管炎及胸腔积液。

（三）腹部肿瘤的CT检查

1. 肝癌

肝癌CT平扫所示绝大多数为低密度，少数为混杂密度，即低密度、等密度与高密度混杂在一起。肝癌与周围正常肝组织密度差别小。大的肿块可因出血、坏死和囊变而致密度多不均匀，中心密度更低，新鲜出血为高密度。肝癌多呈圆形，边缘光滑或不规则，小的肝癌表现为小结节影，边缘较模糊。有假包膜形成时边缘特别清楚。多数有脂肪或肝硬化表现。增强扫描：动脉期有造影剂进入，或出现动静脉分流是特征之一。注射造影剂后病灶缩小，境界从模糊变为清楚，癌块内出现致密结节或分隔，病变更清楚而易诊断。较大病灶内有坏死时密度可不均匀或仅周边强化，其内不强化。有的低密度病灶注入造影剂后变为等密度而影像消失，持续时间短，注射后迅速恢复到低密度。总之肝癌的特征性表现为：可有包膜；肿瘤内分隔；癌栓，见于门静脉及下腔静脉；肝内胆管扩张；同心圆轮廓或钙化。

2. 胰腺癌

胰腺癌 CT 表现如下:

1) 直接征象

局限性肿大或全部肿大,可局部隆突或呈不规则分叶状改变,胰头癌时钩突失去三角形态而变为隆突。肿块多为实质的等密度,肿块坏死液化密度低而不均匀。胰体尾部癌肿块不大时,边缘僵直、形态异常。全胰腺癌,胰腺不规则肿大。多数肿块与胰实质等密度,部分肿块密度不均匀,肿瘤坏死或液化时,中心有不规则并边缘模糊的低密度区。增强扫描大多数肿瘤不强化而呈低密度,与正常强化的胰实质呈明显对比。极个别肿瘤表现为多血管,血供较丰富。

2) 间接征象

(1) 胰周围脂肪层消失。

(2) 血管和局部淋巴结受累;血管外形增粗、边缘模糊,有时可被癌块包埋而消失。主动脉弓旁、下腔静脉旁淋巴结可转移性增大。

(3) 梗阻性胆管扩张:胰头癌压迫胆总管下端引起胆总管、胆囊、总肝管及肝内胆管扩张。大多数出现梗阻性黄疸,极少数胰头癌因肿块向胆总管外生长而不出现梗阻性黄疸。

(4) 胰管扩张:胰管扩张较常见,发生率为 50% ~60%,表现为与胰体长轴平行,位于胰体中部的管状低密度带,直径可达 10 mm。

(5) 继发囊肿:由于胰管阻塞,胰液外溢,少数胰腺可形成继发性假性囊肿。

(6) 脏器转移:脏器转移最常见者为肝脏,表现为单发或多发圆形占位病灶,大小不等,通常为低密度改变。

(四) 肾脏肿瘤的 CT 检查

1. 肾癌 (肾细胞癌)

小于 3 cm 的肾癌,CT 平扫表现为圆形、椭圆形等密度或略低密度区,密度均匀,边界大多数清晰。少数病变可有钙化及出血,致使病灶密度不均匀,大多数肿瘤明显强化,CT 值高于 50 Hu,边界清晰。大于 3 cm 的肾癌,表现为类圆形,不规则或分叶状略低密度区,密度不均,边界不清。肿瘤中坏死、出血、囊变或有钙化。增强扫描,病变可均匀,非均匀或成珠状强化。肿瘤增大可侵犯肾周间隙和肾筋膜,肾周脂肪层模糊,闭塞,肾筋膜增厚。当肾血管、腹主动脉或下腔静脉受侵时,可见血管增大,受压移位和中断。晚期可见腹膜后淋巴结转移性增大及肝、腰椎转移性病灶。

2. 肾盂癌

肾盂癌 CT 表现为单发或多发,CT 值 40 ~70 Hu。早期显示肾盂、肾盏内小圆形低密度肿块,边缘光滑或不规则,肾盂形态可正常。肿瘤增大可不规则,受累肾盂肾盏扩大、变形。肾窦脂肪层消失,肾外形尚可正常。病变区可有坏死、出血、钙化。增强扫描,病变可见轻中度强化,边界清,常伴有肾功能减退,显影延迟。肾盂、肾盏内低密度光滑或分叶状充盈缺损是乳头状肾盂癌的特征性表现。

三、MRI 检查

（一）颅脑肿瘤的 MRI 检查

1. 胶质细胞瘤

1）幕上星形细胞瘤

肿瘤边缘不清，周围有水肿；MRI 上肿瘤信号可均匀，亦可不均匀，造成不均匀的原因主要有肿瘤的坏死、囊变、出血、钙化和肿瘤血管的流空效应等；增强检查，多数良性或偏良性肿瘤无增强，但大多数恶性程度较高肿瘤出现增强；一般良性肿瘤边缘较清楚，呈均匀或混合信号，占位征较轻，瘤周可有水肿，但无出血。恶性者相反，边缘模糊，多坏死、囊变，常伴中、重度水肿，占位明显。若矢状面、冠状面观察胼胝体信号改变和增厚则尤为支持。

2）幕下星形细胞瘤

小脑部肿瘤囊变率较高；边缘相对较清楚；水肿轻；增强检查可区分囊性或实性。

3）室管膜瘤

室管膜瘤在 MRI 的表现可分为实性和囊性部分，位于脑实质内的肿瘤囊变率高，而脑室内的囊变率低，实性肿瘤 T_1WI 为低或等信号，T_2WI 为高信号；实性肿瘤伴周围脑组织水肿，边缘不清；囊性肿瘤多不伴水肿，边缘清楚；增强检查，实性部分增强可分清肿瘤边缘与水肿带，囊性不增强。

4）少枝胶质细胞瘤

肿瘤实质其 T_1WI 为低信号，T_2WI 为高信号；良性肿瘤大片状钙化，T_1WI、T_2WI 均为低信号，边缘较清楚、锐利，周围脑组织无或仅有轻度水肿，占位征象较轻；恶性或偏恶性肿瘤，钙化不明显，周围组织水肿较重，占位明显。

2. 垂体腺瘤

1）垂体大腺瘤

肿瘤位于鞍内向鞍上或鞍旁生长。肿瘤 T_1、T_2 和质子密度加权像上，信号强度与脑灰质相似或略低。与正常垂体组织相比信号较弱，信号可不均匀，与囊变、坏死、出血、钙化有关。形态呈圆形、椭圆形或略不规则形，轮廓清楚，光滑或略有分叶。压迫、侵犯周围组织，视交叉受压上移，可侵入海绵窦。鞍底骨质破坏，MRI 显示不如 CT。

2）垂体微腺瘤

垂体部位常取以冠状、矢状面薄层成像检查：T_1WI 为低信号，伴出血可为高信号，位于垂体一侧，T_2WI 为高或等信号。间接征象为垂体高度增加，垂体上凸或垂体柄移位等。注射二乙三胺五乙酸钆（Gd – DTPA），早期病灶信号低于正常，晚期高于正常，介于两者之间的为等信号。

（二）胸部肿瘤的 MRI 检查

对于胸部肿瘤的检查，MRI 较 CT 的优越性在于不受呼吸运动和心脏大血管搏动的影响而产生伪影。

1. 纵隔肿瘤

胸内甲状腺癌：与颈部甲状腺相连；T_1MI 信号高于肌肉，T_2MI 信号增高明显；边缘不清楚，信号不均，气管移位；可发生淋巴结、骨转移。

胸腺肿瘤：良性肿瘤 T_1WI 信号高于肌肉，T_2WI 信号强度增高；边缘较整齐。恶性肿瘤信号与良性肿瘤相同。肿瘤内可坏死、信号不均匀、肿瘤边缘不清楚，常侵及周围组织。

气管肿瘤：原发肿瘤 T_1WI 与气管壁等信号或稍低信号，T_2WI 信号增高。

食管癌：T_1WI 与肌肉等信号，T_2WI 信号强度增高；如出现狭窄、梗阻，可导致上方食管扩张。

淋巴瘤：一组或多组淋巴结肿大，有时融合成团；T_1WI 信号强度较肌肉稍高，T_2WI 信号增高，肿瘤液化坏死为高信号。

生殖细胞源肿瘤：生殖细胞源肿瘤大部分位于前纵隔，包括表皮样囊肿、皮样囊肿、畸胎瘤、精原细胞瘤、绒毛膜癌、内皮窦瘤，少数为恶性。MRI 特点为畸胎瘤为实质性，含脂肪和骨骼，T_1WI、T_2WI 为混合信号；其他肿瘤 T_1WI 与肌肉等信号或稍高信号，T_2WI 信号强度增高。

神经源性肿瘤：神经源性肿瘤大部分位于后纵隔，多见于脊椎旁沟内，少数为恶性。MRI 特点为 T_1WI 与脊髓组织相同，T_2WI 较之信号增高；可变性、坏死、信号不均匀；肿瘤边缘较清楚。

2. 肺肿瘤

肺癌：T_1WI 肿瘤信号强度高于肌肉，T_2WI 信号增高明显，近似于脂肪，坏死囊变时信号不均；侵及周围组织，如胸膜、胸壁、肋骨、脊柱及大血管等；可有肺门淋巴结转移。

肺转移瘤：肺内多发大小不等结节肿块；T_1WI 类似于肌肉信号，T_2WI 信号强度增高，坏死囊变时信号不均。

（三）腹部肿瘤的 MRI 检查

对于腹部肿瘤，MRI 能够对肝癌、肝血管瘤、肝囊肿的鉴别诊断提供可靠的依据。对于胰腺肿瘤、肾及肾上腺肿瘤的诊断及临床分期都具有较高的价值。

1. 肝癌

肝癌的 MRI 特点为肝内肿瘤 T_1WI 信号强度不均匀，部分低于正常肝组织，T_2WI 信号强度不规则增高，部分超过脂肪。肿瘤有时有包膜存在，此为肝内其他肿瘤不具备的特征；肝癌可肝内转移，侵犯肝静脉或门静脉。

2. 肝转移肿瘤

肝转移肿瘤的 MRI 特点为单发或多发；T_1WI 边缘清楚，为不规则低信号区；T_2WI 信号增高，超过脂肪；T_2WI 坏死区高于肿瘤，为"靶征"；肿瘤周围出现"晕征"，周围血管增多和并发水肿。

3. 胆囊癌

胆囊癌的 MRI 特点为胆囊壁肿块；T_1WI 信号高于胆汁，近于肝组织，T_2WI 信号增高，低于胆汁，但较肝组织明显。

4. 胰腺癌

胰腺癌的 MRI 特点为 T_1WI 为局限或广泛不规则低信号区，T_2WI 明显增高，超过脂肪信号，可有囊变、出血、坏死；肿瘤可压迫、侵犯周围组织；侵犯胰导管使之阻塞、扩张；阻塞胆总管，引起胆总管上段扩张。

四、肿瘤的超声影像学检查

超声医学是声学、医学和电子工程技术相结合的一门新兴学科。研究超声对人体的作用和反作用规律，并加以利用以达到医学上诊断和治疗目的的学科即超声医学。它包括超声诊断学、超声治疗学和生物医学超声工程。超声诊断学是一门边缘学科，它吸取了当今电子学和生物工程学上的最新成就，以解剖学、病理学等形态学为基础，并与临床医学密切结合，发展成为一门比较成熟的医学影像诊断学科。超声诊断主要是研究人体对超声的反作用规律，以了解人体内部情况，在现代医学影像学中与 CT、X 线、核医学、MRI 并驾齐驱且互为补充。它以对人体无损伤、无痛苦、无危害，诊断符合率高，重复性好，操作简便，仪器价格便宜，尤其对人体软组织的探测和心血管的血流动力学观察有其独到之处，深受医学界重视。超声诊断包括了原理、仪器构造、显示方法、操作技术、记录方法及对回声分析、判断。超声检查主要应用光的反射原理，根据超声的反射、折射、衰减及多普勒等物理特性，使用不同类型的超声仪器，将超声发射到体内，在组织中传播。由于其能显示人体软组织形态及活动状态，所以应用于临床诊断疾病的范围相当广泛，目前已成为医学诊断领域内的主要检查方法之一。

（一）颅脑肿瘤的超声检查

1. 占位效应

当大脑半球肿瘤体积较大时引起侧脑室及脑中线受压变形及移位。根据变形及移位情况可粗略估计肿瘤所在部位及大小。颅后窝肿瘤可致第四脑室变形、移位及脑积水。

2. 不同脑肿瘤的声像图特点

1）胶质细胞瘤

胶质细胞瘤一般呈稍高至较高回声光团，边缘模糊不整齐，内部回声不匀，常有大小不等暗区。

2）脑膜瘤

脑膜瘤呈稍高至较高回声光团，边缘较清楚、完整，少数瘤缘呈条状高回声光带，内部回声均匀，偶有增高光斑及弱光点区。

3）转移瘤

转移瘤一般呈较高回声光团，边缘清楚、整齐，内部回声均匀或呈液性暗区。如回声光团内出现管状形象应考虑血管畸形。

4）颅咽管瘤

颅咽管瘤多呈环形液性暗区，有钙化强光斑，位于第三脑室。

5）垂体瘤

垂体瘤呈较高回声光团，边缘清楚，内部回声较均匀，位于蝶鞍内。

6）室管膜瘤

室管膜瘤呈内部欠均匀回声光团，多位于脑室内。

7）听神经瘤

听神经瘤呈圆形高回声光团，位于脑桥小脑角。

目前超声诊断还不能取代神经放射学技术对颅内肿瘤的诊断作用，CT、MRI 在对脑肿瘤的检出率、解剖定位、识别脑肿瘤与周围脑结构的解剖关系、确定脑肿瘤的大小等方面都优于超声，是脑肿瘤首选和确诊的工具，放射线数字减影血管造影术（DSA）对明确脑血管的异常也有确诊作用。但超声作为无创技术，可以多次重复检查，加上超声造影技术在某些方面有比较重要的意义，尤其对颞叶部位，额—颞叶、额叶比较浅部位的肿瘤，超声可协助临床做出有脑肿瘤或排除脑肿瘤的初步诊断，对脑肿瘤血流的检测，因 DSA 不能同时显示脑肿瘤包块，故经颅彩色多普勒（TCCS）加超声造影优于DSA 技术。

（二）眼内肿瘤的超声检查

眼内肿瘤以恶性者居多，尤以视网膜母细胞瘤（又称成视网膜细胞瘤）常见，次为脉络膜黑色素瘤，葡萄膜转移性癌较少见，前者主要发生于婴幼儿。良性肿瘤中，以虹膜囊肿较多，睫状体上皮瘤及脉络膜血管瘤罕见。

1. 视网膜母细胞瘤

（1）在玻璃体内可见一个或多个圆形、半圆形光团，光团边界清而不整齐。

（2）肿块与球壁相连，部分患者伴有视网膜脱离征象。

（3）肿块内部回声光点大小不等、强弱不一、分布不均，如有钙化光斑可伴声影。

（4）彩色多普勒超声：可以显示出视网膜血管血流色彩延伸到肿块内以及肿块内血流的彩色声谱。

超声显像可以明确眼内肿瘤的大小、位置及继发改变，壁、眶内有无浸润，尤其适用于儿童白瞳孔的鉴别。

2. 脉络膜黑色素瘤

（1）在玻璃体内出现半圆形或蘑菇形实质性肿块，边缘光滑。

（2）肿块前部回声光点密集明亮，向后渐减弱，接近于眼球壁出现无回声衰减暗区（挖空现象）。

（3）肿块局部眼球壁凹陷，称脉络膜凹陷。

（4）继发性视网膜脱离。

（5）部分患者球后脂肪垫由于声能衰减而出现声影。

（6）彩色多普勒检查：肿瘤内可测到红色丰富血流，脉冲多普勒呈高速低阻搏动性血流频谱。在鉴别诊断上本病早期要和脉络膜血管瘤、脉络膜骨瘤、脉络膜转移癌进行鉴别。

（三）甲状腺腺瘤的超声检查

（1）瘤体多为圆形或椭圆形，边界清晰。

（2）内部回声均匀。

（3）滤泡状腺体瘤常有囊样变。约 1/3 的患者可见声晕。

（4）彩色多普勒超声：彩色多普勒超声血流显像周围血管受压，可见血流绕行。

（四）甲状腺癌的超声检查

（1）癌肿边界不清，向周围组织浸润，乳头状癌癌肿内有乳头状突起，实质部常有钙化及纤维化。

（2）内部回声均匀致密，有衰减，出现出血坏死时，则可见液性或混合液性区。

（3）彩色多普勒超声：彩色多普勒超声显示癌肿内血流丰富，色彩杂乱。可见彩色血流于癌肿周边绕行。

（五）乳腺癌的超声检查

1）通常乳腺肿块不规则，边缘凹凸不平或有角状突起，有些肿块周边显示出晕带。

2）其内部回声有的显示较强且不均匀的粗大斑点回声，有的硬癌后部回声明显减弱。若癌肿的内部有坏死液化时，可见到液性暗区。

3）各种类型乳腺癌的声像图：乳腺癌的声像图，依肿瘤内细胞成分与纤维组织成分所占比率不同而各异，较具代表性的有以下几种类型。

（1）乳头状导管癌：乳头状导管癌癌肿累及导管范围很广，呈多中心性散在分布。声像图表现为边界不整齐的低回声区，有蟹足样浸润，后壁常呈衰减暗区。

（2）髓样癌：髓样癌体积一般较大，直径可达 6 cm，呈圆球形，界限较清楚，内部为中等回声。因肿瘤细胞数多，易发生坏死，中央区可出现不规则无回声区。一般无后方回声衰减。

（3）硬癌：硬癌细胞少，大多数为纤维组织，集合成索状或片状，肿块质地坚硬，边界凹凸不平，境界不清。后部回声明显衰减、呈暗区为其特点。

（4）炎性乳腺癌：炎性乳腺癌系广泛皮肤及皮下淋巴管的癌性病变，常于产后发生，似慢性炎症。声像图显示乳房的皮肤及皮下组织层增厚，回声增强，乳腺内结构紊乱。腋窝及锁骨下淋巴结易探及肿大。

4）彩色多普勒超声：彩色多普勒超声显示肿块周边及内部血流丰富，瘤内血管走行弯曲，血流速度较快。

（六）肺癌的超声检查

（1）胸壁软组织及胸膜回声光带的后方可探及肿块回声区，形态不规则，边界不规整，内侧缘常显示虫蚀样改变。

（2）肿块内部回声多呈实质性低回声，也可有非均质性改变，并可出现液化、坏死无回声区，以及大小不一、数目不等的薄壁空洞。

（3）肿块后方及周围有含气肺组织则呈强回声，并可随呼吸上下移动。

（4）肿瘤侵及胸膜，肿瘤与胸壁间有少量无回声区，局部胸膜增厚、不平整并向内凹陷，显示模糊不清，肿瘤及胸膜、含气肺随呼吸而上下移动。

（5）肿瘤侵及胸壁，可累及邻近肋骨与胸膜。肋骨骨板回声模糊或中断，有低回声肿块侵入肋骨。肺肿瘤两侧胸膜增厚，不平整，近肿瘤处残缺中断，附近常有少量胸腔积液，呼吸时，肿瘤上下的胸膜及周围后方的含气肺活动受限或固定不动。

（6）常伴有胸腔积液及肺不张表现。

（7）彩色多普勒超声：彩色多普勒超声显示肿块内出现丰富的血流信号，多显示短条状和分支状，呈动脉搏动型频谱，血流速度呈低阻型。

（8）介入性超声：介入性超声为在超声实时引导下经皮穿刺，行肺肿瘤组织学活检，明确病理性质。

（七）原发性肝癌的超声检查

1. 肝脏形态

早期时病变较小，肝脏形态可无明显改变。随着病变的增大，主要表现为肝脏非均匀性增大。于癌肿所在部位可见肝脏局限性增大而使肝脏切面失去正常的近似三角形，切面形态变为不规则形。弥漫型肝癌虽整个肝脏增大，但也呈不均性。当癌肿部位浅表或巨大则可出现肝表面隆突，不平滑，如局部前突、后突、侧突等。

2. 肝脏病变区声像图特点

原发性肝癌在大体上通常分为三型：巨块型，结节型，弥漫型。根据肝癌的特点，超声图像上又分为：

1）低回声型

肝肿块区回声低于周围肝组织。与周围组织分界清晰，后方可见有轻度回声增强。一般多见于小肝癌。

2）等回声型

肝切面内可见病变区回声异常，与正常肝组织回声稍有不同，仔细观察可见隐约分界线。多见于结节型小肝癌。

3）强回声型

病变区组织回声强于正常肝组织回声，病变内部高回声区分布不均匀，界线清晰，有时肿块周围可见环状声晕。

4）弥散型

肝脏分布可见不规则光点，回声强弱不等，边界不清，肝脏切面形态不规则。常见于弥漫型肝癌。

5）混合型

肝内肿块区有高回声内大小不一、形态不规则的低回声或无回声区，常提示有液化，见于巨块型肝癌。

3. 原发性肝癌周围组织的继发声像图表现

当肝脏内发生癌肿时，随着病变进展，常可观察到周围肝组织结构内继发性病变的声像图表现，这对原发性肝癌的诊断和鉴别诊断帮助很大，有时甚至可起决定性作用。这包括肿瘤边缘征象、肿瘤周邻征象及肿瘤转移征象 3 种。

1）肿瘤边缘征象

（1）肝实质受压征：表现为肿块后部边缘回声增强，形成一境界清晰的弧形光带。

（2）边缘血管受压征：肿瘤边缘小血管的管状回声结构可突然中断或可见绕行的血管，均位于肿瘤结节周围。这代表移位的、被延伸的或中断的肝静脉或门静脉的小分支，一般不是肿瘤血管。

（3）无回声晕环征：肿瘤结节周围出现一圈无回声暗带。

（4）表面光轮征：肝癌与正常肝组织之间常可见到一种晕状的回声增强区，其边界模糊或清楚，形成类似月晕或日晕样光亮壳区，称为光轮。经实验证实在两种介质之间，介质的声阻抗有足够的差异，以及界面有一定的粗糙，则于界面之间可见回声增强光轮，其形态与亮度取决于界面的粗糙程度和介质间的声阻抗差。

2）肿瘤周邻征象

（1）血管形态的改变：病变周围的肝静脉和门静脉可被压中断或移位。当病变增大明显时，血管回声形成一条半环状管形无回声带，紧紧包围在部分巨块状病变图像的边缘处，管腔内径常不规则；有时血管未包绕在肿块周边，而是被肿块所压迫而突然形成刀切样中断，或局部血管内径狭窄，呈现半弧形压迹。

（2）肝内胆管扩张：位于肝门区的病变可压迫胆系，常可使受压处以上的肝内胆管扩张，内径达到 0.8 cm。胆囊及胆总管往往不扩大。当病变压迫在胆囊管水平或以下时，胆囊、肝总管及其在肝内的分支均有扩张现象。

（3）肝脏韧带位移：较大肿瘤可致邻近肝脏韧带推挤移位。

（4）肝外周邻脏器受压：如横膈抬高、局部膨隆、胆囊移位、下腔静脉及右肾受压变形等，这对于鉴别肝内或肝外肿块有意义。

3）肿瘤转移征象

（1）门静脉癌栓：门静脉癌栓在超声显像检查中容易被发现，发生率亦较高。可呈现在门静脉内的单个或多个回声增强的结节状图像，也可充满整个门静脉，使门静脉内满布低至中等回声的实质性结构。门静脉内径增宽明显，各段增宽程度不一致，局限性增宽最显著处可在 2 cm 以上。

（2）肝静脉癌栓：肝脏的回流血管是肝静脉，在较大肝静脉内发生癌栓时，常呈较高团块状回声阻塞肝静脉管腔，有时可使肝静脉内径局部扩大。从病理检查中发现肝静脉癌栓是相当常见的，但超声检查却发现较少。这是由于被侵犯的肝静脉较细小，或包裹在癌肿中间，或受癌肿压迫而致扁平，虽有癌栓存在而超声难以显示或无法区分。

（3）其他：可见肝门部淋巴结肿大、腹膜后淋巴结肿大，肿大的淋巴结可融合成团块状低回声以及腹水、胸腔积液等无回声区。

（八）肝血管瘤的超声诊断

超声显示肝血管瘤较敏感，一般在 0.5～1 mm 的肿瘤即可显示为强光团，瘤体小时，肝脏外形多无改变，瘤体大时，可使肝脏形态发生改变。表现为混合回声居多，多呈条索状或蜂窝状，大小不一，形状不规则的无回声区，肿瘤与肝组织之间边界较清楚，肿瘤后方回声可出现增强区，一般肝血管瘤质地较软，用探头加压，有可压缩性。很少出现肝内血管或胆管受压、绕行。可动态观察，肝血管瘤生长缓慢，有些不易与小肝癌鉴别。肝血管瘤可见呈筛状的无回声区，与周围肝组织分界清晰，还可见多处血管从肝组织进入到肝血管瘤组织内。

肝血管瘤与肝癌的鉴别是一大难题。肝血管瘤的强回声边缘分界分明、较锐，肝癌则与周围组织间呈"移行缓钝"状。但有的无明显血窦的、不规则形态的肝血管瘤有时与恶性肿瘤在声像图上较难区别，除结合 AFP、核素血池扫描、X-CT 检查以助鉴别外，还可通过超声引导下的细针吸取细胞学检查以获确诊。

（九）胰腺癌的超声检查

（1）胰腺多呈局限性肿大，形态不规则，当癌肿广泛浸润时，整个胰腺呈不规则性肿大。

（2）胰腺肿物边界及轮廓不整或不清楚，可呈伪足状或花瓣状突起。但埋没在胰腺组织内的小肿瘤边缘可无明显改变，仅可使胰腺轮廓线向前稍突出。

（3）胰腺癌内部呈低回声，或仅有少许散在光点，部分呈粗大、不规则性的光斑、光团，有的可显示强回声的癌结节，分界较清楚，但多数由于癌结节的浸润性生长，癌结节回声与正常组织间无明显分界。胰腺癌较大时，癌瘤中心产生液化、坏死，超声可显示不规则的无回声区。

（4）肿瘤后方回声减弱或消失，但较小的癌瘤则不出现此征象。

（5）间接征象：胰头癌可向后挤压下腔静脉，使其变窄，远端出现扩张。癌肿压迫可使胆管系统受压扩张，在声像图上则表现为胆囊肿大、胆总管扩张、肝内胆管扩张。胰管扩张与中断亦为重要的间接所见。胰头癌时，除可见胆系扩张，同时又可见胰体部胰管呈串珠状扩张，且在胰头部中断。胰腺癌的晚期，常有肝转移、周围淋巴结转移及腹水。有时胰腺癌虽不大但肝内发现有癌转移结节，常易误诊为原发性肝癌。因此需结合病史、症状、实验室检查等进行诊断。此外，上述胰腺癌声像图征象中常因癌肿的大小和发生部位不同而不一定具有以上全部征象，较大的胰头癌除具有明显的直接征象外，间接征象亦甚为突出。

（十）胃癌的超声检查

胃癌为恶性上皮组织肿瘤，主要发生在胃的黏膜层，故超声所见表现为胃壁增厚以黏膜层为主，呈低回声反射。表面凹凸不平，增厚的范围在病变早期多半呈局限性，病变向外浸润时，增厚常呈弥漫性。病变向胃腔突出可表现为小丘状、菜花状，如向壁内浸润可形成溃疡，甚至达肌层和浆膜层。根据超声所见的肿瘤形态和周围浸润情况，将其分为 3 型：

1. 溃疡型

声像图中可见胃黏膜中断，有明显的溃疡形成，其边缘隆突并伸入胃腔，底部则高低不平，回声较强，溃疡周边回声强弱不等，病灶所在之胃壁僵硬，多无蠕动。

2. 肿块型

此型在胃壁上，肿瘤向胃腔明显隆起，周围胃壁可见范围不定、程度不等的浸润增厚，肿瘤多呈不均质之图像。

3. 胃壁增厚型

此型为以胃壁局限性弥漫性增厚为特点，胃腔可以变小，饮水后胃腔不易张开；或胃腔不变小，仅见胃壁增厚。因此，胃镜和钡餐造影检查不易发现。此外，由于肿瘤的浸润，使胃壁的层次结构受到破坏，观察层次结构情况，可判断病变发生在何层和侵犯的深度。溃疡面的形成以及胃壁的增厚必然造成胃腔的狭窄，溃疡超声表现为明亮的光环或光斑，层次结构被破坏，各层界限不清。在有些切面上可显示典型的"火山口"样的声像图。由于癌肿的浸润而使胃壁呈僵硬状态，蠕动消失，癌肿不断增大，常可引起梗阻，造成排空功能障碍和胃液潴留症状。胃癌晚期，肿瘤转移至邻近器官及组织，超声还可表现为胃与周围脏器清楚的界限被破坏，边界模糊不清，以及受侵脏器癌病变的超声表现。胃癌沿淋巴管转移，常可在肝门或腹主动脉周围见到肿大的淋巴结形成的低回声结节或肿块。其转移的部位视原发部位的不同而有所差异，如幽门癌多半转移到幽门上淋巴结和幽门下淋巴结，贲门癌转移到胃上淋巴结，并向腹腔扩展。

（十一）肾囊肿的超声检查

1. 孤立性肾囊肿

囊肿呈圆形或椭圆球形，位于肾的实质部，往往向肾的表面隆起、突出，大型囊肿尤其明显。囊肿壁菲薄，囊壁光滑、整齐。囊肿内部呈无回声区，后壁回声增强，后方回声有椭圆形增强区。

2. 多发性肾囊肿

从各个囊肿来说，多发性肾囊肿与孤立性囊肿是相同的，即无回声区，后方回声增强和囊肿壁薄、光滑等表现。从总体来说，肾内有多个囊肿，有时囊肿相互挤压、重叠，囊肿形态变形、凌乱。

3. 多囊肾

肾脏体积明显增大，形态失常，肾包膜不光整。肾内可见大小不等的圆形、椭圆形无回声区，轮廓清晰，囊壁完整，后壁回声增强。严重者则几乎见不到肾实质回声，全被大大小小的无回声占据。通常是双肾均见囊性病变，但也有累及一侧的。部分患者可合并肝或脾、胰腺囊性变。婴儿型多囊肾因囊肿太小，超声不能显示，但肾增大和回声增加或许能够有所提示。

（十二）肾癌的超声检查

肾癌的声像图可见肾内出现占位性病灶，呈圆形或椭圆形，有良好的球体感。病灶部的肾结构不清，内部回声有较多变化，2~3 cm 直径的小肿瘤有时呈高回声区；4~5 cm 的中等肿瘤多呈低回声区；巨大肿瘤内部出血、液化、坏死、钙化，呈不均匀回声区。肿块向内生长则压迫肾窦，集合系统变形，肾窦、肾盂积水。常有肾门淋巴结、腹膜后淋巴结转移，于肾门及腹膜后见圆形、椭圆形低回声光团。如果有肾静脉或下腔静脉转移时，可在肾静脉及下腔静脉内见到弱回声团块（谓之癌栓）。

（十三）肾母细胞瘤的超声检查

患肾体积增大，形态失常，肾被膜不光整；可见较大实性包块，形态不规则，边界轮廓模糊不清，因瘤体较大，往往中间有坏死、液化、钙化，故回声可强弱极不均匀。部分出现残余肾盂受压，致肾盂、肾盏积水、分离。

（十四）膀胱肿瘤的超声检查

自膀胱壁向腔内突出较强回声光团，轮廓清晰，表面不规整，呈乳头状或菜花状，内回声不均匀；若肿瘤有蒂时，肿块可随体位改变在尿液中晃动，无声影，肿块表面附着有尿酸盐结晶时，声像图见肿块光团表面有散在强光点，有的伴声影；肿瘤侵犯膀胱壁肌层时则膀胱壁回声连续性中断，肿瘤若侵及或压迫输尿管口时，则引起输尿管扩张及肾盂积水。声像图分期：膀胱壁无变化，或轻度不规则，肿瘤有一个窄蒂，基底局限于黏膜及黏膜下层，肌层完整者为 A 期；肿瘤基底部肌层表层不规则，呈锯齿样改变，肿瘤壁附近的膀胱壁弹性降低者为 B_1 期；有膀胱壁深部浸润，肿瘤基底部肌层全层缺损或中断者为 B_2 期；肿瘤基底部膀胱壁回声完全中断或消失，肿瘤穿至膀胱外壁，膀胱周围脂肪内有肿块图像，膀胱变形者为 C 期；肿瘤侵及前列腺、精囊或输尿管，膀胱容量减少，有残余尿者为 D 期。

（十五）前列腺癌的超声检查

（1）前列腺左右不对称性增大，呈不规则向外突起。
（2）被膜不完整、不整齐、不规则地中断。
（3）前列腺回声不均，病变区可以呈低回声、较强回声或强弱不等，常伴后方声衰。晚期出现邻近器官受侵现象，如精囊失去对称性、膀胱三角区浸润。

（十六）子宫肌瘤的超声检查

子宫肌瘤声像图表现主要与肌瘤的位置、大小和有无继发变性等因素有关，其主要表现有：
（1）子宫体积增大，各个经线超过正常值。
（2）子宫形态失常，表面有不规则的局限性隆起。
（3）异常回声：浆膜下肌瘤可见突向宫体外的较低回声团块，一般形态较规整，回声较均匀，有时可见明显的瘤蒂。肌壁间肌瘤于子宫肌壁间见单个或多个低或略强回声光团，有的周围有声晕，有的呈等回声的旋涡状结构，有的是整个子宫体弥漫性增大，呈分布不均的光点。黏膜下肌瘤于子宫腔内见等回声团块或较强回声区。

（4）瘤体大时，瘤体中心可以玻璃样变、液化，则声像图上表现为中心不规则的低回声至无回声区，瘤体较大时，可伴衰减。

（5）较小肌瘤对周围器官无影响；大型肌瘤，特别是浆膜下肌瘤，可明显地使膀胱移位、变形和引起尿潴留。从超声图像改变或确定为单发性肌瘤或多发性肌瘤，后者可显示子宫轮廓线有多处隆起，切面形态不规则，内部回声强弱不均或有各种继发变性的征象。在瘤体结节内出现局限性的强回声区主要为脂肪变性和钙化所致。

（十七）卵巢肿瘤的超声检查

1. 囊性肿块

囊性肿块声像图呈圆形或椭圆形，轮廓线光滑整齐，壁薄，内部呈无回声液性暗区，或有稀疏弱光点，多房囊性肿块内部有线状光带间隔。局部可有增厚或全部增厚，后壁回声增强。

2. 混合性肿块

以囊性为主的混合性肿块，形态多较规则，囊壁回声多光滑完整，无回声区内有局限性的光团或强回声光点；以实质性为主的混合性肿块，大部分为规则或不规则的光团，小部分为无回声区，肿块边界清晰或模糊，后壁回声增强不明显。

3. 实质性肿块

形态规则或不规则，边界清晰或模糊，内部光点或光团密集，回声均匀或不均匀，有坏死、出血或囊性病变时可出现不规则无回声区。

卵巢良、恶性肿瘤的声像图特征：

1. 良性肿瘤

（1）肿瘤形态规整，边缘光滑整齐。

（2）多数为囊性，较少为实质性肿瘤，多房性囊肿其纵隔薄而规则。

（3）内部多呈无回声暗区或均匀的低回声。

（4）混合性囊肿中实质性部分的回声规则、均匀。

2. 恶性肿瘤

（1）呈实质性回声。

（2）肿瘤形态不规则，中心有液化、坏死引起的小泡状或较大的无回声区。

（3）内部回声强弱不均。

（4）囊壁不规则，有向囊腔内突出的实性区，纵隔有不规则增厚。

（5）肿瘤边界不清，多伴有腹腔积液。

（赵曙光）

第五节　肿瘤的内镜检查

内镜问世于 1805 年，至今已 200 余年。伴随现代科技和医学科学的进步，医学内镜取得飞速发展，在广泛实践和拓宽应用领域的基础上，它已形成独具特色的内镜学科。

一、内镜种类

内镜种类较多，常用如下两种分类方法。

（一）根据显像和功能原理分

1. 纤维内镜

纤维内镜由玻璃纤维束构成导像术、导光束。

纤维内镜的电视显像系统在纤维内镜的目镜上连接电视摄像头，由监视器的荧光屏显示纤维内镜的图像。故纤维内镜只是有利于教学和操作。

2. 电子内镜

电子内镜是内镜前端装入微型摄像器件或称电荷耦合器件（CDD）代替纤维内镜的导像束，把图像的光信号变成电信号在监视器上显示，使内镜的清晰度、分辨率、亮度都有很大提高，操作者通过监视器观察，改变了传统的窥视操作。

3. 放大内镜

放大内镜在原有内镜基点上可根据需要放大 35 ~ 170 倍观察，达到实体显微镜观察水平，结合染色方法可观察胃肠黏膜小凹及腺体开口变化，对诊断和研究早期癌肿有较大价值。

4. 超声内镜

超声内镜是将微型超声探头加装于胃镜前端，随内镜进入胃肠腔内，从黏膜面向外进行探查，属介入性超声技术，可扫描检查黏膜层以下深层和邻近脏器病变。有线阵性扫描型和旋转扇形扫描型。近年来还开创了超小型超声探头，通过胃镜活检管道插入，在直视下对病变扫描探查。

5. 内镜磁共振成像

内镜 MRI 是 1993 年开创的内镜下应用的新技术，将 MRI 的扫描器装在内镜前端插入扫描，可观察壁层和邻近脏器病变，特别是消化道癌肿在术前能进行分期。

（二）根据检查部位和脏器分类

1. 上消化道内镜

上消化道内镜俗称胃镜，检查和治疗食管、胃及十二指肠疾病。

2. 十二指肠镜

十二指肠镜可观察胃和十二指肠黏膜，但主要是用于找到十二指肠乳头做逆行胰胆管造影和胆胰疾病治疗。

3. 小肠镜

传统使用的是推进式小肠镜，镜端一般可插入至屈氏韧带以下 50～60 cm，如加用滑管法可达 100 cm。探条式小肠镜是借助于胃肠蠕动与端部水囊重力，镜端可达回肠末端，但该方法患者痛苦，检查时间长，操作复杂，成功率低。

4. 大肠镜

大肠镜长型：工作长度约 160 cm。中长型：工作长度约 130 cm，可检查全部大肠，甚至达回肠末端 40 cm。

5. 乙状结肠镜

乙状结肠镜有硬管型，仅有 30 cm 长，检查直肠和远端乙状结肠。纤维和电子乙状结肠镜一般长 60 cm，可检查全部直肠、乙状结肠，甚至可到降结肠脾曲。

6. 胆管镜

胆管镜一般用于手术时探查胆管，术后经"T"形引流管窦道也可施行。也可经皮经肝穿刺引流，形成窦道后经扩张可插入胆管镜。近年来还施行经口胆管镜检查，经口胆管镜实际上是一种子母镜，母镜是大钳道的十二指肠镜，子镜可通过母镜的钳道经切开的乳头插入胆管进行检查和治疗。

7. 腹腔镜

腹腔镜不仅用于诊断疾病，现今更广泛地用于腹部外科做胆囊和其他某些脏器切除等治疗。

另外，还有胸腔镜、膀胱镜、关节镜等。

二、适应证、禁忌证

内镜检查与其他操作一样，也有其适应证和禁忌证。因内镜检查包括多种，对不同脏器的检查，由不同科室医生操作。内镜检查的操作规范和适应证与禁忌证，由各科内镜术者具体掌握，这里仅以消化道内镜检查为例，叙述其具有的共性的适应证和禁忌证。

（一）适应证

消化道内镜检查的适应证相当广泛，凡是患者有症状，医生认为诊断不清楚者均可行内镜检查。

1）上腹不适、疼痛疑有上消化道病变，临床不能确诊者。

2）下咽不顺、疼痛疑有食管病变者。

3）出血原因不明，特别是上消化道出血可急诊内镜检查。

4）X 线钡剂检查不能确诊或病变性质不能确定。

5）在高发区对群体进行上消化道肿瘤普查。

6）对癌前病变、早期癌和肿瘤治疗后进行定期随诊监测。

（二）禁忌证

一般情况下禁忌证是相对的，不是绝对的。检查前向患者充分解释十分必要，消除患者顾虑，使患者思想放松、积极配合完成检查。

患者心肺功能欠佳，可能突发意外而又必须检查者，可在输氧和心电监护下操作。操作前应了解患者有无麻醉药过敏史。有下列情况者为内镜检查绝对禁忌证。

1）严重心脏病、心肌梗死活动期、重度心力衰竭。

2）严重肺部疾病，呼吸困难不能平卧者。

3）急性咽部炎症。

4）精神失常不能合作者。

5）食管癌放疗中和食管腐蚀性损伤急性期，如必须内镜检查宜十分谨慎。

三、内镜诊断的常用方法

（一）形态的观察

内镜检查最主要的是通过肉眼直接进行形态学诊断，并经活组织检查来明确病变的性质。通过目镜或荧屏的显示，对被检查的脏器进行仔细观察，如观察黏膜的光整度、色泽改变、血管纹理改变，有无隆起或浸润性改变，溃疡边缘有无虫蚀状，有无杵状粗大黏膜，黏膜有无中断，溃疡表面浊苔的厚度，表面有无渗血或出血的现象，周围黏膜有无僵硬感，内腔的扩张是否良好，以及动态观察收缩和蠕动的情况。电子内镜的视频处理系统具有放大倍率的功能，对微细结构和微小病变能放大观察。如用奥林巴斯（Olympus）240型的电子系统能对组织的微细结构和微小病变进行清晰观察，有利于微小癌的诊断与鉴别。

（二）染色

应用染色剂美蓝和刚果红或荧光染色剂对可疑部位喷洒染色，通过色素沉积的对比度（对比法）和色素吸收的深浅，或观察荧光显示以判别病变良恶性质，了解病灶的浸润范围，确保对病变部位能准确取材。

（三）摄影录像

发现病变后进行摄影和录像，可进行动态的追踪随访。

（四）病理活检

对疑有病变的部位，要通过活检明确病变性质。如良恶性溃疡的鉴别，腺瘤早期癌变的诊断，癌的分化程度的确定均需通过活检后才能证实。

（五）细胞刷涂片

对早期病变，或自然腔道病灶阻塞进行活检有困难，做细胞刷涂片有利于提高诊断的准确率。

（六）穿刺细胞学诊断

对黏膜下病变可通过内镜的注射针进行穿刺涂片细胞学诊断，有利于明确病变性质。

四、常见肿瘤的内镜诊断

（一）上消化道内镜检查

1. 胃良性肿瘤

临床上较为重要的良性肿瘤均起自黏膜层及黏膜下层。

（1）胃息肉：胃息肉指起源于胃黏膜上皮或黏膜下腺体增生的炎性病变。内境下多呈丘形、半球形、球形隆起，表面光滑或粗糙，无蒂或有蒂，境界明确，无桥形皱襞。胃息肉按组织学分为增殖性息肉和腺瘤样息肉，腺瘤样息肉恶变率高于增殖性息肉。胃镜下若发现息肉表面有糜烂及坏死，息肉基底有浸润性变化，表面颗粒大小不等、有纤维素覆盖，应考虑息肉恶变可能。如息肉大且呈结节状、表面黏膜不规则及黏膜色泽明显改变更应考虑恶变可能。

（2）胃黏膜下肿瘤：胃黏膜下肿瘤指生长于黏膜下层，表面有正常黏膜覆盖的良性非上皮肿瘤。以平滑肌瘤最多见，尚有神经纤维瘤、脂肪瘤等，也包括上皮样肿物，如异位胰腺及炎性肉芽肿等。其内镜特征为呈丘形、半球形或球形隆起，基底宽广，表面光滑平坦、色泽正常，顶部可出现溃疡或糜烂。由于肿瘤位于黏膜下，可见到一条或多条呈放射状的黏膜皱襞从周围黏膜牵引至肿瘤表面，黏膜走向肿瘤时会出现逐渐变细的桥形皱襞。通常内镜检查时仅能确定是否为黏膜下肿瘤，但属何种黏膜下肿瘤须依据病理检查或超声胃镜。

2. 胃癌

从预后的角度通常将胃癌分为早期胃癌与进展期胃癌。根据肿瘤侵犯深度，局限在黏膜内称为原位癌；凡肿瘤局限在黏膜或黏膜下层者，不论有无淋巴结转移，均称为早期胃癌；肿瘤已突破黏膜下层，浸润至肌层乃至浆膜层称为进展期胃癌。

1）早期胃癌

镜下分为三型。

Ⅰ型：隆起型，病变向腔内隆起超过 5 mm。表面凹凸不平呈颗粒或结节状，色泽鲜红或苍白，有出血斑及糜烂。肿物多大于 1 cm，基底为广基或亚蒂。

Ⅱ型：平坦型，癌肿较表浅，隆起或凹陷都在 5 mm 之内。又分为三个亚型，Ⅱa型，浅表型隆起，病变高度 <5 mm；Ⅱb 型，表面平坦型，病变隆起凹陷均不显著，仅有色泽改变；Ⅱc 型，浅凹陷型，病灶轻度凹陷，相当于糜烂。

Ⅲ型：凹陷型，癌灶有明显凹陷，深度超过 5 mm，相当于浅溃疡。基底呈细小颗粒或小结节，有岛状黏膜存在，易出血。

较大癌灶的隆起型病变，从形态和表面性状等变化，内镜下多能判定。较小癌灶，与异形增生、息肉、胃炎性隆起的鉴别较为困难，通过病理活检才能确诊。隆起型病变，特别是扁平隆起，表面凹凸不平呈颗粒或结节状、易出血、糜烂者均要进行活检。活检取材部位宜选隆起型病变的顶部及基底部。凹陷型病变活检取材宜选周边的内侧缘，尤以有浅凹陷的不规整、糜烂处取材活检阳性率高。Ⅱb型，要注意与平坦的溃疡瘢痕、局限性黏膜萎缩进行鉴别。内镜下见到黏膜粗糙不规整、发红、褪色斑、失去光泽、异常出血者都要注意活检。在胃镜下，胃炎样胃癌的形态貌似普通的胃炎，没有黏膜皱襞集中、溃疡或隆起，主要是黏膜色泽改变、充血、粗糙等，活检取材应多块、多方向并达到一定深度，另外，色素内镜检查（美蓝、刚果红染色）及超声内镜检查有助于识别。

2）进展期胃癌

目前多采用 Borrmann 分类法，通常分为四型。

Borr Ⅰ 型（息肉型）：呈息肉状团块突入胃腔，表面凹凸不平，充血或呈灰白色，有污秽苔，糜烂易出血，组织较脆。边缘界线清楚，基底宽。生长较慢，转移晚。

Borr Ⅱ 型（溃疡型）：癌肿呈较大溃疡，常大于 2 cm，底部不规则，凹凸不平，有污秽的苔附着，易出血，周边黏膜隆起形成环堤，溃疡边界清楚，周围黏膜浸润不显著。

Borr Ⅲ 型（溃疡浸润型）：癌性溃疡，周围浸润显著，范围超过溃疡，环堤黏膜部分有破损。周围黏膜有结节、凹凸不平、出血、糜烂等改变。

Borr Ⅳ 型（弥漫浸润型）：即皮革样胃癌，病变弥漫广泛，黏膜表面高低不平，有大小不等的团块、结节，有多发溃疡、糜烂、出血，癌灶与正常黏膜分界不清，黏膜增厚、僵硬，胃腔狭窄不易扩张，蠕动消失。

3. 胃肉瘤

胃肉瘤少见，按组织学将胃肉瘤分为平滑肌肉瘤、恶性淋巴瘤等。

1）胃平滑肌肉瘤

按发展方向及对胃腔影响分为向胃内生长的局限型，向胃壁内浸润的浸润型，向大网膜及附近组织生长的胃外型。

局限型常需与平滑肌瘤相鉴别：局限型可见到巨大而柔软的肿块凸入胃腔，呈球形，单叶或多叶，表面黏膜光滑，也可有颗粒、结节及溃疡形成，有时可见到蒂和桥形皱襞。

平滑肌肉瘤须与胃癌鉴别：平滑肌肉瘤有橡皮样的柔软感觉，并有桥形皱襞，而癌肿则坚硬如石，无桥形皱襞，须靠活检确诊。

2）胃恶性淋巴瘤

胃恶性淋巴瘤分为胃内生长型、胃壁浸润型及胃外生长型。内镜下分为四型。

（1）隆起型：隆起型肿块质地较胃癌软，其表面覆有正常黏膜或黏膜有糜烂，但无明显坏死或溃疡，如邻近有巨大皱襞样黏膜隆起，有助于肉瘤诊断。

（2）溃疡型：溃疡型病变中央常有巨大溃疡，常伴有肿瘤浸润形成的巨皱襞，呈火山口样外观。

（3）浸润型：浸润型浸润胃壁形成的巨皱襞范围常较局限，常伴有多发、浅表、形状不规则之溃疡。

（4）混合型：较晚期患者常同时存在肿块、溃疡及浸润等。如在同一胃镜内见到肿块、溃疡及浸润等多种表现，则为胃恶性淋巴瘤的重要特征。

4. 十二指肠腺瘤

十二指肠腺瘤为布氏腺体增生所致，也叫十二指肠布伦纳腺（Brunner）腺瘤，内镜下通常为多个半球形小结节，广泛增生呈铺路石样改变。

5. 十二指肠平滑肌瘤

以丘状隆起为主，表面黏膜光滑，色泽多正常，与周围黏膜分界不清，触之稍韧。

6. 原发性十二指肠癌

发生于球部者罕见，多见于降部，乳头附近为好发部位，病理多为腺癌。内镜下分三型。

（1）环形狭窄型：呈小结节、质脆硬，触之有沙粒感，钳取有声，病变有沿肠壁发展的趋向，常致肠腔狭窄、梗阻。

（2）息肉型：呈典型绒毛状球形外观，发红充血明显，质脆、易出血，基底宽大多固定，表面多见糜烂、溃疡形成，息肉巨大时可充塞肠腔。

（3）溃疡型：底面污秽深凿之溃疡形成，边缘隆起，肠腔僵硬固定。

7. 十二指肠平滑肌肉瘤

十二指肠平滑肌肉瘤较少见，内镜下表现为表面光滑的黏膜下肿瘤。多为死亡后尸检发现。

（二）内镜逆行胰胆管造影

内镜逆行胰胆管造影（ERCP）是在十二指肠镜直视下经十二指肠乳头注入造影剂做 X 线胰胆管造影检查。

1. 胆管癌

其造影表现为胆管局限性不规则狭窄、管壁僵直，远侧胆管有不同程度的扩张。随肿瘤生长，可从局限性充盈缺损致完全闭塞，断端形态可呈锯齿状、平整直线形、倒 U 形、倒 V 形、圆锥状等。

2. 胆囊癌

胆囊内不规则充盈缺损，胆囊壁僵硬，胆囊扩张差。如胆囊癌侵及三管汇合部，呈现胆总管上段不规则狭窄、中断。

3. 壶腹癌

壶腹癌或壶腹周围癌为发生在十二指肠壶腹乳头部位的癌肿。若乳头部病变明显则称为乳头癌；若乳头外形正常则称为壶腹癌。肿瘤起源不明，统称为壶腹周围癌。壶腹癌一般在十二指肠镜检时，通过肉眼观察及活检即可得到确诊，其主要表现为乳头或壶腹部肿大隆起，呈不规则结节状，表面充血、糜烂，有坏死渗出物或溃疡，触之易出血。

壶腹癌 ERCP 表现：壶腹部胰、胆管汇合区管腔明显变细、变窄或闭塞，形态不规则；或是胰管或胆管明显扩张，胆总管下端呈圆锥形狭窄或不对称的削尖形。

4. 胰腺癌

胰腺癌的 ERCP 表现可分为主胰管造影表现和胆管造影表现。

1）主胰管造影表现

（1）狭窄型：主胰管可表现为节段性狭窄或逐渐变细，狭窄段胰管僵硬甚至不规则，狭窄段近端可显示胰管扩张。

（2）闭塞型：胰管突然中断，梗阻部边缘呈不规则锯齿状。

（3）圆锥型：主胰管广泛受侵，向尾侧逐渐变细，最后中断，形成圆锥状，边缘不规则，硬化，状如鼠尾。

（4）压迫型：由于肿瘤生长迫使主胰管移位变形而表现为胰管缺损。

2）胆管造影表现

胰头癌致胰段胆管改变可以是完全梗阻或不规则的狭窄，也可以是管壁光滑的狭窄；胆管可受胰头肿瘤影响而移位。将胰管及同时显示胰段胆管狭窄称为"双管征"，该征象对胰腺癌有特异性诊断价值。

（三）小肠镜检查

小肠肿瘤的镜下表现如下：

1. 小肠良性肿瘤

小肠平滑肌瘤表现为隆起的黏膜下肿块，表面黏膜正常，可有充血，或有少许糜烂。

2. 小肠恶性肿瘤

（1）小肠癌：小肠癌罕见，Sherakawa 报道一例肠梗阻患者进行的纤维小肠镜检查，当镜身通过屈氏韧带后发现食物残渣，继续插镜见肠腔狭窄，环形皱襞消失，观察到溃疡，易出血，局部黏膜凹凸不平，侵及肠腔全周。病变近侧黏膜有不均匀隆起，肠腔不能扩张，组织学证明为空肠癌。

（2）小肠恶性淋巴瘤：小肠恶性淋巴瘤多见于回肠末端。内镜下表现多样。有的环形皱襞不明显，黏膜面有多个米粒大小半球状黄色隆起；有的表现为溃疡，凹凸不平，质地硬；有的限于肠腔一侧，呈隆起改变，上覆正常黏膜，可有糜烂或溃疡。

（四）下消化道内镜检查

1. 结肠息肉

一般呈圆形或卵圆形，表面光滑或呈分叶状，大小不一，息肉的分布以左半侧结肠多见。结肠息肉分为腺瘤性息肉和炎症性息肉。

1）腺瘤性息肉

（1）管状腺瘤：管状腺瘤最常见，占腺瘤的 80%，好发于直肠和乙状结肠。内镜下呈现球形或梨形，腺瘤大者表面呈分叶状。组织学表现为腺管明显增生、扩张及腺腔大小不一。管状腺瘤癌变率最低。

（2）绒毛状腺瘤：绒毛状腺瘤好发于直肠、乙状结肠。一般无蒂，呈灰红色，并有许多指状突起，往往有大量黏液覆盖；腺瘤体积大，质地脆，常伴糜烂出血。组织学为上皮呈细乳头样生长，腺体成分较少，此型癌变率高。

（3）混合性腺瘤：也称管状绒毛腺瘤或乳头状腺瘤，为上述两种的中间型。

2）炎症性息肉

炎症性息肉常继发于大肠的各种炎症性疾病，并非真性息肉，也称为假息肉。内镜下形态似绿豆和黄豆，表面苍白，周围黏膜有炎症改变。组织学为纤维肉芽组织。

2. 大肠癌

1）早期大肠癌

癌浸润仅限于黏膜及黏膜下层。大肠癌早期都为隆起型，即息肉样癌，表面发红，凹凸不平，多有糜烂或浅溃疡。

2）进展期大肠癌

癌浸润达肌层。多主张采用 Borrmann 分类法。

（1）息肉型：宽基息肉样，体积较大，表面凹凸不平，呈菜花样，糜烂及小溃疡散在分布，易于出血。

（2）溃疡型：肿瘤境界清楚，表面有较大的溃疡，溃疡边缘为结节状的周堤，如火山口状。

（3）溃疡浸润型：隆起型肿瘤的边界因向肠壁浸润而欠清楚，肿瘤表面除充血水肿外，可有散在大小不等的糜烂及溃疡，触之易出血。

（4）弥漫浸润型：此型呈环形浸润，致肠腔呈管状狭窄，表面可见散在的糜烂及小溃疡。

（5）特殊型：呈肿块型，常伴有绒毛乳头状突起。肿瘤内常有大量胶冻样黏液，质地较软，有弹性，边界不清。

大肠癌的内镜检查须注意以下几点：

（1）对便血、腹部有包块及顽固性腹泻者，均应做全结肠镜检。

（2）要注意大肠癌根治术后患者的检查。

（3）对可疑病变除进行活检外，最好同时做细胞学检查。

（4）应与息肉、类癌、恶性淋巴瘤、单纯性溃疡、肠结核等鉴别。

3. 大肠恶性淋巴瘤

大肠恶性淋巴瘤是指起源于肠壁黏膜下网状内皮系统的恶性肿瘤。本病好发于淋巴组织较丰富的回肠末端和盲肠，其次为右半结肠。内镜下形态可分为以下 4 种类型。

1）息肉型

基底宽，表面光滑或呈结节状息肉样肿块，瘤体表面可有溃疡及出血，可引起肠腔狭窄。

2）浸润型

病变段失去正常光泽，肠壁增厚，肠腔狭窄，蠕动消失，黏膜面粗糙，有大小不等的小结节，伴出血、糜烂及浅溃疡。

3）溃疡型

与 Borr Ⅱ 型癌的形态相似，边缘隆起，中央凹陷，溃疡形成，边缘整齐，与周围黏膜分界清楚。

4）肠外肿块型

由肠腔外生长肿块引起，压迫肠腔使其变窄，但黏膜面正常。

（五）超声内镜检查

1. 胃黏膜下肿瘤

鉴别胃肠道隆起性病变的性质与起源，是超声内镜检查的主要适应证。其图像特征：①胃壁内部可见边缘平滑，边界清晰的低回声区。②该低回声区内部回声均匀，可伴有回声衰减现象，部分肿瘤内部可见点状高回声图像。③低回声区与管壁相应层次回声带相连续，一般与肿物组织来源相一致。不同种类的黏膜下肿瘤，其超声图像又有不同。

1）胃平滑肌瘤

胃平滑肌瘤为一梭形或椭圆形、与肌层低回声带延续、病灶边界清楚、包膜光滑、不向周围浸润发生、内部回声均匀的低回声区。

2）胃平滑肌肉瘤

胃平滑肌肉瘤体积多较大，包膜完整性差，内部呈不均匀的低回声，其所在胃壁多有"断壁征"，病灶周围还可出现肿大的淋巴结。

2. 早期胃癌

早期胃癌的超声内镜断层图像可显示癌肿灶的深度，其特点为黏膜层和黏膜下层隆起或凹陷，层次结构紊乱。黏膜下层虽然不规则但无破坏图像，有时可见到黏膜下层显示出虫蚀样或狭窄图像。

3. 胃癌深度的判断

判断肿瘤的深度及周围有无肿大的淋巴结是超声内镜检查的最大特点。正常胃肠道壁在超声内镜下可显示清晰的5层结构，而癌症的声像图表现为低回声瘤灶取代了几层或全层结构，形成缺损不规则、中断等现象。

1）黏膜层癌

黏膜层癌第2层增厚、不规则，第3层连续性好。

2）黏膜下层癌

黏膜下层癌第3层局部变狭及不规则。

3）固有肌层癌

固有肌层癌第3层中断而第5层光滑。

4）浆膜层癌

浆膜层癌第5层不规则、断裂，与周围组织分界不清。

（赵曙光）

第六节　单光子发射断层显像检查

单光子发射断层显像（ECT）是发射型计算机断层显像的简称，是放射性核素显像的仪器设备。主要包括 SPECT 和 PET。SPECT 称单光子发射型计算机断层显像仪，而 PET 称正电子发射型计算机断层显像仪。临床上习惯将 SPECT 检查称 ECT 检查。ECT 与 X 线 CT 成像有相似之处，ECT 不但可行核素平面检查，而且与 X 线 CT 一样均可以断层方式（三维显像）显示某一脏器，可以显示深部病变，减少组织重叠所造成图像失真或误诊。ECT 与 CT 不同之处在于其成像原理，两者完全不同。CT 主要是球管发出的 X 射线，穿过人体某脏器，由于脏器内外或脏器与变之间的组织密度不一样，构成了一幅反映人体某脏器组织密度差异的图像，CT 与 MRI、超声同属结构影像。ECT 是某一脏器吸收放射性核素或其标记化合物，以脏器内外或脏器与病变之间放射性核素浓度不同而形成的图像。SPECT 与 PET 属功能分子显像，主要反映人体某脏器的生理、生化功能图像。功能分子影像与解剖结构影像各有优势与不足，21 世纪初，将两种影像融合在一起的设备诞生并用于临床，这就是 PET/CT 和 SPECT/CT。

SPECT 于 1979 年研制成功。目前临床应用较广泛，它主要检测发射单光子的核素，如锝（^{99m}Tc），铊（^{201}Tl），镓（^{67}Ga）等。目前所用的放射性药物主要是用人体所没有的^{99m}Tc 来标记的。而 PET 于 1975 年研制成功，主要用来检测发射正电子的核素，如^{11}C、^{13}N、^{18}F、^{15}O 等。由于这些核素是组成人体组织元素的同位素，用来标记人体所需要的代谢物的化合物，如葡萄糖、脂肪酸、氨基酸、核酸等，可进行活体内分子代谢、基因显像等。此外，一些生物活性物质，如受体激活剂或受体拮抗剂等，也可用正电子核素标记。因此 PET 是现代医学中具有独特作用"生理生化断层"的仪器，其临床应用使核医学进入"分子核医学"的新时代。

随着 SPECT 和 PET 的临床应用，发现 SPECT 与 PET 对病变的诊断具有功能分子显像的优势，但不能为临床提供精确的解剖结构的信息。而 CT 影像可显示人体精确的解剖结构，但向分子显像发展艰难。因而将两种影像融合起来达到优势互补，实现影像强强联合，是医学影像发展的重要方向。

一、放射性核素显像的基本原理

放射性核素显像是一种以脏器内、外或脏器内各组织之间或脏器与病变之间的放射性浓度差别为基础的脏器、组织和病变显像方法。其基本条件：一是具有能够选择聚集在特定脏器、组织和病变的放射性核素或放射标志物，使该脏器、组织和病变与邻近组织之间的放射性浓度达到一定程度。这些放射性核素或放射性标志物必须发射或最后形成 γ 射线，能穿透到体外而被测量到。二是能利用核医学显像装置在体外可探测到这种放射性浓度差，并根据需要以一定的方式将它们显示成像，即是脏器、组织或病变的影像。

二、放射性核素显像的特点

放射性核素显像是常用的医学影像技术之一，它的显像原理是建立在器官或组织的血流、功能和代谢变化的基础之上，与 CT、MRI 和超声显像等建立在解剖结构改变基础上的影像相比，有以下几个显著特点：

（一）功能和结构变化

放射性核素显像可反映器官与组织的功能和结构的变化，有助于疾病的早期诊断。其影像不仅显示脏器和病变的位置、形态、大小等信息，还同时提供有关脏器、组织和病变的血流、功能、代谢和引流等方面的信息。

（二）用于定量分析

放射性核素显像具有多种动态显像方式，使脏器、组织和病变的血流和功能等情况得以动态显示，并可提供多种功能参数进行定量分析，不仅可与静态显像相配合提供疾病更为早期的表现，而且有利于疾病的随访和疗效观察。

（三）较高的特异性

放射性核素显像可根据显像目的要求，选择某些脏器、组织或病变特异性聚集的显像剂，所获得的影像常具有较高的特异性，可显示诸如受体、肿瘤、炎症、异位组织及转移性病变等组织影像，而这些组织单靠形态学检查常难以确定。

（四）安全无创

放射性核素显像基本上采用静脉注射显像剂，属于非侵袭性的无创性检查；显像剂化学量极少，过敏和其他不良反应罕见；受检者的辐射吸收剂量低于同部位的 X 线检查。因此，放射性核素是一种安全、符合生理要求的检查。

三、放射性药物

放射性药物是指含有放射性核素供医学诊断和治疗使用的一类特殊药物。与一般非放射性药物一样，在引入体内后，由于其自身的特点，可在某一器官定位或参与某一器官或组织的代谢。由于这些药物含有放射性核素，只要其射线的类型和能量适当，就可借助放射性探测仪器在体表探测到并显示出其在体内的分布定位。根据分布定位的规律和特点，可用于疾病诊断。利用射线在定位部位的电离辐射生物效应，可以对该部位的病灶进行内照射治疗。放射性药物按用途将其分为供临床诊断应用的体内放射性药物、供治疗用的体内放射性药物和体外放射性诊断试剂 3 类。

四、放射性核素显像在肿瘤疾病中的应用

（一）甲状腺显像

1. 正常甲状腺显像图

常见的正常甲状腺形态呈蝶形，分左右两叶，居气管两侧，两叶的下 1/3 处由峡部相连，两叶的放射性基本呈均匀分布，峡部放射性较低。γ 照相时，峡部和两叶的上级可见锥体叶显影。正常甲状腺由于两叶发育不一致，可形成多种形态变异。

2. 异常甲状腺显像图

1）诊断异位甲状腺

常见的异位甲状腺都是由胚胎发育异常形成的迷走甲状腺，多位于正中线部位，上起舌部，下达横膈，有舌内、舌下、甲状软骨前、低位气管前、胸骨后、纵隔、心包等部位。迷走甲状腺一般皆不具功能，唯舌甲状腺例外，当正常甲状腺被切除后迷走甲状腺才有摄[131]I 功能而显影。胸骨后甲状腺多数为颈部甲状腺弥漫性和结节性肿大并向胸骨切迹下延伸。凡具摄[131]I 功能的异位甲状腺均可用显像做定位诊断。

2）寻找有功能的甲状腺癌转移灶

部分分化良好的甲状腺癌转移灶能不同程度地摄取[131]I，因此在甲状腺癌诊断肯定时，凡甲状腺外的[131]I 浓集区均应考虑为甲状腺癌转移。

3）甲状腺结节的诊断和鉴别诊断

甲状腺结节根据其功能可分为：

（1）"热结节"：结节部位放射性高于正常甲状腺组织或仅结节显影，正常甲状腺组织不显影。"热结节"几乎无恶性，多数为功能自主性甲状腺腺瘤，此外，甲状腺先天性一叶缺如、局部甲状腺组织增生引起的放射性增高也表现为"热结节"。可采用促甲状腺激素（TSH）兴奋试验和三碘甲状腺原氨酸（T_3）抑制试验与功能自主性甲状腺进行鉴别。

（2）"温结节"：结节部位的放射性等于或接近正常甲状腺组织。"温结节"中甲状腺癌占 2.3% ~ 12.8%。

（3）"冷（凉）结节"：结节部位呈放射性缺损为"冷结节"，其放射性明显低于邻近正常甲状腺组织为"凉结节"。"冷（凉）结节"中甲状腺癌占 12% ~23%，除此之外，甲状腺囊性肿块（如囊肿、腺瘤出血等）、腺瘤、结节性甲状腺肿、腺瘤的钙化或纤维化、亚急性和慢性淋巴性甲状腺炎等均可表现为"冷（凉）结节"。其良恶性的鉴别诊断可采用亲肿瘤药物显像和动态显像。

3. 甲状腺球蛋白抗体放射免疫显像定位诊断甲状腺癌转移灶

分化良好的甲状腺癌及其转移灶具有成和分泌甲状腺球蛋白（TG）的功能，因此，甲状腺癌及其转移灶组织中 TG 含量显著增高。甲状腺球蛋白抗体（TGA）和 TG 能特异性结合，因此，经放射性核素标记的 TGA 注入血液循环后能定位诊断 TG 含量增高的甲状腺癌转移灶。其方法是患者口服碘化钾 420 mg，30 分钟后静脉注射[131]I – TGA18.5 ~37 MBq（0.5 ~ 1 mci），以后每 6 小时服碘化钾 120 mg 及每 8 小时服过氯酸钾 400

mg，在注射^{131}I – TGA20 小时和 60 小时后分别做颈、胸、腹 γ 照相，如有异常的放射性浓集，则提示甲状腺癌转移。Faiweather 等报道用本方法定位诊断甲状腺癌转移灶阳性率高达 87%。另外，可用放射免疫法测定 TG 来监测甲状腺腺癌及其转移灶手术或（和）^{131}I 治疗后的疗效。甲状腺腺癌手术后，TG 降至正常后再次增高，则提示甲状腺癌手术后复发或转移。同样，甲状腺腺癌转移灶经^{131}I 治疗后 TG 降至正常范围则表示转移灶已临床"治愈"，这与转移灶摄^{131}I 功能的清除相一致。甲状腺腺癌及其转移灶 TG 增高的程度以分化良好的滤泡状腺癌最为明显，其次是乳头状癌，未分化癌增高最少，髓样癌因肿瘤不是来自甲状腺上皮细胞，TG 不增高。

（二）肾脏显像

1. 正常图像

动态相：在腹主动脉显像后 4 秒钟可见双肾同时显影，2 ~ 4 分钟肾由放射性活度达高峰，此时肾影清晰完整，后随着放射性核素逐渐进入肾盏、肾盂，肾影则开始淡化。在 15 ~ 20 分钟时两肾放射性核素已基本清除，只可见膀胱影像。正常情况下，输尿管并不显影。

静脉显像：双肾呈椭圆形、轮廓清晰、边缘整齐。除肾门区放射性稀疏外，其余部位均呈均匀分布，左右两肾对称。两肾长轴呈"八"字样，位于第 12 胸椎与第 3 腰椎之间，成人多数情况下右肾位置低于左肾。

2. 肾内占位性病变

肾的静态显像，无论是恶性或良性肿瘤，在显像图的相应部位均可表现为放射性缺损区，恶性肿瘤由于血供丰富，在^{99m}Tc – DTPA 动态显像的灌注相可见放射性活度增高。良性肿瘤则无论是灌注相抑或动态相均表现为放射性缺损区。

3. 肾移植手术后监测

观察手术后的肾血液供应和肾功能恢复状况、尿路通畅程度及有无排异反应等并发症的存在。

正常移植肾肾图曲线 B/K 测定：排异反应是同种肾移植术后导致肾功能丧失的主要原因，因此，早期发现排异反应至关重要。核医学检查（如肾图、^{131}I – OIH 清除指数、B/K、肾动态、γ 照相）是发现排异反应的主要监测方法。它比尿素氮、肌酐测定灵敏，其中 B/K 最为简便。

计算机以 30 ~ 60 秒/帧采集注射显像剂后 20 分钟计数变化，然后通过 ROI 产生移植肾和膀胱区时间、放射性活度曲线，测出 20 分钟时肾及膀胱曲线高度，计算出 B/K 值。

正常肾、膀胱曲线和正常 B/K：移植肾肾图正常是移植肾功能正常的重要依据。在移植肾肾区可得到类似正常的肾图曲线，其各段均在正常范围内，在肾图曲线高峰后，可见膀胱区时间—放射性活度曲线逐渐上升。正常时 B/K 应大于 1。

肾动态显像在肾移植术中的应用：对移植肾进行动态检查不仅能反映肾的功能和形态改变，还能鉴别因尿路梗阻、排异反应所致的梗阻型肾图，并能提供梗阻部位及程度。

1）正常移植肾图像

注射显像剂后 2～4 分钟肾显影清晰，位于下腹一侧，形态大小正常，肾内放射性活度分布均匀，6～9 分钟肾影开始消退，膀胱在 3～6 分钟开始显像，并逐渐增强，15～18 分钟时放射性明显高于移植肾。

2）异常图像及临床意义

（1）肾显像不清或不显像，表示移植肾有血栓形成或超急性排异。

（2）肾实质内显像剂滞留，是急性肾小管坏死和急性排异的主要特征。排异反应时由于肾实质运转 OIH 障碍，使 ^{131}I - OIH 滞留在肾实质内，同时伴有肾影增大，但肾盂不扩大，输尿管通畅。肾图表现为排段段下降缓慢或不下降，使 B/K 降低，^{131}I - OIH、^{99m}Tc - DTPA 同时检查证实急性排异时肾小管和肾小球功能损伤并不一致，前者肾图曲线表现为持续上升，而后者仍不下降。

（3）肾显像延缓：肾内示踪剂积聚减少，显影延迟，表示慢性排异。

（4）显像剂弥漫分布于移植肾与膀胱外的盆腔内，为尿漏征象。

（5）尿路梗阻时可见梗阻部位以上放射性物质积聚，而膀胱不显像。

（三）骨显像

放射性核素诊断骨骼和关节疾病是核医学的优势之一。将能被骨质浓聚的放射性核素或标记化合物引入体内，然后从体外显像，可显示骨骼的形态、血供和代谢情况，并可定出病变的部位。这对各种骨骼疾病，尤其是骨转移癌，有早期诊断价值；对良性疾病，如良性骨肿瘤、急性骨髓炎、畸形性骨炎、应力性骨折及许多骨关节疾病都有较高的诊断价值。

骨显像分为动态显像及静态显像两种。静态显像可分为局部显像和全身显像。动态显像常用三时相或四时相技术，同时也可获得静态显像的资料。

1. 正常影像

1）正常血流影像

静脉注射显像剂后 8～12 秒钟可见局部较大血管的影像，继而骨和软组织呈一过性放射性轻度增高，随后软组织轮廓逐渐显示，两侧对称。

2）正常血池影像

骨显像剂大部分仍停留在血液中，大血管继续显示，软组织轮廓更加清晰，放射性分布均匀，骨区放射性稍稀疏，两侧对称。

3）正常静态影像

主要见全身骨骼放射性核素呈对称性、均匀性分布，颅骨、颅底、上颌骨和下颌骨能清楚显示，鼻咽部和鼻窦区血流量较高，放射性也相对浓集，胸骨、锁骨、肩胛骨、肋骨亦能清晰显示。各个椎体与椎弓根均能在良好的显像中辨出来，老年患者有时在颈椎下段可见放射性核素增加，主要为颈椎退行性病变所引起，在肩胛骨的下角，双侧骶髂关节、胸锁关节和坐骨常出现局部放射性核素增加，这可能是由于"重力"作用所致的征象。四肢骨的大关节可见放射性核素呈对称性浓集，但尺骨和桡骨、胫骨和腓骨常不能分辨出来。此外，经常活动的部位，肌腱附着的部位放射性核素相对增加，均属正常范围。正常前位和后位骨显像。

2. 异常影像

1）静态影像

（1）与正常放射性分布，特别是与对侧或四周比较出现异常放射性浓集（热区）或减低（冷区）。

（2）上述异常的分布和范围呈弥漫性、随机性或规律性、局限性。

（3）数目，单发或多发。

（4）异常的形态可呈点状、圆形、条形、片状、团块状或炸面圈状等。

（5）整块骨影异常、关节影像异常或骨外组织显影。

2）血流、影像

（1）灌注峰时后延。

（2）两侧灌注峰值的增大。

（3）骨的灌注异常。

3）血池影像

（1）放射性增高或减少。

（2）消退速度减慢。

3. 骨显像的临床应用

1）原发性良性及恶性骨肿瘤

（1）良性骨肿瘤

①骨样骨瘤：多见于儿童和青少年，50%发生在股骨和胫骨，脊柱的骨样骨瘤仅占10%。对脊柱、盆骨和股骨颈的病变，用 X 线检查难以发现，骨显像有重要价值。由于病变周围有反应性骨形成，因此可见病变边界清楚。

②纤维性骨结构不良：纤维性骨结构不良是一种原因不明的骨疾病，病变部位缺乏成熟的骨组织，有时为软骨或充有液体的囊肿。这种疾病可侵犯各部骨骼，但股骨和胫骨为好发部位。从组织学看，病变部位有纤维基质和不同程度钙化的未成熟的骨小梁，当疾病处于活跃期时，病变部位有放射性浓集。

③骨软骨瘤：骨软骨瘤是骨生长方向的异常，异常骨向偏离最近骨骺的方向生长，故又称为骨疣。多见于年轻人，生长年龄结束后，病变即停止发展，骨显像见骨界邻近处有一放射性增高区。如无外伤史，骨显像见上述征象应高度怀疑骨软骨瘤。

④非骨化性纤维瘤：非骨化性纤维瘤是一种溶骨性病变，好发在长骨的干骺端，多见于儿童，病变增大会出现疼痛和病理性骨折，显像结果与囊肿相似，放射性增高环中有一放射性减低区，如存在骨折，则为一放射性增加区。

⑤骨囊肿：在骨显像图中呈局部放射性核素降低区。

⑥其他：一些良性疾病如骨母细胞瘤、嗜酸性肉芽肿等，均能摄取 ^{99m}Tc - 磷酸盐化合物。

（2）恶性骨肿瘤：原发性恶性骨肿瘤摄取骨显像剂一般比良性骨肿瘤高，血池检查多呈局部充血，但属何种类型的肿瘤需结合年龄、病变部位、病变数量、显像图的形态等综合分析。原发性恶性骨肿瘤以成骨肉瘤、尤文肉瘤及软骨肉瘤的恶性程度最高，骨显像有较高诊断价值。

①成骨肉瘤：为血管极丰富的高度恶性骨肿瘤。以股骨下端和胫骨上段较多见，腓骨、髋骨和颅骨等处亦有发生。病变部位骨形态有明显改变，且可向软组织浸润，并可含有坏死组织，典型的骨显像图可见病损处高度放射性浓集，有时热区中可见到冷的斑块，也有少数病变处放射性均匀分布，骨轮廓变形，用血池显像，病灶范围比静态显像所见小些，骨转移灶如肺转移也能浓集骨显像剂。成骨肉瘤原发灶外某处可见异常放射性浓集区，这种现象约占成骨肉瘤显像中的94%，多数在同一侧，如原发灶在足部，可见同一侧的膝部有异常放射性浓集区，如原发灶在膝部，可见同一侧的鼠蹊部有异常放射性浓集区。这些浓集区绝大多数并非肿瘤转移，因为在切除原发灶以后，随访中这种异常现象消失，很可能是由于原发灶引起同一侧骨骼血流量增加和骨塑形变之故。骨显像对成骨肉瘤转移灶的诊断亦比 X 线诊断敏感，前者能查出转移灶的39%，后者仅能查出10%左右。

②尤文肉瘤：尤文肉瘤来源于骨髓结缔组织，并有沿骨髓浸润倾向，是高度恶性骨肿瘤之一。2/3 的患者低于 20 岁，病变以髋骨为多见，其次为肋骨、股骨、脊柱等。病变部位能高度浓集放射性核素。与成骨肉瘤不同的是多数病变处放射性分布均匀，少数可在热区中见放射性减低或增高区。肿瘤显像的边缘不很清晰，血池显像反映了血运丰富。尤文肉瘤最常见的转移部位是肺和骨骼，20% 的患者在诊断时即有转移，随后转移率将逐渐增加。

③软骨肉瘤：软骨肉瘤的恶性程度低于成骨肉瘤，病变常在骨的皮质。肿瘤部位摄取显像剂增加，病骨轮廓改变，肿瘤边界清晰。血池显像见血管轻度增生，良性的软骨瘤及软骨母细胞瘤放射性核素呈弥漫性浓集，较正常骨部略增加。

④骨膜外骨肉瘤：骨膜外骨肉瘤又称为近皮质的肉瘤，来源于骨膜或骨膜外的结缔组织。各年龄组均可患此病，好发于股骨远端，次为肱骨、胫骨和尺骨、桡骨等。骨显像可在骨干处见放射性增加区，大多靠近干骨骺端。

2）转移性骨肿瘤

骨显像对转移性骨肿瘤的诊断具有很高的灵敏度。

成人恶性骨肿瘤骨显像异常者，其中30% X 线摄片为正常，成人骨转移多见于乳腺癌、前列腺癌，其他如肺癌及儿童的神经母细胞瘤也易发生骨转移。

（1）乳腺癌：乳腺癌所有术前患者皆应进行基础显像，作为术后 6、12、24 个月追踪显像的比较根据。术后应定期进行骨显像以观察疗效和预后。术后 4 年内 Ⅰ 期患者约10%、Ⅱ 期约有 25%、Ⅲ 期约为 60% 骨显像由术前正常转为骨转移表现。术前已有腋窝淋巴结肿大和术中发现已有淋巴结转移者，发展成骨转移的概率为没有上述这些情况的2.5 倍。一旦出现骨转移，平均存活期仅 2～3 年。

（2）前列腺癌：前列腺癌在早期即有广泛转移的倾向，是常见的骨转移癌之一。骨显像可帮助疾病分期。不同病期的阳性率不同。随着肿瘤增大，恶性程度增高，阳性率亦随之增高。第 Ⅰ 期前列腺癌患者骨显像阳性占8.5%，第 Ⅱ 期为 20%，第 Ⅲ 期为24%，而第 Ⅳ 期为 60%。经过治疗后，可见到某局部转移灶改善而另一局部的转移灶恶化，骨显像是判断治疗后所得混合效应最好的方法，并可指导治疗的方案。在治疗后

3 个月骨显像随访见显像有退步时，应结合临床来评价治疗结果，并在治疗后 6 个月再重做骨显像；如骨显像有改善，临床也有明显好转，应认为 3 个月骨显像所见的"退步"是反常的闪耀现象，如 6 个月后的骨显像继续退步，说明疾病继续发展，应重新制订治疗方案。

（3）肺癌：肺癌术前诊断有无骨转移非常重要，已成为术前的常规检查，术前如见骨转移需改变治疗方案。依据疾病分期和症状有无分析，无症状的Ⅰ、Ⅱ、Ⅲ期患者有骨转移者平均为 8%，而有症状者的阳性率Ⅰ、Ⅱ期为 32%，Ⅲ期为 41%。肺癌多由静脉血进入体循环向全身扩散，躯干骨和四肢骨可同样受累，显像图缺乏规律性，因为肺癌患者常并发肥大性骨关节病，故四肢骨干和骨骺端皮质对称性放射性增加。支气管癌患者即使骨髓活检正常，至少有 25% 的骨显像或 X 线诊断有癌转移。

（4）神经母细胞瘤：神经母细胞瘤多见于 4 岁以下的儿童，发生于神经脊组织，长骨的骨骺端常受累，病变主要在肱骨近端、股骨远端，病变摄取放射性范围较广且边缘不清，多呈对称性。转移灶有时为冷区，可能因血供受损而引起。与 X 线诊断一致者占 67%，而骨显像异常 X 线诊断正常者为 29%，说明骨显像比 X 线诊断更为敏感，且假阳性率低。

（四）脑显像

1. 正常影像
1）平面影像正常所见
前位、右侧位、后位、顶位。
2）断层影像正常所见
除脑外周有放射性增高的影像外，脑内呈空白区。
2. 异常影像
脑内局部放射性增高是最常见的异常影像，随疾病的不同在形态、大小、位置和是否越过中线等方面有不同表现。平面影像脑内局部放射性减低是脑内囊肿的表现。

肿瘤的探测：脑显像对脑瘤的阳性率为 88.7%，略低于 X 线、CT。其中大脑半球的肿瘤阳性率可在 95% 以上，中线、颅底与颅后窝脑瘤阳性率稍低。明显的团块状影像，多见于脑膜瘤、听神经瘤、转移瘤及恶性度高的胶质细胞瘤。对脑瘤不仅需要诊断，而且希望尽可能提供特异性信息，并且为手术治疗提供必要的解剖结构信息，本法在这些方面远不如 X 线、CT 和 MRI。

（五）肺癌显像

1. 肺癌的诊断
^{67}Ga 显像对直径 >2 cm 的肺癌有 80% ~90% 的阳性率，对肺良性肿瘤有假阳性，但对活动性炎症也有很高的阳性率，因此只有当临床上没有活动性炎症的情况时，本法对肺癌的诊断有一定价值。

2. 根治切除的可能性估计
肺癌病灶直接压迫或浸润邻近的肺血管可导致其灌注区血流减少或消失，在肺血流影像上出现相应的放射性减低或缺损区，其范围比 X 线胸片所示癌病灶大。因此肺癌患者术前进行肺灌注显像有助于根据放射性减低缺损区的大小估计肿块浸润的范围和肺血管受累程度，对决定能否进行手术切除和切除范围有重要指导意义。一般认为如果病侧肺的残存血流灌注区（即正常灌注区）的灌注量不及健侧肺的 1/3，则基本失去了手术根治的机会。

肺癌患者能否接受手术治疗还应考虑术后肺功能能否维持最低的气体交换需要。人们为了在术前准确估计术后肺功能，尝试了诸如分侧肺功能测定、支气管内放射性呼吸测定和单侧肺动脉气囊阻断等测定一侧或局部肺功能的方法。肺癌患者的术后预测，用力呼气量大于 0.8 L 者，可以耐受切除术。

（六）肝显像

肝影像的大小、位置和形态，与解剖所见相似。显像方法有平面显像、血池显像、阳性显像和断层显像等。

1. 正常肝脏显像图

正常肝脏显像图同平面正常影像。

2. 肝实质和肝血池断层影像

断层影像能细致地对照分析肝实质和肝血池各方向的层面影像，十分有助于识别正常结构，减少假阳性。

3. 异常图像

1）原发性肝癌

肝癌在显像图上的典型表现为局限性放射性核素缺损区。但仅仅根据平面显像只能定位不能定性。如欲定性应与其他疾病相鉴别。方法为进行两次或多次显像。原发性肝癌血管及血液供应很丰富，功能很活跃，因此，比较易于摄取 $^{99m}Tc-PMT$ 或 ^{67}Ga，显像图呈"热"区。与血管瘤鉴别应进行肝血池显像，后者显像图上呈过度填充的"热"区。当怀疑有原发性肝癌时，应进行 AFP 血清试验，此试验特异性高，阳性率可在 70% 以上。

2）其他占位性病变

其他占位性病变，如脓肿、囊肿、良性肿瘤等，当肝多角细胞或枯氏细胞的功能和其分布有改变时，亦可呈现为放射性核素缺损，即"冷"区。因此，肝脏的良性及恶性病变在肝脏呈现出的放射性核素缺损区是无特异性的。应注意鉴别诊断，可进行 B 超及 X 线、CT 检查，必要时进行 AFP 放射免分析综合检查，在它们互相补充的方法中，结合临床综合分析判断，以提高诊断的准确率。

3）转移灶

肝脏为其他脏器肿瘤转移的主要部位之一，如原发癌已知，即可用对原发癌有特异性的显像剂进行肝显像，确定有无肝转移。例如疑有结肠癌肝转移时可进行 $^{131}I-$ 抗 CEA 抗体放射免疫显像，疑有甲状腺癌转移则用 $Na^{131}I$ 显像，疑有骨瘤或恶性嗜铬细胞瘤肝转移，则可用 $^{99m}Tc-MDP$ 或 $^{131}I-MIBG$ 显像。

（赵曙光）

第七节 恶性肿瘤预防控制策略

随着工业生产的不断发展，工业生产造成的环境污染使人体肿瘤发病率不断增高，严重威胁人类的身体健康和生命安全。恶性肿瘤的预防控制已成为人们密切关注的话题，成为中国乃至全世界的公共卫生问题。

一、加强卫生法制和体制建设

中央及地方政府应制定相关法律法规，强化肿瘤控制工作的政府行为，将肿瘤的预防与控制工作纳入社会发展规划和卫生保健规划中，保障肿瘤防治工作顺利开展。组建一个由多部门参加组成的肿瘤防治领导机构，明确政府各部门参与肿瘤防治体系的相应责任，建立综合管理的肿瘤防治组织管理体系，定期组织检查、督导。加强国家、省、市、县级肿瘤防治领导机构和基层预防保健组织建设，强化医疗卫生机构对于肿瘤预防控制的责任。同时在具体的工作中应注意借鉴已有的工作基础及整合现有的恶性肿瘤防治人力资源。

二、增加公共卫生资金投入

恶性肿瘤的预防控制离不开经费的保障，在目前政府财政有限的情况下，可以采用调整卫生投入结构的办法，使政府的公共卫生投入占卫生事业费的比例有所提高。同时还应多渠道筹资，争取社会资金、基金的支持。基本公共卫生服务的投入，如恶性肿瘤等重大疾病的预防控制等基本保健项目由中央财政支付，保证贫困地区和富裕地区的每个人都能享受到，体现其公平性。其他的公共卫生投入，可以根据地方财政的实际情况实施适当配套政策。这样一方面可保证社会的公平性，发挥了财政转移支付的作用，另一方面又可充分发挥分级财政的积极性，体现因地制宜的原则性。

三、完善肿瘤管理控制体系与肿瘤登记系统

不断完善与市场经济相适应的预防医学与公共卫生工作管理体系及运作机制，已成为新世纪预防医学与公共卫生事业发展的一个重要内容，也是肿瘤防治事业适应社会经济发展的客观需要。应该加强肿瘤防治队伍的建设，建设一支具有创造能力和团队精神的肿瘤防治队伍，为推动我国肿瘤预防控制工作健康地向前发展提供人力保障。肿瘤登记工作是预防控制工作的基础，是预防控制工作策略制订与调整的依据。因此，应当建立健全全国肿瘤登记系统，扩大覆盖面，加强能力培训，提高数据质量，确保数据的可利用性，这些举措对于制订国家卫生发展规划、恶性肿瘤预防与控制计划，评价恶性肿瘤防治效果等具有重要意义。

四、治理环境污染、保障食品卫生安全

研究表明，80%的肿瘤与环境因素有关，环境污染是肿瘤发生的一个极其重要原因。环境中的化学、生物、物理因素以及其相互交织引起肿瘤的发生。与肿瘤有关的环境因素有职业接触、环境污染、食品污染、电离辐射、不良生活方式、慢性感染等。应该积极采取有效的措施，依靠全社会的力量，治理环境污染，减少各种有害环境因素，坚持可持续发展的战略，同时倡导健康的生活方式，是肿瘤综合预防措施的重要组成部分。如今，食品安全已经成为社会的热门话题，食物污染带来的危害，特别是亚硝酸盐、黄曲霉毒素、农药以及铅、汞、镉等重金属污染已引起有关部门极大关注。医学研究已经证实，食物中的硝酸盐进入体内后可转化成致癌物亚硝酸盐，黄曲霉毒素是诱发肿瘤（特别是肝癌）的一大"元凶"。因此要建立严格的食品卫生标准和完善的食品卫生监督体系，严格执法，制止这些问题的出现。

五、建立以社区预防为中心的三级肿瘤防治体系模式

基于信息协作平台的社区医院和二、三级医院组成的肿瘤三级防治网络，是由社区医院负责健康教育，肿瘤早期筛查；二、三级医院进行技术指导，并开通诊断和治疗的绿色通道。充分利用社区医院的优势开展肿瘤防治，以社区医院为重点，二、三级医院协同的肿瘤三级防治网络，普及肿瘤科普知识、进行社区高危人群筛查，必然会得到居民的配合和支持，使居民不出社区，即可获得肿瘤防治知识和预防手段，实现了肿瘤防治的重心前移。调动社区医院各方面的有利因素，积极推进慢性病防治工作，建立有效的合作机制，探索出社区慢性病防治结合的新模式。国外也强调社区和医院示范项目的重要性。

六、积极开展肿瘤早诊早治

肿瘤的早期诊断、早期治疗对于提高患者的生存质量和保障患者的生命安全具有重要的意义。因此，应将早发现、早诊断及早治疗作为提高患者5年生存率及降低死亡率的主要策略之一，逐步扭转以治疗中、晚期患者为主的状况，提高肿瘤预防控制资源的利用效率。应积极推进重点肿瘤早诊早治项目，完善技术方案，探索有效的运行机制，同时注重基层社区医生的培训，逐步提高基层医疗机构肿瘤早期诊断水平。

七、加强健康教育

加强健康教育和肿瘤防治知识宣传，普及防治知识是有效预防肿瘤发病的重要措施。近年来，随着健康教育理念的不断更新，对于疾病的防控知识的重要作用也逐渐得到了肯定。通过健康教育，群众对肿瘤的预防和控制的知识有新的认识，一旦全社会对肿瘤病因、早期症状有了一定的了解，认识到肿瘤是可以预防和控制的，可能会改变公众一些不良生活方式，减少肿瘤的发生风险。

总之，恶性肿瘤防治是一项艰难而复杂的工程，但我们相信，在以政府为主体，决策层高度重视，完善的政策和充足的资金支持下，通过进一步完善肿瘤防治体系、提高

肿瘤防治技术，整合全社会各方面的力量，综合开展肿瘤防治工作，能降低肿瘤的发病率和死亡率，控制恶性肿瘤发病率和死亡率的上升趋势。

（赵曙光）

第八节　肿瘤的预防措施

一、肿瘤的三级预防

（一）一级预防

一级预防亦称病因预防。一级预防是消除危险因素和病因，提高防癌能力，防患于未然的预防措施。对已知的危险因素如吸烟、酗酒、不必要的放射线照射、职业暴露要采取相应措施加以控制和消除。如不在公共场所吸烟，禁止青少年吸烟，规定纸烟中烟焦油要降至每支 15 mg 以下等，香烟的烟雾中有多种致癌物质，如苯并芘、二甲基亚硝胺、放射性元素及酚类化合物等，严重有害物质还有尼古丁、一氧化碳和焦油等，我国肺癌患者中有 70%～80% 长期吸烟。另外，还要提高机体抗癌能力，进行预防接种或化学预防，如肝癌高发区中的新生儿要进行乙肝疫苗接种。改善饮食和营养，提倡科学的膳食结构亦是一级预防的主要内容之一。例如高脂肪膳食可能与乳腺癌、结肠癌、前列腺癌有关。所以要求人们膳食中由脂肪来的热量不得超过总热量的 30%。为防止食管癌、胃癌的发生，应减少盐腌、烟熏和硝制食品的摄入。提倡多吃水果、蔬菜及其他富含维生素 A 和维生素 C 及纤维的食品。避免或减少接触职业性致癌因素，由于某些工种和车间具有较高致癌剂水平，由此引起癌症的发病率较高，目前已证明煤油、焦油、沥青、石棉、芥子气、铬及砷化物、联苯胺、羰基镍等有致癌性，必须加强职业病的预防。在实施一级预防措施时，常遇到一些病因不明确，但是有证据认为是危险因素，亦可先开展预防措施，以观察预防的效应，同时进行实验室研究，找出发病原因。

（二）二级预防

二级预防即早期发现、早期诊断和早期治疗。二级预防即肿瘤刚开始发生时，尽早筛检出来予以治疗，以收到事半功倍的作用。实际包括两方面的内容：一是早期发现，即医务工作者深入到人群中去，用有效的筛检手段发现早期癌症患者；二是对筛检发现的可疑患者，医生尽可能及时、准确地给予确诊和治疗。对二级预防比较有效果的癌症是宫颈癌和乳腺癌。其他肿瘤，凡是对人民健康威胁较大，病史比较明确，早期诊断基本过关，早期治疗效果较好，对受检者不造成损伤，花费不大的都可以筛检。

（三）三级预防

三级预防是指对癌症患者经各种方法治疗后进行的康复工作，亦称康复预防。康复工作可使其减少并发症，防止致残，提高生存率和生存质量，对晚期患者施行止痛和临终关怀。总之，对癌症患者应该从生理、心理等各方面予以关怀。现各地先后成立了抗癌俱乐部、抗癌协会等组织，邀请医务人员对治疗后癌症患者进行定期随访、复查，指导他们的饮食、卫生、劳动、生活，劝阻吸烟和酗酒，纠正不良生活饮食习惯，对他们的各方面的问题给予咨询，及时给予必要的治疗，以提高他们的生存质量，延长生存时间。

二、肿瘤的预防措施

肿瘤的预防措施具体如下：

（一）重视防控，改善环境

美国 1971 年颁布了癌症法案，开始对癌症防治研究投入大量资金，30 年后见到回报：美国的癌症发病率和死亡率开始下降。癌症预防必须由全国人民和政府大力参与才能取得成绩。需要采取一定强制措施保护环境、严格食品安全卫生管理。

（二）重视全民健康教育

针对不同年龄的人群，采用不同的教育方式。重视儿童的健康教育，例如在小学教育孩子们要注意健康生活和增强体质；在中学开展"健康生活——防控肿瘤"课程；到了高中就应当告诉他们不正常的性行为会传播 HPV、人类免疫缺陷病毒（HIV）等。成人的肿瘤预防教育包括癌症风险因素教育、具体预防方法的教育以及定期体检争取早期诊断方面的教育。

（三）不吃发霉食物

在发霉的花生、玉米及谷类中含有对人类有致癌作用的霉菌毒素，即黄曲霉毒素，可诱发肝癌。黄曲霉毒素也可存在于腐烂变质或被污染的其他食品中。

（四）不吸烟或戒烟

吸烟对人体健康的危害已是不争的事实，烟草的烟雾中所含有的多种化学物质如挥发性亚硝胺、多环芳烃化合物苯并芘具有致癌作用，可引起肺癌、喉癌、食管癌及宫颈癌等。吸烟不仅危害吸烟者本人，而且可累及其周围的人成为被动吸烟者，危害其健康。因此，提倡不吸烟，吸烟者应逐步戒烟。

（五）保持身心健康

肿瘤的发生与发展过程中，精神与情绪因素有一定的影响作用，过度的忧伤和绝望情绪可使人体免疫功能及康复力下降。适量运动，如慢跑、游泳、散步及打太极拳等，不仅能增强体质、提高免疫力，而且有助于舒缓精神上或工作上的压力及焦虑情绪。

（六）合理化饮食

1）应以新鲜、易消化，富含优质蛋白质、维生素、矿物质的食物为主，新鲜蔬菜、水果每餐必备。

2）多吃有一定防癌抗癌作用的食物，如菜花、卷心菜、西蓝花、芦笋、豆类、蘑菇类等。

3）选用具有软坚散结作用的食物，如紫菜、淡菜、海带、赤豆、萝卜、荸荠、荸荠、香菇等。但此类食品性滞腻，易伤脾胃，食欲缺乏和发热时要少吃。

4）不同体质选用不同食物。脾胃虚弱，中气不足可食用大枣、桂圆肉、生姜、鲜菇等；肝肾阴虚可用黑豆、核桃、鲍鱼等；血虚可食菠菜、豆制品等。

5）不同病种选用不同食物。肺癌患者可酌情选用百合、白木耳等；体虚舌质红时可选用黑白木耳、淡菜；痰多咳喘者可用雪里蕻、竹笋、萝卜、枇杷等；黄脓痰多时可用梨、柿子。胃癌患者脾胃虚，湿热时可食用薏苡仁、莲子、豇豆、大枣等；脾胃虚寒时可用羊肉、桂圆肉、干姜等；上腹饱胀，消化不好时可食用生姜、枇杷、佛手。肝癌患者有黄疸时可食用苜蓿等；有腹水时可选食冬瓜、莴苣、赤豆、西瓜等；食管癌可选用韭菜汁、蕹菜等。

（七）预防感染

宫颈癌、肝癌以及胃癌等的发生与感染因素有关。可以通过接种疫苗、洁身自好避免多个性伙伴、远离毒品来预防乙型肝炎病毒（HBV）、HPV、HIV 感染，实行分餐制有助于预防幽门螺杆菌（HP）感染。避免不必要的输血和使用血制品可以减少感染病毒的风险。

（八）母乳喂养

母乳喂养有助于母亲预防乳腺癌的发生。

（九）限制饮酒

为了预防肿瘤，尽量不要饮酒。如果饮酒，则应该限制每日的饮酒量。

（十）定期进行体检

一方面，通过定期体检，发现身体存在的异常以及癌症危险因素，通过及时调整、治疗降低患恶性肿瘤的风险。另一方面，定期体检可以实现二级预防。

（十一）治疗癌前病变

结肠息肉是结肠癌的癌前病变，通过切除结肠息肉能够达到预防结肠癌的目的。因此，治疗癌前病变可能是降低癌症发病率的一个最重要的措施和研究切入点。

（刘丛蕾）

第四章　肿瘤的外科治疗

手术治疗是肿瘤治疗中古老的方法之一，目前仍是对某些肿瘤最有效的治疗方法，约60%的肿瘤以手术为主要治疗手段，同时有90%的肿瘤应用手术作为诊断及分期的工具。手术切除肿瘤不受生物学特性的限制，也无潜在的致癌危险，对大部分尚未播散的肿瘤常可用手术治愈，同时术后亦可了解肿瘤的正确部位，得到正确分期；但手术亦有一定缺点，如需同时切除一定的正常组织，术后有一定的后遗症及功能障碍。手术也有一定的危险性，同时肿瘤如果超越局部及区域淋巴结时不能用手术治愈。

近数十年来，肿瘤的外科治疗在观念上有了很大改变，手术作为单一治疗手段的时间已经过去。虽然在术前诊断、手术治疗等方面有了很大进步，但外科医生在术前还需了解肿瘤的生物学行为与特性、各种肿瘤可能的播散途径。有些肿瘤在手术前可能已有亚临床性的转移，因此外科医生除应有良好的手术技巧外，还应掌握放疗、化疗及免疫治疗等各种方法，对患者进行合理的综合治疗，以提高治疗效果。

一、手术适应证和禁忌证

肿瘤手术有两个目的，即明确诊断和治疗肿瘤。

（一）适应证

在对肿瘤做出明确诊断后，即应决定是否手术及选择何种术式，在某种意义上说，合理的手术可能只有1次，因此应严格掌握适应证。

1）明确诊断可采用细针吸取细胞、针吸活组织检查、肿瘤组织的切取或切除进行活检，明确诊断及进行临床及病理分期。

2）根治早期恶性肿瘤：早期恶性肿瘤，因为原发肿瘤局限、对周围组织或器官没有侵犯或侵犯少，通过根治性手术可以及时彻底切除肿瘤，从而达到根治的目的。

3）治疗某些激素依赖性肿瘤而做内分泌腺体切除者，如对晚期前列腺癌患者做睾丸切除术。

（二）禁忌证

1）全身情况差、年老体弱、严重贫血、代谢紊乱，处于恶病质状态，不能在短期内纠正而无法耐受手术者。

2）并发有严重的心、肺、肝、肾器质性病变或严重传染病不能耐受手术者。

3）肿瘤广泛转移或广泛外侵并和邻近重要器官固定，且不能连同受累器官或肢体一并切除者。

4）因肿瘤部位原因，手术切除有困难或易造成重要脏器损伤者。

二、肿瘤外科治疗原则

（一）良性肿瘤的外科治疗原则

良性肿瘤以局部膨胀性生长为主，其边界清楚，多数有完整的包膜，不会发生淋巴道和血道侵袭和转移，其治疗以手术为主，一般手术切除即可治愈。手术原则是完整切除肿瘤，应包括肿瘤包膜及少量正常组织，禁忌做肿瘤挖出术。例如，乳腺纤维腺瘤做乳腺区段切除；甲状腺瘤要求做肿瘤所在的腺叶及峡部切除；卵巢囊肿则做单侧卵巢切除，并避免术中肿瘤残留。

（二）恶性肿瘤的外科治疗原则

应用手术切除肿瘤是治疗实体瘤的一种有效方法，但也只有在肿瘤尚限于原发部位及区域性淋巴结时才有效。然而很多肿瘤在临床诊治时已存有远处微小或亚临床的转移病灶，这常是术后复发及转移的根源。肿瘤外科医生应当不同于一般外科医生，除了掌握肿瘤外科的理论及操作外，还应熟悉其他的肿瘤治疗方法，如放疗、化疗及内分泌治疗等，综合设计每个患者的具体治疗方案，以达到最佳效果。

在选择手术治疗方法时应注意：①正确选择哪些患者可能单用手术能达到治疗目的。②考虑手术后局部的控制情况及与功能损伤间的关系，在达到根治的目的下，应尽量使外形及功能达到越接近正常越好，以提高生存的质量。③选择最佳的综合治疗方案，控制局部病灶，防止远处转移。

1. 肿瘤的预防

目前，肿瘤的真正病因和发病机制不明，尚无理想的预防措施。然而，对一些容易引起癌变的先天或后天性病变进行预防性切除，从而起到预防肿瘤的作用。例如，家族性多发性结肠息肉病做预防性结肠切除；外阴或口腔黏膜白斑切除。

2. 肿瘤的诊断

肿瘤的确诊有赖于病理，而病理标本的获得往往离不开外科。因此，外科是诊断肿瘤最为重要的手段。

3. 肿瘤的分期

外科常为肿瘤分期提供确切的依据，而肿瘤分期是制订治疗方案的重要依据。例如，对怀疑锁骨上淋巴结有转移的患者做淋巴结活检术，从而可做较为明确的分期和决定相关的治疗方案。

4. 制订合理的治疗方案

肿瘤的首次治疗是否正确，直接影响预后。制订治疗方案最为重要的是肿瘤的病理类型、分化程度、临床分期和患者的体质状况。一般的原则是：早期癌瘤，争取手术根治；局部晚期癌瘤，估计难以切除的局部病变，先做术前化疗或放疗，即新辅助治疗，待肿瘤缩小后再手术；术后病理证实有癌残留或多个淋巴结转移，再行放疗或化疗。

三、微创外科

微创外科是指采用创伤最小的方法进行的外科治疗。

微创外科的主要特点是：

（1）手术切口小，局部创伤小。

（2）手术出血少，手术时间短。

（3）内脏的损伤和功能的干扰少，术后恢复快。

（4）全身反应轻，在神经体液系统方面，机体的应激反应明显低于传统手术；在免疫系统方面，能较好地保存由细胞介导的免疫能力。

微创外科主要包括腔镜外科（如腹腔镜、胸腔镜）和内镜外科（如食管镜、纤维支气管镜）两个部分。目前微创外科手术已经涉及头颈外科、胸外科、妇科、内分泌外科、泌尿外科和神经外科等领域。

总之，迄今肿瘤外科手术在肿瘤治疗中仍占有极其重要的地位，但单靠手术治愈肿瘤的观念已经过时了。肿瘤外科医生应该掌握更多肿瘤生物学知识，熟悉机体免疫防御机制，了解其他学科的进展，结合患者具体情况，才能制定出合理的综合治疗方案，更好发挥外科手术在肿瘤治疗中的作用。

（张敏）

第五章　肿瘤的化学治疗

第一节 肿瘤化学治疗药物的分类与作用机制

一、肿瘤化学治疗药物的分类

（一）根据抗癌药物的来源、化学结构分类

1. 烷化剂

主要药物有氮芥（HN2）、环磷酰胺（CTX）、异环磷酰胺（IFO）、苯丁酸氮芥（瘤可宁）（CBl348）、苯丙酸氮芥（CB）、左旋苯丙氨酸氮芥（美法兰）、塞替派（TS-PA）、白消安和洛莫司汀（环己亚硝脲，CCNU）及司莫司汀（甲环亚硝脲）。

2. 抗代谢药物

主要药物有5-氟尿嘧啶（5-FU）、替加氟（呋喃氟尿嘧啶，FT-207）、双氟啶（FD-1）、优氟啶（UFT）、卡莫氟（HCFU）、去氧氟尿苷（氟铁龙，5-DFUR）、甲氨蝶呤（MTX）、6-巯基嘌呤（6-MP）、阿糖胞苷（Ara-C）、希罗达及增加5-FU疗效的亚叶酸钙（甲酰四氢叶酸钙，CF）。

3. 抗癌抗生素

主要药物有放线菌素 D（更生霉素，ACTD）、柔红霉素（DNR）、多柔比星（阿霉素，ADM）、表柔比星（表阿霉素，EPI）、吡柔比星（THP）、米托蒽醌（MIT）、博来霉素（BLM）、丝裂霉素（MMC）、平阳霉素（SP）。

4. 抗癌植物类

长春花类植物生物碱，如长春碱（长春花碱，VLD）、长春新碱（VCR）、长春地辛（VDS）。鬼臼毒类的依托泊苷（VP-16）和鬼臼噻吩苷（VM-26）。喜树碱类，包括开普拓（伊立替康、CPT-11）和羟基喜树碱（HCPT）。紫杉醇类药物有紫杉醇、紫杉特尔等。

5. 激素类

激素类主要药物有雌激素（己烯雌酚）、雌激素类制剂、垂体—黄体释放激素的激动剂（诺雷德）、雄激素、雌激素受体抑制剂（他莫昔芬及托瑞米芬）、氨鲁米特（氨基导眠能）、来曲唑、黄体酮、甲状腺素。

6. 其他类

铂类，顺铂（DDP）、卡铂（CBP）、草酸铂（奥沙利铂，L-OHP）。以铂类为基础的化疗方案在许多肿瘤治疗中占有重要地位。卡铂临床疗效与顺铂相似，胃肠道反应较轻。草酸铂为第三代铂类抗肿瘤药，主要是肾毒性和胃肠道反应均较轻。其他铂类药物有洛铂和环铂等；杂类还有达卡巴嗪（氮烯眯胺，DTIC）、甲基苄肼（PCZ）、吉西他滨（GEM）等。

（二）从细胞动力学角度分类

细胞化疗药物分为细胞周期非特异性药物（CCNSA）及细胞周期特异性药物（CCSA）。

1. 细胞周期非特异性药物

细胞对药物的敏感性与细胞的增殖状态无关，可杀伤细胞增殖周期中的各期细胞。它们大多在大分子水平上直接破坏 DNA，或与其形成复合物从而影响 RNA 的转录及蛋白质合成。各种烷化剂及抗肿瘤抗生素多属此类。

2. 细胞周期特异性药物

细胞对药物的敏感性与细胞的增殖状态有关，主要作用于细胞周期的某一时相。它们多半在小分子水平上发挥作用，或者抑制 DNA 的合成，或者抑制蛋白质及 RNA 的合成。根据其对细胞周期内处于不同时相细胞的作用点不同又分为 M 期特异性药物及 S 期特异性药物。

1）M 期特异性药物

M 期特异性药物主要作用于有丝分裂期，植物药 VLD 及 VCR 等属于此类。

2）S 期特异性药物

抑制 RNA 及蛋白质的合成，大多数的抗代谢药属于此类，如 MTX、5 – FU、巯基嘌呤及硫鸟嘌呤等。

二、化学药物分子水平的作用机制

（一）干扰核酸合成的药物

这类药物分别在不同环节阻止 DNA 的合成，抑制细胞分裂增殖，属于抗代谢物。根据药物主要干扰的生化步骤或所抑制的靶酶的不同，可进一步分为：

1. 二氢叶酸还原酶抑制剂

二氢叶酸还原酶抑制剂即抗叶酸制剂，如 MTX 等。

2. 胸苷酸合成酶抑制剂

胸苷酸合成酶抑制剂影响尿嘧啶核苷的甲基化，即抗嘧啶制剂，如 5 – FU、FT – 207 及 UFT 等。

3. 嘌呤核苷酸互变抑制剂

嘌呤核苷酸互变抑制剂即抗嘌呤制剂，如 6 – MP、6 – TG 等。

4. 核苷酸还原酶抑制剂

核苷酸还原酶抑制剂如 HU。

5. DNA 多聚酶抑制剂

DNA 多聚酶抑制剂如 Ara – C 等。

（二）干扰蛋白质合成的药物

干扰蛋白质合成的药物分为：

1. 影响微管蛋白装配的药物

影响微管蛋白装配的药物干扰有丝分裂中纺锤体的形成，使细胞停止于分裂中期，如 VCR、VLB、VP－16、秋水仙碱和紫杉类等。

2. 干扰核蛋白体功能阻止蛋白质合成的药物

干扰核蛋白体功能阻止蛋白质合成的药物有三尖杉酯碱。

3. 影响氨基酸供应阻止蛋白质合成的药物

影响氨基酸供应阻止蛋白质合成的药物如 L－门冬酰胺酶，可降解血中门冬酰胺，使瘤细胞缺乏此氨基酸，不能合成蛋白质。

（三）直接影响 DNA 复制的药物

本类药物通过直接干扰 DNA 的复制而发挥抗癌作用。本类药物有 HN2、CTX、TS-PA、白消安、卡莫司汀等烷化剂，还包括乙烯亚胺、磺酸脂、丙亚胺、MMC 等。它们都具有活泼的烷化基团，能与细胞组成成分的蛋白质和核酸中的氨基、巯基、羧基、磷基等亲核基团发生烷化作用，影响细胞的增长和繁殖。烷化剂细胞毒性作用的反应部位主要是 DNA，其作用方式有烷化剂可以取代核酸中的碱基，或使磷酸发生酯化反应；与 DNA 双链产生链内交叉联结反应（分子内交联）。由于烷化反应，使鸟嘌呤的分子发生变化，可产生 G－T 的错误配对，出现错误的密码，导致细胞的变异现象。这种变异作用有时表现致癌作用。

（四）作用于转录的药物

此类药物通过干扰转录，抑制 mRNA 的合成而发挥抗癌或抑癌作用。包括 ACTD、柔红霉素、多柔比星等。这类药物的共同特点是能选择性嵌入到一段 DNA 中。mRNA 是以 DNA 作为模板转录其遗传信息而合成的。

（五）作用于翻译的药物

这类药物主要作用是阻止蛋白质合成。包括 L－门冬酰胺酶（L－Asp）、三尖杉酯碱和某些抗癌抗生素等。如 L－Asp 是机体内 L－门冬酰胺合成蛋白质的聚合酶。某些肿瘤细胞缺乏门冬酰胺聚合酶，不能自身合成门冬酰胺，其合成蛋白质所需的门冬酰胺要从细胞外摄取。L－Asp 可使血清中的门冬酰胺水解为门冬氨酸和氨，使肿瘤细胞缺乏合成蛋白质所需要的 L－门冬酰胺，从而限制了蛋白质的合成，细胞增殖受到影响。

（六）影响生物膜的药物

植物糖蛋白属于植物糖蛋白类的有力豆素、麦胚凝集素、植物血凝素等。这些药物使癌细胞发生明显的凝集反应。其作用原理是和膜表面的糖受体结合，阻碍了这类受体对 DNA 合成的启动作用，并使细胞增殖死亡。

（七）其他作用机制的药物

1. 影响微管聚合的药物

长春花类植物的生物碱，如 VLB、VCR、VDS，主要与肿瘤细胞核的微管蛋白结合，阻止微管的聚合和形成，干扰细胞丝状分裂。紫杉醇、紫杉特尔等紫杉类药物可促进微管双聚体的装配并阻止其去多聚化，使肿瘤细胞的丝状分裂停止。

2. 影响 DNA 拓扑异构酶

鬼臼毒类的 VP – 16 和 VM – 26 除抑制微管聚合之外，还有抑制拓扑异构酶Ⅱ的作用，阻止 DNA 的复制，此类药物容易通过血—脑屏障，可用于脑瘤和脑转移瘤。另一类植物制剂喜树碱类，包括 CPT – 11 和 HCPT 等则是拓扑异构酶Ⅰ的抑制剂，亦有干扰 DNA 合成和复制的作用。

3. 抗转移作用

某些抗肿瘤转移药物可使肿瘤周围的血管网减少，使瘤体周围形成包膜，从而防止癌细胞向周围组织扩散和从血道转移。这类药物有二酰胺类的乙亚胺、丙亚胺等。此外，抗凝血药物如肝素亦有抗肿瘤转移的作用，因为经过血运转移的癌细胞须由纤维蛋白、少量白细胞和血小板形成的血栓包围着，才能免受机体免疫功能的杀伤而存活下去，肝素等抗凝血药物使血栓溶解或不能形成，可减少转移的发生。

4. 直接破坏肿瘤细胞

采用生物反应调节剂治疗肿瘤。临床上观察到将淋巴因子激活的杀伤细胞（LAK 细胞）注射于人体后，可使多种转移瘤消退。LAK 细胞与 IL – 2 合用使某些实体瘤亦得到缓解。

（张敏）

第二节 肿瘤化学治疗的临床应用

一、肿瘤化学治疗的原则

追求完全缓解是肿瘤治疗及生命延长的最低必须条件；最初治疗是取得好治疗效果的关键；剂量强度的确定是化疗根本原则之一。应遵循以下原则：

1）综合治疗：合理安排各种有效治疗手段，提高疗效，治愈更多患者。

2）应用细胞动力学和细胞药敏试验指导化疗，制订合理的化疗方案。

3）掌握剂量强度与治愈率的关系，化疗持续时间及强度必须适当。

4）区分是姑息性治疗还是根治性治疗。

5）与生物反应调节剂并用或序贯用药。

6）克服耐药性。

7）给药个体化、循证化。

二、肿瘤化学治疗适应证

（一）能够治愈的肿瘤

1984 年美国国立癌症中心（NCI）公布的 13 种癌症可通过化疗治愈：绒癌、儿童急性淋巴细胞白血病、霍奇金淋巴瘤、弥漫性组织细胞淋巴瘤、结节性混合型淋巴瘤、睾丸肿瘤、卵巢癌、急性粒细胞性白血病、肾母细胞瘤、伯基特淋巴瘤、胚胎性横纹肌肉瘤、尤文肉瘤（即骨原发网状细胞肉瘤）、小细胞肺癌。

（二）辅助化学治疗肯定有效的肿瘤

辅助化疗肯定有效的肿瘤有乳腺癌（Ⅱ期）、结肠癌（B_1、B_2、C 期）、骨肉瘤、卵巢癌。

（三）新辅助化学治疗临床试验的肿瘤

新辅助化疗即术前或放疗前化疗，目前研究较活跃的肿瘤有头颈部肿瘤、卵巢癌、ⅢA 期肺癌和膀胱癌。

（四）可以试用的各种中晚期肿瘤

可以试用的各种中晚期肿瘤，这类肿瘤必须具备：①无其他有效治疗方法。②一般情况允许。③治疗的益处超过其不良反应。

（五）癌性体腔积液

恶性胸腔积液、腹腔积液、心包积液。

（六）肿瘤所致的各种压迫症

上腔静脉综合征、呼吸道压迫症、脊髓压迫、颅内高压。

（七）癌的化学预防

化学制剂预防癌症的研究也取得了一定的进展。

三、肿瘤化学治疗的禁忌证

（一）绝对禁忌证

（1）肿瘤终末期（即临终状态，预期生存 1~2 个月）。
（2）恶病质、多脏器功能衰竭、败血症、昏迷等危重情况。
（3）妊娠 3 月内妇女（除非终止妊娠）。

（二）相对禁忌证

（1）3个月内婴儿。

（2）年老（特别是肿瘤生长缓慢，对化疗不敏感的老年患者）。

（3）活动力极差（Karnofsky评分＜40分，ECOG评分3~4）。

（4）痴呆。

（5）患者不能充分合作且不按时治疗。

（6）肿瘤对化疗抗拒。

（7）诊断不明确者（缺少病理证实）。

（8）对评价治疗及监测不良反应设备条件不足，缺乏支持治疗措施。

四、肿瘤化学治疗的注意事项

1）只对已确定诊断的恶性肿瘤，并有治疗指征的患者给予治疗；一般不作为诊断性治疗；更不应作为安慰剂来使用；以免滥用药物而给患者造成不必要的损害。

2）确定使用药物治疗后，应根据患者的机体状况，肿瘤病理类型、临床分期和发展趋向，药物的作用原理及特点制订治疗计划。并对所有剂量、途径、方法和疗程事先确定，且不可长期无限制用药或盲目提高剂量。

3）治疗前必须熟知药物的毒性，并制订观察的计划，并给予一些减少不良反应的措施。

4）在化疗过程中，应按期检查血常规变化。一般应每周检查1~2次，如血常规白细胞数下降应更密切进行观察。

5）化疗若出现如下情况应视为停药指征

（1）用药时间超过一般的显效时间或累积剂量已超过可能显效剂量，继续用药有效机会不大者。

（2）不能控制的频繁呕吐影响患者进食或电解质紊乱，以及每日腹泻超过5次或有血性腹泻时。

（3）如白细胞低于2.0×10^9/L，血小板低于50×10^9/L时，有时发现血细胞锐降，虽未达此水平也应及时停药观察，以免发生严重的骨髓抑制。

（4）出现严重的肝、肾、心脏及神经系统疾患或其他不良反应。

（5）患者感染发热，体温超过38℃（由肿瘤引起的发热不在此例）者。

近年来，分子肿瘤学的研究所取得的进展也为肿瘤治疗提供了许多新的治疗途径。针对新靶点和新作用机制的抗肿瘤药物，将有助于发现一些选择性高而不良反应低的新型抗癌药物，目前许多实验室都致力于拓扑异构酶抑制剂和干扰微管蛋白聚合或解聚的药物的设计与研究，近几年问世的紫杉醇和紫杉特尔对乳腺癌、卵巢癌及非小细胞肺癌疗效显著，伊立替康（开普拓－11）等对结肠癌疗效突出。从已知抗癌药中发展高效低毒的衍生物亦是发展抗癌药物和改善疗效的重要途径。为了实现对肿瘤患者的合理用药和化疗药物个体化，应进行个体肿瘤的体内外药敏试验，它是指导临床选择有效抗癌药物的一种方法。同时进行给药途径和方法的研究，提高局部药物浓度，达到有效杀灭肿瘤细胞而对全身的不良反应较小的目的，都是目前肿瘤化疗的发展方向。

五、肿瘤化学治疗的给药途径、方法

肿瘤的化疗临床上多根据肿瘤的生长部位、组织来源、性质及临床表现，选择不同的治疗药物及治疗方法。给药途径有口服、肌内、静脉、腔内、动脉等。

1. 口服给药

口服给药用法简单，但易刺激胃黏膜，被胃酸破坏，引起恶心、呕吐和腹泻等反应。为减轻药物对胃黏膜的刺激，并防止被胃酸破坏，多数药物是制成胶囊或肠溶剂。口服常用药物有甲酰溶肉瘤素、甲氧芳芥、抗瘤氨酸、消瘤芥、CTX、HU、丙亚胺、5-FU、MTX、CBl348 等。

2. 肌内给药

肌内给药只限于刺激性不大，并能溶于水的药物，如博来霉素、塞替哌、甲氨蝶呤、盐酸阿糖胞苷等，为吸收快，以长针头做深部肌内注射为宜，因皮下注射不易吸收，影响疗效。

3. 静脉给药

1）常用静脉的选择

临床上应选用直且弹性好、不易滑动的表浅静脉，如贵要静脉、头静脉、上肢内侧皮静脉、手足背浅静脉、指间静脉等。头皮静脉丰富，易于固定，常用于小儿，也可用于成人，可选用前额静脉、颞浅静脉、耳后静脉等。临床有资料显示，使用下肢静脉时并发症发生率较高，对于长期卧床、老年、心血管患者等原则上不采用下肢静脉，以防止静脉血栓性栓塞和肺栓塞等发生。

2）静脉用药的方法

所有注射药物需临用前稀释及新鲜配制。注射或滴注中不可外漏，特别 HN2、长春碱及 MMC，外漏往往引起局部疼痛、肿胀，甚至发生组织坏死，以及继发感染引起化脓。一旦外漏应立即局部周围注射生理盐水（如氮芥外漏可注射硫代硫酸钠溶液）及用普鲁卡因局部封闭，尚可置冰袋、涂搽可的松油膏或外敷金黄散。

（1）静脉推注：适应于①周期非特异性药物。此类药大多通过与 DNA 发生共价或非共价结合，而直接破坏细胞内的 DNA。因作用于大分子水平，在作用过程中药物浓度比作用时间重要，静脉推注可以使一段血流处于高浓度。②药物在溶液中容易分解失效者。如氮芥、环磷酰胺等烷化剂；丝裂霉素等某些抗生素类，而且这些药肌内注射都对局部有严重刺激。虽然有些药物对静脉亦有严重刺激（例如氮芥），但因建立了畅通的静脉输液，药物注入输液管后，立即放开输液予以冲洗，从而能克服这些副反应。

（2）静脉滴注：适应于①对静脉刺激性不太大。②配制于大量溶液中不易失效。③周期特异性药物，大多通过抑制 DNA 的合成或影响细胞的微小管装配功能，作用于小分子水平。当剂量达一定浓度后，再增加剂量而杀伤力不再增加，药物作用的时间长短比药物浓度更加重要，宜静脉缓慢滴注或肌内注射。

3）输注静脉的保护

（1）先远端后近端，先浅后深，先难后易，交替使用，以延长血管使用寿命。

（2）表浅静脉与深静脉有许多交通支相通，使用时不必考虑循环障碍等并发症的发生。

（3）关节处的静脉不易固定，不便调节输液速度，故应加强固定。

（4）危重患者或小儿需长期输液者，静脉穿刺频率高，易致静脉炎，可用静脉留置针有计划利用和保护静脉，减少穿刺的痛苦。反复注射药物者可采用三通活栓。

4. 腔内给药

腔内给药主要用于胸腹和心包腔内的癌性积液，可以一次或多次注射。一般应先将积液抽尽，然后将溶好的药物注入。穿刺前应给患者解释有关注意事项，做好物品准备。穿刺中要密切观察患者面色、呼吸、脉象的变化。如发现异常，应立即停止穿刺，并及时给予相应处理。给药后注意观察患者的反应，嘱患者翻转几次使药物分布均匀。

5. 动脉给药

动脉给药常用动脉插管法连续滴注或分次推注抗癌药，以提高肿瘤局部的药物浓度。几乎所有静脉注射的药物均可用于动脉给药。动脉给药常用于肝癌、头颈部癌、直肠癌及四肢恶性肿瘤等。其基本原则是尽可能使导管头接近肿瘤供血区域，提高疗效，减少并发症和不良反应。如肺癌治疗要插入支气管动脉；肝癌治疗要插到肝固有动脉，甚至其右支或左支；盆腔肿瘤的治疗要插入髂内动脉；胃癌治疗要插入胃十二指肠动脉或胃左动脉。

动脉化疗后常出现恶心、呕吐、食欲下降等消化道反应，可持续 5～7 天。肝动脉灌注还易发生一过性肝功能损害和肾功能损害及胃炎、胃溃疡并发症。反复大剂量地灌注也可引起骨髓抑制。在治疗过程中护士应密切观察，定期检查，注意防治不良反应。

6. 鞘内给药

鞘内给药用以治疗绒毛膜上皮癌及恶性葡萄胎的颅内转移，以及防治脑膜白血病。常用药物有 MTX、盐酸阿糖胞苷、环胞苷。一般常用 MTX 加注射用水 2 ml，或抽脑脊液 2 ml 稀释，再加醋酸地塞米松 2～5 mg（儿童 2 mg），缓慢注入脊髓腔内。盐酸阿糖胞苷、环胞苷均用自身脑脊液稀释。

鞘内给药护理要点：

1）注药后患者去枕平卧 6 小时，以防低颅内压性头痛和其他并发症。

2）每 15～30 分钟检查 1 次生命体征，如患者出现头痛、呕吐、心悸、呼吸困难等立即通知医生。

3）虽鞘内给药不会发生静脉用药时常见的不良反应，但个别患者会发生化学性蛛网膜炎、共济失调、瘫痪等表现，可能是化疗药物对中枢神经系统的毒性作用所致，应向患者详尽解释。

4）部分患者可有颅内高压，鞘内注射前须观察有无头痛、呕吐症状，必要时应在腰椎穿刺（简称腰穿）前予以脱水处理。

5）此法不适于癫痫发作频繁、意识或精神障碍等患者。

7. 其他

膀胱内的恶性肿瘤可用抗癌药物进行膀胱内灌注。体表或妇科肿瘤可进行瘤内注射，皮肤癌可用抗肿瘤药外涂。外科手术时，则常在胸腹腔内以抗肿瘤药冲洗创面。

（张敏）

第三节 肿瘤化学治疗的不良反应及防治

抗癌药物能抑制恶性肿瘤的生长和发育，并在一定程度上杀灭肿瘤细胞。但是，目前使用的抗癌药物在杀灭或抑制肿瘤细胞的同时，对机体的正常细胞也有一定的损伤，特别是对增殖旺盛的上皮细胞如骨髓细胞、消化道黏膜上皮细胞、生殖细胞等的损伤尤为严重，可直接影响心、肝、肺、肾、神经系统等功能，严重者可危及生命。

由于化疗药物具有各种特殊的不良反应，因此要求医护人员了解并掌握有关监测及预防抗癌药物毒性反应的评价标准及其方法，密切观察病情，并给予预防及解决措施，尽量减少不良反应的强度。对初次化疗的患者应做好患者及家属的健康宣教，使其具体了解化疗方案以及化疗期间可能出现的不良反应，取得患者及家属的积极配合，以达到运用所提供的防治方法加强自我护理的目的，减少可能出现的不良反应，减轻患者的焦虑、恐惧心理。

一、骨髓抑制

几乎所有抗癌药物均具有不同程度的造血系统毒性，这是肿瘤化疗的主要剂量限制性毒性。化疗对血液的各种成分有不同的影响。白细胞受影响最大，尤其是中性粒细胞，随着用药剂量的增大或用药时间的延长，血小板、红细胞也会受到不同程度的影响，出现出血、贫血等症状。不同化疗药的造血系统毒性程度不同，烷化剂、蒽环类抗癌抗生素、CBP、亚硝脲类等程度重；VCR、PYM、DDP 抑制较轻。MTX、长春碱类、鬼臼毒类等骨髓抑制出现轻，恢复快，白细胞减少最低值出现在用药后 1～2 周，2～3 周恢复。亚硝脲类、MMC 等白细胞最低值出现晚，为 3～8 周，恢复也较慢，为 1～2 个月。白细胞减少 $< 1.0 \times 10^9 / L$，特别是粒细胞 $< 0.5 \times 10^9 / L$ 持续 5 天以上则病情危重。患者发生严重感染的概率大大提高，可达 90%。血小板 $< 50 \times 10^9 / L$，特别是 $< 20 \times 10^9 / L$ 则有出血危险，可发生脑出血、胃肠道出血等。

处理：通常白细胞 $< 3.5 \times 10^9 / L$，血小板 $< 80 \times 10^9 / L$ 不宜应用骨髓抑制的化疗药物，或调整化疗药物应用剂量。白细胞 $< 3.0 \times 10^9 / L$ 应给予粒细胞集落刺激因子（G－CSF）或粒细胞巨噬细胞集落刺激因子（GM－CSF），白细胞 $< 1.0 \times 10^9 / L$ 或中性粒细胞 $< 0.5 \times 10^9 / L$ 可考虑适当应用抗菌药物预防感染，一旦出现发热应立即做细菌培养及药敏试验，并给予广谱高效抗生素治疗。血小板 $< 50 \times 10^9 / L$ 可酌情应用酚磺乙胺（止血敏）等止血药物预防出血，血小板 $< 20 \times 10^9 / L$ 应予以输注血小板。

二、胃肠道反应

（一）恶心、呕吐

恶心、呕吐是化疗常见的不良反应之一，不但使患者感到不适，还会引起水电解质平衡紊乱、衰弱，造成恐惧或拒绝化疗。根据呕吐，发生时间不同，可将呕吐分为三类。急性呕吐发生在用药后 24 小时内；迟发性呕吐，发生于用药后 24 小时以上，有时可持续数日；预期性呕吐，是指应用抗癌药物之前发生的呕吐。其中急性呕吐最常见。

引起明显呕吐的药物包括 DDP、ACTD、CTX、HMM、BCNU、ADM、IFO 等，DDP 所致呕吐最严重。目前对恶心、呕吐的预防和治疗有很大的进展，尤其是 $5-HT_3$ 受体拮抗药的应用，取得了较好疗效，使急性呕吐的控制率达到 50%，同时加用地塞米松可提高疗效。但 $5-HT_3$ 受体拮抗剂对于迟发性呕吐似乎达不到有效控制。目前应用消化道黏膜保护剂十六角蒙脱石（思密达）联合 $5-HT_3$ 受体拮抗剂对于 DDP 引起的呕吐取得较好的疗效。十六角蒙脱石对急性呕吐疗效不显著，但对化疗后 2～5 天出现的迟发性呕吐有明显效果。化疗药物对胃肠黏膜有直接刺激和抑制上皮生长的作用，当黏膜屏障功能受损时，会引起胆盐、蛋白酶或条件致病菌的侵蚀，十六角蒙脱石通过改善黏膜的质和量，减轻化疗药物直接刺激作用，同时尚有固定胆盐、病菌的作用，达到保护黏膜、减轻症状的效果。其他用于恶心、呕吐治疗的药物还有多巴胺受体 D_2 阻滞药，如甲氧氯普铵（胃复安）、氯丙嗪，以及抗组胺类药物苯海拉明等。甲氧氯普铵的主要不良反应是锥体外系反应，而苯海拉明可控制这一反应，并提高止吐作用。

（二）口腔炎

由于应用细胞毒抗癌药物导致口腔黏膜发生炎症反应称为口腔炎。接受化疗的癌症患者，口腔炎的发生率是 40%，严重的口腔炎可引起溃疡、感染和出血，并由于疼痛影响患者进食，干扰化疗的进行。常见的引起口腔炎的药物有 MTX、5-FU、MMC、CTX、DTIC、ADM、VCR、VLB 等，其中以 MTX、5-FU 最为常见。一般在用药后 5～7 天发生。口腔炎的治疗目的是减轻痛苦，预防感染。首先应保持口腔清洁，出现疼痛时，可全身应用镇痛药，或局部使用普鲁卡因、利多卡因或冰硼散，并发感染应全身或局部使用抗生素。

（三）腹泻

接受化疗的患者，不同程度的腹泻发生率在 75% 左右，主要是由于抗癌药物对肠黏膜细胞的直接抑制或破坏所致。易引起腹泻的药物有 5-FU、MTX、ADM、CPT-11 等。5-FU 每天剂量为 15 mg/kg，连用 5 天，腹泻发生率为 34%～85%，剂量越高，用药次数越多，腹泻越易发生，连续数天用药比一次性用药发生率高。腹泻每日超过 5 次或出现血性腹泻时，应立即停止化疗并及时治疗。给予止泻药物，抗感染治疗并给予足够的营养，保持水电解质平衡。

（四）便秘

化疗后患者便秘的发生率为 15% 左右，临床常见的缓解化疗后便秘的药物是长春碱类，如长春新碱、长春碱和长春地辛。对于接受化疗的患者，应注意饮食调节，选择富含纤维素的食物，补充足够的水分，引用适当的缓泻剂或粪便软化剂。常用药物有芦荟胶囊、酚酞（果导）、番泻叶等。

三、肝功能损害

化疗药物可引起轻重程度不同的肝功能损害。Ara－C、HU、亚硝脲类和甲氮咪胺可引起短暂性转氨酶升高，CTX、马利兰、CBl 348 偶见短暂性肝功能障碍，大剂量巯嘌呤可引起肝坏死。长期应用小剂量 MTX，患者中 46% 有肝脂肪变，27% 有肝纤维化，19% 有肝硬化。治疗骨肉瘤时，提倡的大剂量 MTX 静脉滴注几乎发生一定程度的肝功能损害，特别是滴注时间超过 4 小时，即使应用解毒剂四氢叶酸等解救也无法避免肝功能损害。5－FU 较大剂量，每次超过 750 mg 时，也可引起肝功能损害。因此，化疗时应严格选择化疗的适应证，尽量少用能引起严重肝功能损伤的化疗药；对过去患过肝炎，肝功能不正常或过去用化疗药已引起肝功能障碍者，应慎用化疗；化疗开始即可配以疏肝利胆、清热利湿的中药，如茵陈、郁金、姜黄、柴胡、丹参、栀子等，以防治中毒性肝炎。如发现氨基转移酶升高，应立即停药，并给予保肝药物治疗。

四、泌尿系统反应

许多化疗药物可引起泌尿系统反应，一种是肾功能损害，表现为血中氮质增高，主要是尿素氮增高，严重时可见肾小管坏死。DDP 每天剂量如大于 20 mg 时，几乎所有患者均发生氮质血症，而每日小于 20 mg 者，其发生率将减少一半。用大剂量 MTX 治疗前后补液和给予碳酸氢钠来减少肾功能损害，比用解救剂四氢叶酸类更为有效。此外，当使用大剂量 CTX 时 5% ~ 10% 的患者可引起出血性膀胱炎，出现血尿、尿急、尿频等，可给予大量液体以减轻反应，也可配以中药清热利湿，解毒通淋。

五、心脏反应

抗肿瘤药物心脏毒性发生率比较低，但容易出现不可逆性改变，导致严重后果，所以值得注意。引起心脏毒性的抗癌药物主要是蒽环类抗肿瘤抗生素，大剂量 CTX、IFO、MMC、DDP、5－FU、紫杉醇等。

目前抗癌药的心脏毒性根据出现时间分为三型：

1. 急性毒性

急性毒性多于用药过程中发生，表现为非特异性心电图变化，如窦性心动过速、心律失常、传导阻滞、T 波平坦、ST 段降低，多为可逆性，持续时间短，一般不影响继续化疗。

2. 亚急性毒性

亚急性毒性常见于用药后 4 周内，主要有心包炎、心肌缺血和心功能障碍，老年患者和原有心脏病患者可发生充血性心力衰竭。

3. 慢性毒性

慢性毒性主要为心肌病变，以蒽环类抗肿瘤抗生素常见。所有蒽环类抗肿瘤抗生素均有不同程度的心脏毒性，其中阿霉素和柔红霉素的心脏毒性显著高于其他蒽环类。心力衰竭发生与阿霉素的累积剂量有关，总剂量 400 mg/m² 发生率 3%，总剂量 550 mg/m² 发生率 7%，总剂量 700 mg/m² 发生率 18%。老年、年幼，有纵隔、左侧乳腺放疗史及心脏病史，均为心脏毒性的高危因素。

六、肺毒性

BLM、马利兰的长期使用会引起慢性肺纤维化，临床应适当控制总剂量。分子靶新药昌天瑞沙可引起间质性肺炎，部分可致命，应提高警惕。

七、神经毒性

引起神经毒性的药物主要为长春花植物碱类、DDP、5-FU、MTX、紫杉醇、草酸铂等。常表现为肢体远端对称性感觉减退、腱反射减弱或消失，肌无力，自主神经病变可产生便秘、麻痹性肠梗阻、尿潴留、体位性低血压，DDP 还可引起听神经毒性，5-FU 可引起小脑共济失调。抗肿瘤药物引起的神经毒性常缺乏有效的治疗方法，一旦出现应立即停药，及时停药后常是可逆的。用药过程中，采用水化、利尿等措施可促使抗癌药物迅速排出体外，对防止神经毒性加重有一定帮助。目前临床试用的解毒药物有叶酸类、维生素 B 族类、氨磷汀、还原型谷胱甘肽等。

八、过敏反应

MLM、门冬酰胺酶、紫杉醇、泰素帝等可引起寒战、发热、过敏性休克、水肿。为了防止和减少这些反应，MLM 使用前可口服消炎痛，门冬酰胺酶应做过敏试验，紫杉醇使用前先给地塞米松、苯海拉明、西咪替丁（或雷尼替丁），泰素帝治疗前后使用地塞米松 3~5 天。此外，VM-26、Ara-C、健择也可能出现类似的反应，亦可采取相应的措施进行防治。

九、局部毒性

大多数抗癌药刺激性大，如 HN2、ADR、MMC、NVB 等，常引起不同程度的血栓性静脉炎。

（一）临床表现

1. 肿胀、烧灼感
输液过程中，穿刺静脉周围常表现出肿胀及急性烧灼样痛。
2. 药物外渗
由于药物刺激，局部血管渗透压的改变，导致外渗液体在注射部位聚集形成硬结，严重者可出现簇疱疹及水疱，随后出现溃疡或大斑块，或二者皆有，斑块或溃疡下方常可见广泛组织坏死。
3. 溃疡
形成溃疡、斑块部位最终出现坚硬的黑色焦痂，焦痂外周的红斑肿胀持续数周。
4. 药物浸润皮下组织
由于皮下组织受累，可出现关节僵硬、活动受限、神经病变及受累部位灼痛。

5. 病理表现

溃疡部位之下可见全层表皮及皮下组织坏死；溃疡外侧有明显表皮增生、成纤维细胞及内皮细胞有丝分裂多见，为极度反应的表现，多数表皮细胞发生有丝分裂；炎性反应迹象在新旧损伤中均不常见。

6. "静脉怒张" 反应

这一反应的特征是沿前臂静脉通路方向的绒状皮疹，注药的局部可以有红斑、水肿、硬结、瘙痒、触痛、浅表的疱疹和水疱。停止用药 48 小时内反应消退，且无残留组织损伤。据估计 ADM 应用史 3% 以上患者出现静脉怒张。

7. 延迟的局部反应

见于应用 MMC 化疗的患者，在日晒后出现皮肤毒性反应。"回忆反应" 见于应用 ADM、MMC 的患者，比如一侧手臂输药后，当从对侧手臂再次给药时可在上一次化疗给药部位出现局部损伤。

（二）预防

1. 化学治疗药物鉴别

化疗前应鉴别是发疱性还是非发疱性药物，以适当种类及适当剂量的稀释液溶解药物，以免药物浓度过高。

2. 输液部位的选择

避开手背和肘窝及施行过广泛切除性外科手术的肢体末端，输液的适当部位为前臂近端（未手术）及重要结构上覆盖有大量皮下组织的部位。

3. 合理选择静脉

预期可能有复合输液时，应考虑使用中心静脉；如果患者拒绝经中心静脉输液，应在护理记录中说明，加强输液观察。

4. 安全用药

化疗给药必须由经验丰富的护士执行。输液中加强观察，如发生任何阻塞的迹象均须立即停止输液并检查。根据不同情况给予处理，如怀疑发生药物外渗，应尽快给予稀释溶液，避免局部组织与药物长时间接触，以及药物浓缩造成损伤。

5. 注射化学治疗药物前评估静脉

应检查是否有回血，如果发现外渗明显，应及时另选注射部位，避免使用同一静脉远端。如果同时使用多种药物，应先注入非发疱性药物；如果两种均为发疱性，应先注入稀释量最少的一种，两次给药之间应用生理盐水或 5% 葡萄糖液冲洗管道。

6. 输入化学治疗药物后的处理

应该用生理盐水或 5% 葡萄糖液充分冲洗管道和针头后再拔针。

7. 输液前宣教

在输液前应向患者讲解药物渗出的临床表现，如果出现局部隆起、疼痛或输液不通畅，教会患者关闭输液器止水阀，及时呼叫护士，尽量减少化疗药物渗出量。

发生外渗，应及时给予处理，立即停止输液，设法吸出渗出液，通知医生，通过原输液针给予相应解毒剂（若针已穿出血管则通过皮下注射给予解毒剂），拔针，避免不适当压力；建议抬高病变肢体至少 48 小时。

十、远期毒性

（一）致癌作用

化疗药除了产生近期毒性外，还可以引起远期毒性。现已证实，很多抗癌药特别是烷化剂和亚硝脲类，有明显的致癌作用。部分会导致第二种恶性肿瘤，主要是急性白血病和某些实体肿瘤。故在给患者，特别是儿童患者选择治疗方案时，应充分考虑此种因素。

（二）不育和致畸形

许多化疗药可影响生殖细胞和内分泌功能，造成不育及致畸形。CTX、苯丁酸氮芥、HN2、丙卡巴肼和亚硝脲类药物可明显地减少睾丸生殖细胞的数量，导致男性不育。特别是联合化疗对精子的影响更显著。很多烷化剂也可使女性患者产生永久性卵巢功能障碍和闭经。

十一、其他

阿霉素类药、紫杉醇、VP – 16、CTX、ACTD、5 – FU 等可引起不同程度的脱发、皮肤色素沉着，一般停药后可自行恢复。5 – FU 的持续灌注、口服希罗达可出现手足综合征，表现为手及足掌疼痛、红斑、肿胀、渗液、脱屑、溃疡等，应及时控制药物的剂量。

（高清翠）

第六章　肿瘤的放射治疗

第一节 概 述

放疗是通过电离辐射作用，对良恶性肿瘤和其他一些疾病进行治疗的临床专业学科，主要用于治疗恶性肿瘤，是恶性肿瘤治疗的主要手段之一，称为放射肿瘤学。它与外科肿瘤学（手术治疗）、内科肿瘤学（化疗）组成了恶性肿瘤治疗的主要手段。放射肿瘤学以放射物理学、放射生物学为基础，可单独或与其他治疗方式联合应用，同时也需要其他学科如外科、内科、影像科等专业人员的密切合作。

放疗是给一定的肿瘤体积准确的均匀的剂量，而周围正常组织剂量很小，在正常组织损伤很小的情况下，最大限度抑制和杀灭恶性肿瘤细胞，这样既保证了患者的生存，又保证了患者的生存质量。根据治疗目的不同可将放疗分为根治性放疗、姑息性放疗及预防性照射等，根治是放疗的主要任务，但也不可忽视姑息性放疗的作用，如镇痛，开通由于肿瘤压迫或阻塞的管道使之再通畅等。预防性照射则主要是针对亚临床病灶及可预见性转移部位的治疗。

根治性放疗是指在足够剂量的放疗后肿瘤可治愈，患者可获得长期生存，在治疗过程中或治疗后发生不良反应是不可避免的，但应控制在可接受的限度之内。

姑息性放疗的目的是缓解症状、延长寿命及在一定程度上控制肿瘤，放疗的剂量较低，一般不会产生严重的不良反应，应以不增加患者痛苦为原则。姑息治疗过程中如果肿瘤缩小较好，患者一般情况改善，可将姑息治疗改为根治性放疗。

放疗和外科手术一样，都是一种局部的治疗手段。不同的是外科手术是用手术刀切除肿瘤，而放疗是用射线照射肿瘤，杀伤肿瘤细胞，达到治愈肿瘤的目的。放疗的适应证比较广泛，临床上70%的恶性肿瘤患者都需要做放疗。其中有部分患者单独行放疗即可达到治愈，对某些癌症，如鼻咽癌、Ⅰ期喉癌、Ⅰ期宫颈癌等，能收到其他疗法达不到的既保存功能又提高生存率的效果。所以放疗已成为恶性肿瘤的一个重要的治疗手段，并广泛应用于临床。但放疗也有其局限性，对于较大的实体瘤或已有多处转移患者，单独放疗是很难治愈的。

目前恶性肿瘤的治疗已进入到综合治疗时期，这是国内外治疗肿瘤的一大趋势。其中手术、放疗和化疗是有肯定疗效的三大治疗手段。这三种治疗方法各有特点，对于内脏的肿瘤应以手术切除为主，对于鼻咽癌、早期喉癌和早期恶性淋巴瘤以放疗为主，而对于白血病，中晚期恶性淋巴瘤、绒毛膜上皮癌应以化疗为主。这三种治疗方法各有千秋，如果能把这三种疗法合理的有机的配合，会达到任何一种单独疗法达不到的治疗效果。

（田玉姝）

第二节　放射治疗的临床应用

一、放射治疗原则

首先应根据恶性肿瘤的生物学特点、解剖生理及临床检查进行考虑，在放疗有效的基础上，还应根据不同的治疗目的综合考虑治疗的指征，同时应考虑治疗的毒性及带给患者的利弊。

根治性放疗时要以最小的并发症来达到根治目的，因此，照射野的设计要根据肿瘤发生的部位及生物学行为特点，给予根治剂量的放疗，可能发生转移的区域给予预防治疗，同时避免严重并发症的出现。例如，单纯放疗早期霍奇金淋巴瘤，应给予次全淋巴区域的预防放疗，再给予病灶淋巴区域根治量治疗。注意肺、心脏及骨髓的剂量，防止并发症的出现。早期霍奇金淋巴瘤治愈率较高，但必须建立在放射性骨髓炎的可能性极小的基础上。姑息性放疗目的是缓解症状如疼痛、梗阻及出血，恶性肿瘤无法治愈，仅给予病灶局部小野，低小剂量治疗。在不增加明显不良反应的前提下达到姑息性放疗目的。避免大野照射造成明显的放射反应给患者带来更大的痛苦。

二、放射治疗的适应证和禁忌证

（一）适应证

放疗的适应证很广泛，它包括根治、姑息、术前、术中、术后等放疗内容，根据肿瘤的部位可分为：

1. 头颈部鳞癌

头颈部鳞癌早期手术和放疗疗效相同，中期或中晚期则以放射治疗与手术的综合治疗为主。一些特殊部位的肿瘤如鼻咽癌以放疗为主。

2. 胸部肿瘤

肺和食管以手术治疗为主，也可以在患者拒绝手术或不适合手术时，进行根治性放疗，中晚期食管癌以手术前放疗为主，胸腺瘤如有恶性倾向时则应术后放疗，肺部小细胞未分化癌则以化疗和放疗的综合治疗为好。肺癌并发大量胸腔积液、食管癌穿孔则为放疗禁忌。

3. 乳腺癌

乳腺癌早期（Ⅰ～Ⅱ期）现在主张局部手术后进行根治性放疗，疗效与根治术相同，Ⅱ期可保存外观；中晚期以放疗为主。

4. 淋巴系肿瘤

淋巴系肿瘤早期以放疗为主，恶性程度高者需与化疗综合治疗。晚期以化疗为主，辅以局部放疗。

5. 消化系统肿瘤

消化系统肿瘤如胃癌、肠癌、肝癌、胰腺癌则以手术治疗为主，放疗只能达到姑息的目的。

6. 泌尿系统肿瘤

泌尿系统肿瘤以手术根治为主，术后放疗有一定作用。

7. 妇科肿瘤

妇科肿瘤如宫颈癌以放疗为主，早期患者也适于手术治疗，卵巢癌、宫体癌以手术为主，视情况做术后放疗。

8. 骨与软骨肿瘤

骨与软骨肿瘤以手术治疗为主，术后放疗、化疗和综合治疗可以提高疗效。

9. 神经系统肿瘤

神经系统肿瘤如脑瘤大部分需做术后放疗。

根据细胞的生物学特性，可分为：

1. 对放射敏感的肿瘤

对放射敏感的肿瘤如精原细胞瘤、恶性淋巴瘤、肾母细胞瘤、髓母细胞瘤及小细胞肺癌等。

2. 中度敏感的肿瘤

中度敏感的肿瘤如各器官的鳞癌。

3. 低度敏感或不敏感的肿瘤

低度敏感或不敏感的肿瘤如成骨肉瘤、软组织肉瘤等均配合手术治疗。

（二）禁忌证

放疗的禁忌证是相对的，但下列情况可作为禁忌证：

1）患者一般情况差，呈恶病质者。

2）血常规检查结果：白细胞 $< 4.0 \times 10^9/L$，血红蛋白 80 g/L，血小板 $< 80 \times 10^9/L$。

3）并发各种传染病，如活动性肺结核、急性传染性肝炎等。

4）严重的心、肺、肝、肾功能不全者。

5）放疗中等敏感的肿瘤如肺癌、头颈部癌等，有广泛性转移者。

6）放疗中等敏感的肿瘤给足量照射后，有局部复发者。

三、放射治疗种类和目的

放疗按照射方式可分外照射、内照射，按治疗目的可分根治性放疗、姑息性放疗、肿瘤急症放疗等。

（一）照射方式

1. 外照射

外照射即远距离照射，如深部 X 线治疗机、^{60}Co 治疗机、直线加速器等使射线从体外不同角度射入肿瘤区域。

2. 内照射

内照射即近距离照射，如后装治疗机通过施源器将放射源导入体腔内肿瘤附近就近治疗。

（二）照射目的

1. 根治性放疗

根治性放疗是指通过给予肿瘤致死剂量的照射使病变在治疗区域内永久消除，达到临床治愈的效果。接受根治性放疗的患者要符合以下条件：一般情况较好、肿瘤不能太大并无远隔脏器转移、病理类型属于对射线敏感或中度敏感的肿瘤。根治性放疗的照射野要包括全部的原发病灶及预防治疗的区域，照射范围较大，剂量较高，同时要求肿瘤附近的正常组织和器官所造成的损伤最小。因此，特别是一些敏感的组织或器官的防护非常重要，如果计划设计不当会引起严重的放射反应或放射损伤影响患者的生活质量，降低了根治性放疗的效果，甚至导致治疗的失败。

2. 姑息性放疗

姑息性放疗是针对病期较晚，临床治愈较困难的患者，为了减轻痛苦，缓解症状、延长生存期而进行的一种治疗。根据患者的病情和身体状况要求姑息性放疗达到以下目的，无症状地延长患者的生命；缓解症状，减轻痛苦，虽不能延长患者的生命，但可暂时抑制肿瘤生长；通过简单的治疗减轻患者的心理负担。姑息性放疗有以下两种情况：

1）高姑息性放疗

肿瘤范围较广而一般情况又较好的患者，可给予较高剂量或接近根治剂量的放疗，部分患者也能达到临床较好的疗效。

2）低姑息性放疗

对那些一般状况较差的患者，给予较低剂量的放疗，以达到缓解症状，减轻痛苦、止痛、止血、缓解梗阻的目的。姑息性放疗的剂量较低，可以用简单的照射技术，避免因复杂的摆位技术给患者带来痛苦。对那些病期很晚、有恶病质的患者不要勉强治疗。

3. 肿瘤急症放疗

1）上腔静脉压迫综合征

患者临床表现为面部水肿、发绀、胸壁静脉及颈静脉怒张、上肢水肿、呼吸困难不能平卧休息等。引起上腔静脉压迫综合征的肿瘤，肺癌占 75%～85%，恶性淋巴瘤占 11%～15%，转移瘤占 7%，良性肿瘤占 3%。此时应立即给予放疗，缓解患者的症状，减轻患者的痛苦。症状缓解后改为常规放疗。

2）颅内压增高症

颅内压增高症会导致脑实质移位，在张力最薄弱的方向形成脑疝，造成患者神经系统致命性损伤而猝死。其临床表现为头痛、呕吐、视觉障碍，甚至精神不振、昏睡、嗜睡、癫痫发作。放疗最适于白血病性脑膜炎及多发性脑转移瘤引起的颅内压增高的急症治疗。同时使用激素及利尿剂，能够使患者症状得到缓解，恢复一定的生活自理能力。

3）脊髓压迫症

脊髓压迫症发展迅速，一旦截瘫很难恢复正常。原发性或转移性肿瘤是脊髓压迫症的常见原因，肺癌、乳腺癌、前列腺癌、多发性骨髓瘤和淋巴瘤最易转移至脊椎，导致脊髓压迫。95%以上的脊椎转移瘤均在髓外，对不能手术的髓外肿瘤应尽快采取放疗，同时也应使用大剂量皮质类固醇，促使水肿消失防止放疗水肿发生。这种快速照射法通常可使多数患者疼痛明显减轻，症状缓解。

4）骨转移剧痛

骨转移的放疗的止痛作用既快又好，同时也有延长生存时间的作用。

4. 辅助性放疗

辅助性放疗是放疗作为综合治疗的一部分，应用放疗与手术或化疗综合治疗，提高患者的治疗效果。在手术或化疗前后，放疗可以缩小肿瘤或消退潜在的局部转移病灶，提高治愈率，减少复发和转移。

1）术前放疗

术前放疗即为了提高手术的切除率，在手术前进行的放疗。

（1）术前放疗的作用：能抑制肿瘤细胞的活性，防止手术中肿瘤细胞的种植和播散；能使肿瘤缩小，便于手术切除；控制肿瘤周围的微小病灶和转移的淋巴结，提高手术的切除率；消除肿瘤伴有的炎症和溃疡，减轻症状，改善患者状态，为手术做好准备。

术前放疗的适应证一般用于肿瘤部位深在，瘤体较大，单纯手术切除有困难，或者肿瘤向周围浸润粘连明显、局部有多个淋巴结转移手术很难彻底切除的患者。

（2）术前放疗的剂量：术前放疗的方法等同于根治性放疗，而治疗剂量不同。

低剂量短时间的放疗剂量：15～20 Gy/3～10 天。

中等剂量常规放疗剂量：30～40 Gy/3～4 周。

高剂量常规放疗剂量：50～60 Gy/5～6 周。

临床最常用的是中等剂量常规分割的放疗方法。

（3）术前放疗到手术治疗的时间间隔

①低剂量短时间的放疗：可在放疗结束后，急性放射反应出现以前立即进行手术治疗。

②中、高剂量常规放疗：一般在放疗结束后2～4周手术，急性放射反应已经消失，而慢性放射反应还没有发生之前做手术，不会给手术造成困难，也不会影响刀口愈合。

（4）常做术前放疗的肿瘤：头颈部癌、食管癌、肺癌、直肠癌、子宫内膜癌、巨大肾母细胞瘤等。

2）术中放疗

术中放疗是手术中对准肿瘤病灶一次性大剂量的照射方法。

（1）术中放疗的优点：术中可以充分暴露肿瘤，在直视下确定照射范围，准确性高；采用高能电子线照射可以保护肿瘤后面的正常组织；由于使用了照射筒，可以把肿瘤以外的组织器官机械性地推置到照射筒之外，以防止被照射，减少了腹部外照射常出现的放射反应；一次性大剂量照射生物效应高而且缩短了整个疗程。

（2）术中放疗的缺点：由于术中放疗是一次性照射，决定最适合的照射剂量比较困难；失去了常规放疗分次照射的生物学优势。

（3）术中放疗的适应证：适用于肿瘤深在或与大血管、重要脏器有浸润不能彻底切除者；肉眼观察肿瘤已切除，但怀疑有微小病灶残留者；病变范围广，手术不能切除，为了缩小肿瘤、缓解症状、延长生命者。

（4）常做术中放疗的肿瘤：胃癌、胰腺癌、前列腺癌和骨肉瘤等。

3）术后放疗

（1）术后放疗的适应证：对手术后因肿瘤与重要器官粘连切除不彻底或术后病理证实切缘为阳性、转移淋巴结清扫不彻底的患者要做术后放疗；根治性手术后复发高危患者的辅助治疗；保留器官和功能的局部肿瘤切除手术后的根治性放疗。

（2）术后放疗一般在手术后 2 周至 1 个月开始进行，由于手术后局部组织对放射线的耐受性较差，尽量采用小野照射。最好是按照医生在手术中放置的银夹标志进行定位。对于保留器官和功能的局部肿瘤切除手术后的放疗与根治性放疗相同。

5. 内放疗（后装治疗）

内放疗为腔内放疗和组织间放疗的总称，指将密封的放射源连同相应的放射器具（施源器）置放于人体管腔肿瘤附近或经插针植入瘤体内的治疗技术。如宫颈癌、子宫内膜癌、鼻咽癌、食管癌、直肠癌等均可与外照射联合治疗，有效率达98%。优点：肿瘤组织受照射剂量高，周围正常组织受照射剂量低。

四、放疗的观点及注意事项

（一）放疗的一些观点

1. 对放射敏感性的认识

肿瘤放射敏感性取决于它们的组织来源、分化程度、大体类型及临床。

1）肿瘤所在组织

肿瘤的放射敏感性应依据肿瘤及其所在部位正常组织，以放射相对效应为标志，这可用治疗比例（TR）来衡量：TR = 正常组织耐受量与肿瘤组织的致死量之比。若TR ≥ 1 的肿瘤，放疗有可能治愈；TR < 1，则即使达到肿瘤消退，正常组织也要受到不可接受的损伤，即放疗不可能治愈。

2）病理分级（分化程度）与放射敏感性关系

敏感性与细胞的增殖能力成正比，与分化程度成反比，即分化越低的细胞敏感性越高，反之则敏感性低。

3）病程的早晚及肿瘤大小与敏感性的关系

早期病变的瘤体小，乏氧细胞少，使用照射野小，正常组织容易修复，相对敏感性高。总之放射敏感性是一个十分复杂的问题，影响因素是多方面的。目前已摸索到一些预测敏感性的方法，可以测定肿瘤的增殖程度、内在敏感性、多相性和 DNA 损伤情况等来确定敏感性，从而决定治疗方案，但在实际工作中尚不能很好地解决问题。

2. 对放射比较抗拒的肿瘤的认识

以往对这类肿瘤多采用姑息或拒绝放疗。近来由于超高压装置的使用，物理技术的改进和综合治疗的开展，放疗所起的作用已有了改变。这些肿瘤多采用综合治疗，使疗效显著提高，如横纹肌肉瘤等一些软组织肿瘤。

3. 对亚临床灶的认识

亚临床灶是指用一般临床检查方法不能发现，肉眼也看不到的病灶，这种病灶位于肿瘤主体的四周或远隔部位，有时属于多发灶的性质。有些肿瘤临床检查为局限性时，已有血行转移，但临床难以发现，在治疗后发现转移，这绝不意味是局部治疗的后果。如亚临床灶不加以消灭，势必造成相当大数目患者的治疗失败。由于对它们的认识在近年有所提高，针对不同的肿瘤采取不同的治疗措施，如早期预后不好的乳腺癌，即病理分化Ⅲ级、雌激素受体阴性、肿瘤标志物高的患者易发生局部复发或远处转移，故应给予积极的药物治疗。对亚临床病灶的照射剂量应给根治量的 2/3 ~ 4/5。

（二）放射治疗的注意事项

1. 放射治疗前的注意事项

做好患者思想工作，讲清放疗中可能出现的反应，纠正全身情况，纠正贫血，做好必需的物理实验室检查，治疗伴发病及控制肿瘤的局部感染，局部保持清洁卫生，头颈部肿瘤患者需预先拔除患牙，术后放疗一般须待伤口愈合后进行等。

2. 放射治疗中的注意事项

治疗中加强支持疗法，保持放射区皮肤干燥，避免强烈理化刺激，照射到口腔、鼻咽、宫颈等腔道部位，应注意局部卫生并给予冲洗，注意检查血常规，及时处理放射反应及并发症，注意病史的收集及完善，并做好疗效观察记录。

3. 放射治疗后的注意事项

放疗后应注意放射区皮肤的保护，避免摩擦和强烈理化刺激，口腔照射后 3 ~ 4 年内禁止拔牙，特别是出现放射性龋齿在基部断裂时，牙根也不能拔除，积极应用抗生素，加强功能锻炼，如颈部肿瘤放射后张口困难，乳腺癌术后放射后患肢抬举受限等。注意观察和处理放射的后期反应，如脊髓、肾等重要脏器。同时坚持随访制度和疗效总结，一般治疗后一个月随诊一次，以后可 3 个月一次，一年后可半年一次等。

五、放射治疗的常见不良反应及处理

任何一种治疗方法都会产生不同程度的不良反应。放疗是射线通过肿瘤周围的正常组织达到肿瘤的一种治疗方法。由于周围正常组织不同，对射线的耐受剂量也不同，随着时间的推移，照射剂量的增加，被照射的组织器官可发生不同程度的放射反应，临床上就会表现出不同的症状，大部分症状在治疗结束时会逐渐消失，也有一些反应会造成组织器官功能下降。如果周围正常组织器官所接受的照射剂量远远地超过了它的耐受范围，这种反应就会变成不可逆的，甚至会产生威胁生命的一些临床表现，这就是放射损伤，但有时放射反应与放射损伤也无明显界限。

（一）放射性皮肤损伤和处理

放疗后皮肤放射损伤是指伴随肿瘤放疗时，局部皮肤受到一定剂量的某种射线照射后所产生的一系列生物效应。引起皮肤放射损伤的常见射线有 X 射线、γ 射线、β 射线、高能电子束和中子等，随着肿瘤放疗患者的增多和放疗设备的普及，肿瘤放疗后局部皮肤出现损伤反应也有所增多。

1. 影响皮肤放射损伤的因素

1）放射线的种类和照射剂量

不同种类的射线，照射剂量不同，造成皮肤损伤的轻重程度不尽相同。照射剂量大小与损伤程度呈正相关。

2）剂量率与间隔时间

剂量率高，一次照射或多次照射的间隔时间短，射线对皮肤的效应也较大。如同一种射线，照射总剂量相同，但一次完成照射与多次照射的反应就不同，前者反应重，后者反应轻。照射间隔时间的长短亦与反应程度有关，间隔时间短者反应重，反之则较轻。

3）生物学因素

年龄、性别、机体状况和身体不同部位对射线的敏感性不尽相同。儿童比成人敏感性高，妇女在妊娠期、月经期对射线的反应较平时明显。某些疾病如肾炎、结核、心脏病、高血压、各种皮炎及代谢性疾病（如糖尿病、甲状腺功能亢进）等，可增加皮肤对射线的敏感性，身体屈侧较伸侧敏感，身体潮湿和受摩擦区敏感性较高。

4）理化因素

热、光、紫外线及某些化学物质（如酸、碱、碘酒等）均能提高皮肤对放射线的敏感性。在受照射前曾经日晒的部位所发生的红斑比较明显。

2. 临床表现

1）急性皮肤放射损伤

急性皮肤放射损伤是指皮肤受到一次或多次一定剂量的射线照射所引起的损伤。根据损伤程度的轻重，临床一般采用三度分类法。根据病变发展，每一分度的临床表现又可分 4 期：初期反应期、假愈期、基本反应期和恢复期。

（1）Ⅰ度损伤——红斑

初期反应期：放疗区仅出现轻微的瘙痒、灼热感，继之逐渐出现轻度水肿和充血性红斑，1~2 天红斑、肿胀暂时消退。

假愈期：一般 2~4 周，此期局部通常无任何症状。

基本反应期：开始时皮肤出现轻度潮红、瘙痒，并逐渐加重，直到又出现明显红斑，且逐渐转为浅褐色，局部灼痛，出现粟粒状丘疹。

恢复期：上述反应期症状一般持续 4~7 天逐渐减轻，但局部可暂时留有轻度色素沉着，皮肤干燥、脱屑、脱毛伴有刺痒等症状。以上症状一般 2~3 个月可望消失，毛发可再生，一般无功能障碍或不良后遗症。

（2）Ⅱ度损伤——水疱及湿性皮炎

初期反应期：放疗区出现红斑、灼痛和肿胀等症状。

假愈期：初期反应期经24~48小时，上述症状逐渐减轻至消失，无明显的临床症状。但此期较Ⅰ度损伤稍短，1~2周。

基本反应期：假愈期后受照射局部再次出现红斑，色泽较前加深，呈紫红色，肿胀明显，疼痛加剧，并逐渐形成水疱。开始为小水疱，3~5天逐渐融合成大水疱。疱皮较薄，疱液呈淡黄色。如^{60}Co放射源、加速器引起的皮肤损伤可无明显水疱，其表现为表皮松解、创面糜烂和渗出较多等湿性皮炎反应。

恢复期：上述水疱或创面经处理后无感染，一般4~5周开始出现上皮生长，但较缓慢。新生上皮菲薄、弹性差。经一段时期后转为慢性，如皮肤厚度变薄，毛细血管扩张，皮肤色素减退与沉着相间呈"大理石"样，毛发脱落不再生长，皮脂腺、汗腺发生萎缩，排泄功能障碍，久之局部组织纤维化。如受外界刺激，易反复破溃，如继发感染，形成溃疡，则甚难愈合。

（3）Ⅲ度损伤——坏死，溃疡

初期反应期：放射区红斑及肿胀等症状较Ⅱ度损伤明显，且逐渐加重。

假愈期：此期较短，一般为2~3天，或仅于照射1~2天局部红斑、肿痛等症状稍轻，但不能完全消失。通常2~3天症状即进入基本反应期，重者无明显假愈期。

基本反应期：此期红斑明显，颜色逐渐加深，常呈紫褐色，肿胀加重，疼痛剧烈，并相继出现水疱和皮肤坏死区，坏死皮肤大片脱落，形成放射性溃疡。

恢复期：出现面积较小（直径<3 cm）或相对较浅的溃疡，经过一段时期换药及其他辅助治疗后可望暂时愈合，但新生上皮极不稳定，稍遇外界刺激易发生皲裂或破溃，面积大而深的溃疡逐渐加深，易继发细菌感染，重者可波及深部肌肉、骨骼、神经干，甚至内脏器官。放射性溃疡愈合极为缓慢，有的完全不能愈合，溃疡基底或周围形成瘢痕，位于功能部位的严重损伤，常伴有功能障碍。

2）慢性皮肤放射损伤

慢性皮肤放射损伤是指局部受到多次反复小剂量照射，受照射后数月或数年出现皮肤损伤的改变；亦可由急性损伤迁移而来。根据损伤程度和病理变化，临床上分为慢性皮炎、硬结性水肿和慢性放射性溃疡。

（1）慢性皮炎：轻者损伤区皮肤干燥粗糙，轻度脱屑、皮肤纹理变浅或紊乱，轻度色素沉着和毛发脱落。重者局部皮肤萎缩、变薄、干燥，呈"大理石"样改变，瘙痒明显，皮下组织纤维化，常出现皲裂和疣状增生。

（2）硬结性水肿：常发生在照射后半年或数年，损伤部位逐渐出现凹陷性水肿，触摸有坚实感，皮肤失去弹性，局部疼痛明显。

（3）慢性放射性溃疡：受照射局部皮肤在上述病变的基础上，出现大小不一，深浅不等的溃疡，其轻重与剂量和感染程度有关，此类溃疡的特点是溃疡边缘不整齐，呈潜行性，基底凹凸不平，肉芽生长不良、污秽，溃疡四周皮肤变薄、色素沉着、深部组织纤维化、形成瘢痕，使局部硬似"皮革状"，此类溃疡若波及肌肉或神经时疼痛剧烈。

3）放射损伤后恶变

有关放射损伤后恶变的报道呈逐渐增多的趋势，但关于发病率的报道很不一致。放射损伤后恶变的病理类型有鳞状上皮细胞癌、基底细胞癌、纤维肉瘤和骨肉瘤等，以前两种常见的在面部多为基底细胞癌、在四肢多为鳞状上皮细胞癌。

3. 治疗

1）全身治疗

全身治疗主要依据病情的轻重而定，其治疗措施是综合性的。除给予高蛋白饮食、多种维生素外，还应根据病情发展的不同阶段采取相应的措施。对事故性照射患者，大多数患者体表可能受到大面积损伤，故早期应调整自主神经系统功能，给予防止胃肠道反应和改善造血功能的药物，如谷维素、叶酸、核苷酸等。在假愈期则根据病情对症处理；在基本反应期（又称极期）时应积极采取措施控制感染，防止出血及水、电解质和酸碱平衡失调；此外，还应根据病情输注全血，必要时输注白细胞、血小板等血液成分。同时还应针对大面积皮肤损伤反应期造成的液体渗出、组织分解毒素对机体的损害，注意采取抗休克处理，同时给予止痛等对症处理。

2）创面处理

（1）急性皮肤放射损伤的创面处理

Ⅰ度损伤创面：注意防止局部皮肤遭受摩擦、搔抓等机械性刺激，避免紫外线照射，禁止使用皮肤刺激性较强的药物。出现红斑反应时可选用止痒清凉油、0.1%去炎松软膏、5%苯海拉明霜或放射烧伤膏，以减轻皮肤红肿和灼痛等症状。疼痛明显时，局部应用呋喃西林、硼酸液及氯己定溶液冷敷，位于四肢的严重损伤可使用1%普鲁卡因进行套式封闭。

Ⅱ度损伤创面：Ⅱ度损伤的初期反应期和假愈期处理原则与Ⅰ度损伤基本相同。但在基本反应期往往形成水疱，表皮松解脱落。因此应积极处理创面，以预防和减轻感染、促进创面愈合为主。对损伤面小、完整散在的小水疱，让其自行吸收、干瘪，但吸收缓慢。对较大水疱和张力大的水疱应在无菌操作下行低位穿刺排液，或用剪刀剪开一小口排液，然后包扎，如果周围有明显炎性反应，或水疱已破溃时，都应剪除疱皮，以防加重感染。有继发感染时，可应用庆大霉素、卡那霉素等有效抗生素湿敷或几种抗生素交替使用。

Ⅲ度损伤创面：Ⅲ度损伤的治疗较为困难，损伤手术治疗同Ⅰ、Ⅱ度损伤。在基本反应期主要根据病情发展采取相应措施，原则上以镇静止痛和防止创面感染为主。局部疼痛剧烈时，可应用1%普鲁卡因做离子导入。如坏死、溃疡直径大于3 cm者，应采用早期切除或组织移植修复。

（2）慢性皮肤放射损伤的处理：此损伤病情发展缓慢，临床上常常以慢性皮炎或经久不愈溃疡的形式出现。因此，应针对不同程度的损伤采取相应措施。注意避免各种物理、化学因素的刺激。局部可用止痒、滋润皮肤的中性油质药物，如止痒清凉油、放射烧伤膏、蛋黄油、氢地油、溃疡油等。对慢性溃疡，应给予换药，控制感染。对于较深、经久不愈的溃疡，待感染控制后，争取尽早采用手术治疗。

（二）头颈部放射治疗反应及处理

1. 放射性脑病

放射性脑病与放射总剂量、分次剂量、疗程长短、照射面积、部位、年龄及个体放射敏感性差异等均有密切关系，在诸多因素中放射总剂量较其他因素的意义大，在总剂量相同的情况下，则单次大剂量照射比多次小剂量照射的危险性大，决定因素是分割次数。年龄小的未成年人脑放射敏感性比成人高，故儿童放射性脑病在剂量相同的情况下其发病率高于成人，发病也比成人早。其他与身体状况、血管硬化、放射次数、免疫状态等因素有关。

1) 临床表现

放射性脑病发展过程分为三个阶段，即早期急性反应、早期延迟性反应与晚期迟发性反应。

（1）早期急性反应：通常发生于放疗后的头几天，出现头痛、发热、嗜睡和原有的局部症状加重。由于照射量超过脑组织的耐受时，血管内皮损伤，血—脑屏障功能受损，毛细血管壁渗透增加，血清、血浆渗出，引起血管性脑水肿。临床上出现颅内压增高，形态上是急性炎性反应。这种急性期反应是可逆的，经脱水、激素治疗后，症状减轻或消失，预后良好。

（2）早期延迟性反应：这种反应介于急性和延迟性反应之间，出现于放疗后数周到数月内，依据脑的放射部位产生相应的临床症状。表现为头痛、嗜睡，可伴有原来的病情恶化，一般能自行恢复，非致死性。其变化是受毛细血管支配营养的脑白质可能出现脱髓鞘反应和（或）胶质细胞脑损伤所致。糖皮质激素可使病情改善。

（3）晚期迟发性反应：大多出现于放疗后数月或数年甚至十多年，包括局部放射性脑坏死和弥漫性放射性脑损伤，其病理变化为血管内皮损伤、破坏，形成血栓及纤维化等改变，造成血管腔阻塞，使脑组织缺血、软化、坏死，周围胶质细胞肿胀、变性，修复性胶质细胞增生，出现脑坏死性局部占位性改变或囊性退行性改变。

2) 预防

（1）在放疗时要了解影响放射生物效应的多种因素，酌情安排治疗计划。

（2）脑部放疗时必须考虑：治疗体积、总剂量、分次量及被放射脑组织的敏感性，正确掌握时间、剂量、分割次数积累放射效应。一般颅脑照射总量应控制在 60 Gy 以内（6 周），如需避免正常脑组织照射，可考虑采用介入放疗或慎重决定治疗剂量，以保证生存质量。

3) 治疗

（1）糖皮质激素：一般用地塞米松 10～20 mg 加入 20% 甘露醇 250 ml，静脉滴注，1 次/天或 1 次/8 小时；或用氢化可的松 100～200 mg/d，5～10 天改为地塞米松 1.5 mg，2 次/天。

（2）脑组织代谢活性剂：常用药物有胞二磷胆碱、辅酶 Q10。

（3）手术治疗：对扩张型反射性脑坏死，可以手术切除病灶，消除坏死组织，解除压迫，改善病灶周围的血液循环，术后加上药物治疗可促进病情好转，如坏死灶广泛，且为重要功能区，则应去骨板减压。

2. 腮腺急性反应

患侧接受第 1、第 2 次放疗后即可发生，自觉放射区肿胀、头痛、张口受限、局部压痛，这是由放射后受照射的腮腺局部充血、水肿阻塞腮腺导管、唾液淤积所致。一般不需特殊处理，让患者含漱盐水等，注意口腔卫生，数日症状可消退。若症状持续加重伴有发热、白细胞增高者，应停放疗，加用抗生素治疗。

3. 鼻腔黏膜反应

放疗至肿瘤量 20～30 Gy 可出现口干、咽痛、鼻咽干燥等，随剂量的增加症状加重，重者可糜烂、出血、形成白膜等，此时应给予大量维生素、高蛋白，对影响进食者给予补液及抗生素处理，鼻腔给予盐水、碳酸氢钠溶液、双氧水等冲洗，用麻黄碱或滴入血管收缩剂和抗生素滴剂。

4. 放射性喉水肿

喉癌治疗时放射性喉水肿不可避免，但以后可消退，若有软骨受侵或感染时可加重，给抗炎和激素治疗后可缓解，若经治疗 6 个月后，仍有喉水肿者，应考虑肿瘤复发。

5. 中耳炎或外耳道湿性反应

中耳炎或外耳道湿性反应多见于颈面联合野或颞侧耳前野照射到外耳道，剂量超过 50 Gy 时可能出现外耳道黏膜湿性反应或中耳积液或穿破鼓膜形成耳道积液。处理时给予抗生素滴耳剂。防止外来感染，尽量少照耳道部位。

6. 眼黏膜反应

肿瘤侵袭眼眶球后时，眼球完全在照射野内，应注意保护。掌握适当剂量，眶前野用常规 X 线时应嘱患者闭眼，用 ^{60}Co 时则睁眼，并嘱患者注意眼睛卫生，适当给予眼药水或眼药膏，防止并发感染以免日后发生角膜溃疡，导致失明。

7. 骨和软骨坏死

放疗后，骨结构内的血管、骨膜内小血管反应及放疗引起的溶骨性改变均可导致骨及软骨的坏死，如鼻软骨、耳郭等。放射性骨炎、骨坏死多在放疗后有少许发生，若伴有创伤或并发感染时，可提早发生，且发生率会增高。故头颈部肿瘤放疗后拔牙易引起创伤处感染诱发颌骨坏死。已发生坏死者局部及全身抗感染治疗。

8. 张口困难

由于咀嚼肌、周围组织的慢性纤维化所致，术后更易出现，故在治疗中及治疗后应加强功能锻炼，牵引治疗可有一定程度的缓解。

9. 内分泌功能紊乱

鼻咽肿瘤、筛窦肿瘤、脑部肿瘤、颈部肿瘤等放疗，由于包括了下丘脑、垂体、甲状腺等内分泌器官，少数患者可出现不同程度的内分泌功能紊乱。故上述部位肿瘤在射野和剂量方面应高度注意。

（三）胸部放疗反应及处理

1. 放射性食管炎

胸部肿瘤如食管癌、贲门癌、乳腺癌、肺癌、纵隔肿瘤的放疗均可使食管受到不同程度的照射，尤其在食管癌，将食管作为放射的靶区，所受剂量更高，更易产生放疗并发症。

1) 临床表现：常规放疗开始后1~2周，食管受量为1 000~2 000 cGy时，可出现食管黏膜放射性水肿，使食管癌本身的进食梗阻症状进一步加重。放射开始后3~4周，食管受照射剂量为3 000~4 000 cGy时，可出现不同程度的点状或线状小溃疡，临床表现为下咽疼痛和胸骨后疼痛。若在此基础上，加用食管腔内放疗则使食管黏膜所受剂量大大增加，进一步加重放射性食管炎。

有人将放射性食管炎分为五度：0度，无损伤；1度（轻度），食管黏膜表浅性线状溃疡；2度（中度），深线状或表浅性环状溃疡；3度（重度），深环状溃疡或瘘形成；4度，死亡。

在食管癌放疗后数月或者数年，可出现晚期食管损伤：①晚期溃疡。②食管狭窄。

2) 预防：饮食宜清淡、微温。以半流质、流质为主。每次进食后应饮几口清水入胃中，保持食管的清洁。

3) 治疗

（1）抗炎：庆大霉素2万U加入20%甘露醇10 ml，每日2~3次，饭后服用。或青霉素240万U、地塞米松10 mg加入5%葡萄糖液或生理盐水500 ml中，静脉滴注，每日一次，一般用3~5天。

（2）止痛：消炎痛栓剂50 mg自肛门塞入，如此可减少口服对食管和胃的局部刺激。对于疼痛严重者可加用弱吗啡乃至强吗啡类止痛剂，如强痛定、吗啡、哌替啶等。

（3）手术治疗。

（4）中药治疗。

2. 放射性气管、支气管炎

放射性气管、支气管炎常有刺激性干咳或血痰，对症处理后，症状消失可继续放疗，有时可持续到放疗结束相当长的一段时间。

3. 放射性肺损害

1) 早期肺损害：主要表现为急性放射性肺炎、胸膜炎、胸膜反应与渗出性胸膜炎、广泛肺部炎症。

（1）急性放射性肺炎：多发生于放疗开始后3~4周至放疗结束后1月内，也有延长至2~4个月的，患者刺激性干咳，可持续1~4个月。如并发感染可出现痰多、胸闷、气急、心慌、乏力、胸痛、发热，甚至出现明显呼吸困难和发绀，少数可出现咯血。放疗区域内可闻及干、湿啰音，X线片示放射野相应的部位出现密度较高的模糊片状阴影，似有许多点状和网状阴影组成，与病毒性肺炎类似。有时患者并无呼吸道症状，但胸部X线检查可见与放射野一致的炎性改变，这种症状与X线改变程度不符也是放射性肺损伤的一个重要特征。

（2）胸膜反应与渗出性胸膜炎：放射累及胸膜可出现胸膜反应和渗出性胸膜炎，表现为胸痛，多发生于放疗后 2 周至半年内，X 线表现为胸膜增厚，有时呈包裹性和叶间积液，甚至出现少至中等量的胸腔积液。

（3）广泛肺部炎症：放疗后肺部炎症改变不仅局限于放射野内，尚可发生于放射野外，甚至双侧肺部，可能是机体过度反应或放射累及纵隔淋巴系统所致。此表现临床上较为少见。

2）晚期肺损害：一般发生于放疗结束 4 个月以后，主要表现为咳嗽和肺功能减退，常因呼吸道感染而诱发。X 线表现为肺组织收缩，实变致密的阴影与放射野形状相一致，纵隔器官因之被拉向病侧。

3）预防：放射性肺损害关键在于预防，尽量减少肺组织的照射量。

4）治疗

（1）对于无症状的轻症患者可以不予处理。

（2）已有放射性肺损害患者，对细菌或病毒更加易感，若出现呼吸道感染，须给予更多的重视，抗生素应用应有足够的剂量或足够长的时间，用地塞米松 10 mg、庆大霉素 8 万 U，α–糜蛋白酶 4 000 U 加水 50 ml 组成的药液雾化吸入，对放射性气管炎或肺炎有一定的预防和治疗作用。

（3）中药对放射性肺损害有较好疗效。对于急性放射性肺炎采用清热解毒、清肺降热的治疗原则。

4. 心脏损害

心脏损伤临床剂量阈值为 45~50 Gy，可分 4 类。①急性心包炎。②迟发性慢性心包炎。③心肌炎或全心炎。④冠状动脉硬化和心肌梗死。

在放疗期间产生的急性放射性心脏损害常是亚临床的，但通过心电图、心功能检测可发现心电图 ST 段改变及心肌收缩力减弱，后期的放射性心脏损害表现为心包炎，一般较少见。应特别注意的是常用的化疗药物 ADM 会增加放疗对心脏的损害，因而对老年人及心脏病患者要避免两者同时使用。

5. 脊髓炎

脊髓的放射损害主要为后期损伤。表现为横断性截瘫，发生于放疗后 2 年以上。然而绝大多数患者在产生此并发症之前因肿瘤复发或转移而死亡。只要把脊髓的放射剂量限制在安全范围内，一般不会产生此并发症。

6. 其他放射并发症

1）放疗中特别在有重度肺气肿的患者中，有引起肺泡破裂产生肺大泡或气胸的可能。此时应暂停治疗，给予消炎对症处理。

2）肿瘤中心发生坏死液化（如体积较大的肿瘤容易发生），形成空洞时，宜中止治疗并预防感染及出血可能。有时也可试行姑息性的抢救手术，但预后不佳，故应注意预防或事先改用其他治疗手段。

3）胸腔被照射的器官组织也可产生不同程度的损害。常见的有胸膜肥厚、纤维化和反应性胸腔积液。

（四）腹部常见放射反应及处理

1. 胃肠道反应

胃的主要放射性反应为放射性胃炎。在剂量为 30 Gy/2 ~ 3 周即有黏膜水肿。剂量为 40 ~ 50 Gy/4 ~ 5 周可能再现溃疡但修复较快，用一般止吐、助消化药物治疗有效，必要时加用治溃疡等收敛药物即可。小肠对放射较敏感，常规照射 40 ~ 50 Gy，1 年以后甚至多年后可有 1% ~ 5% 的患者发生小肠坏死、溃疡、出血、穿孔、纤维化及梗阻。剂量为 65 Gy 时放射反应可以上升到 25% ~ 50%，故腹腔照射时剂量不宜过高，且每次剂量宜小；特别是有粘连者更应注意。盆腔肿瘤接受放疗者，几乎所有患者的直肠会发生组织学改变，大多数症状轻微，但 2.5% ~ 15% 的患者可有显著的结直肠症状，有些因放射所致的肠损伤最后需手术。

治疗：一般按肠炎处理，避免吃刺激性、不易消化的食物，对症处理即可，重者应终止放疗。

2. 肝脏放射反应

肝脏的放射耐受量与照射体积有关，射野小于正常体积的 25%，照射剂量可达 60 Gy，射野体积占正常体积的 25% ~ 50%，照射剂量可达 50 Gy。肝脏代偿能力强，局部照射相对肝功能影响不大，若全肝照射超过 30 Gy 时，则可发生放射性肝炎。表现为肝大、腹水、黄疸及肝功能异常。

治疗：主要卧床休息，高热量低脂肪饮食及中西药保肝疗法。重症者应停止放疗。故腹腔照射时应注意保护肝脏，采用肝移动条后缩野加量可有效降低放射性肝炎的发生率。

3. 肾脏放射反应

肾脏耐受量较低，常规全肾照射剂量为 20 Gy 时，5 年内有 1% ~ 5% 的患者发生放射性肾炎，剂量为 25 Gy 时放射反应上升到 50%，因此，全肾照射不要超过 20 Gy，腹腔照射时，注意保护肾脏，以降低肾炎发生率。急性放射性肾炎多发生在放疗后 6 ~ 8 周。出现蛋白尿、高血压、贫血和心脏肥大等急性肾炎的征象。

治疗：按急性肾小球肾炎治疗，在放疗中出现时应停止放疗。

4. 膀胱放射性反应

盆腔肿瘤及宫颈癌的放疗，膀胱是不可避免的受照射器官之一。

放射性膀胱炎临床分为三度：

（1）轻度：仅有轻度症状及体征，如尿频、尿急、尿痛等。

（2）中度：尚有膀胱黏膜毛细血管扩张性血尿，可反复发作。

（3）重度：膀胱阴道瘘形成。

在实施盆腔及宫颈癌放疗时，嘱患者排空小便；腔内治疗时应于阴道内填塞纱布，以增加放射源与膀胱间的距离。

治疗：对轻、中度急性放射性膀胱炎，主要采用保守疗法，如消炎、止血及其他对症治疗，以缓解膀胱刺激症状。①药物膀胱冲洗：庆大霉素 12 万单位、地塞米松 1.5 mg，加生理盐水至 30 ml，每日膀胱灌注 2 次。②明矾液膀胱灌注疗法。重度膀胱阴道瘘的治疗，需要停止放疗后半年再安排修补手术。

5. 放射性直肠炎

盆腔肿瘤主要是宫颈癌及直肠癌的放疗，直肠是最常受损的脏器，几乎100%的直肠发生组织学改变，并发生不同程度的放射性直肠炎。出现并发症的时间多在放疗后6~24个月，有的可晚到很多年。

早期急性直肠反应多发生在放疗期间，尤以腔内放疗后多见，临床症状主要有腹泻、腹痛、肛门坠痛、里急后重、黏液便，严重时有便血。

迟发性（晚发性）直肠炎常在一年内或数年后发生，主要症状为腹泻，每日3~4次，有的多达20次，还可出现黏液样便、腹痛、里急后重、反复便血，有时便秘，病情时好时坏。

预防：加强患者的全身支持，放疗中及治疗结束后应坚持阴道冲洗，穹隆部有溃疡、坏死，或子宫腔积脓，应局部细心地抗感染治疗，注意引流。

治疗：①对急性直肠炎的措施，立即停止放疗，进无渣饮食，应用保护肠黏膜药物，可服用乳酸杆菌制剂。有腹痛、黏液样便及里急后重症状者，可选用：氟哌酸0.2 g/次，3次/天；黄连素0.2 g/次，3次/天；腹泻次数多时配合应用易蒙停2 mg/次，1次/天。②局部治疗对急慢性放射性直肠炎均有较好的疗效。其他还可选用灌肠合剂保留灌肠疗法；中药治疗。

6）生殖系统反应：卵巢照射1.5~2 Gy月经即可受抑制，2~3 Gy有可能发生不孕。30 Gy左右可使卵巢功能完全停止（年轻人可达40 Gy）。因此，全盆腔照射时应注意保护卵巢，尤其是年轻需生育的患者。

睾丸：睾丸照射1.0 Gy就有可能发生不育，因此，放疗时应尽量保护睾丸。

（五）全身放射反应

1. 消化道反应

消化道反应主要为食欲下降、恶心、呕吐及腹泻等，导致原因可能为，一是腹腔照射时直接作用；二是非腹腔照射而出现消化道反应，可能是对肿瘤破坏时的毒性代谢产物的反应，一般给予对症处理，多饮水，补充大量维生素等即可缓解。

2. 造血系统抑制

造血系统抑制常见为白细胞和血小板下降，白细胞低于3.0×10^9/L，血小板低于80×10^9/L，应考虑停止放疗。故在放疗中应每周查血一次，嘱患者加强营养，用升白细胞药物，必要时给予输全血或成分输血，同时预防感染。

3. 免疫功能抑制

高剂量电离辐射对免疫功能有抑制作用，单次照射4~18 Gy引起自然杀伤细胞（NK细胞）活性明显抑制。恶性肿瘤患者免疫功能处于不同程度的抑制状态，电离辐射作用于机体后，其免疫功能也可进一步受到抑制。据研究，免疫功能抑制是由于除辐射诱发致肿瘤患者的淋巴细胞数量减少外，还可能与淋巴细胞质膜成分变化等因素有关。因此，放疗患者辅助以免疫增强剂可增加机体免疫功能，以提高治疗的疗效。

六、肿瘤放射治疗的进展

放射线用于恶性肿瘤治疗已有一百多年历史，一百多年来经过放射肿瘤工作者的探索与实践，已经形成了一门独立的临床学科，并成为恶性肿瘤治疗的三大支柱之一。近十年来，随着放射生物学、放射物理学、临床肿瘤学和医学影像学等相关学科的发展，肿瘤放疗技术的许多方面都发生了飞跃性的变化，以三维适形放疗和调强放疗为核心内容的精确放疗技术在国内得到了广泛的推广普及，影像引导放疗即将成为肿瘤放疗技术的主流，而生物适形放疗则是放疗研究的重点。

（一）三维适形放射治疗

三维适形放疗（3DRT）是近年来放疗中的一个热点。它的出现与影像学、计算机技术、放射物理及放疗设备的发展密切相关。由于 CT、MRI、DSA 及 PET 等先进的影像技术应用于临床，人们才能把肿瘤及其周围各种正常组织和器官在体内的状态以三维立方体的方式展现出来；通过现代计算机治疗计划系统可使放射线高剂量区在体内的分布在三维立方体方向上与要照射的靶区形态一致，这就是 3DRT。3DRT 能最大限度地减少对肿瘤周围正常组织和器官的照射，可明显地提高对靶区的照射总量，可降低正常组织的近期或远期并发症。3DRT 的出现是近代放射物理学的一个重要进展，也是放射物理对放疗的一大贡献。3DRT 的应用使得肿瘤的体外放疗更加精确。

3DRT 与常规放疗相比，具有下列优点：

1）最大限度地减少了对肿瘤周围正常组织的照射剂量，显著地提高了肿瘤剂量，提高了对肿瘤的局部控制率，有可能提高某些肿瘤的长期生存率。前列腺癌适形放疗的疗效充分说明了这一点。

（1）提高了对前列腺癌的照射剂量：常规体外照射时前列腺癌安全剂量的上限为 70 Gy 左右，剂量限制因素为周围正常组织的耐受量，其中主要是直肠和膀胱的耐受量。适形放疗时可以大大减少对周围正常组织的照射，因此使局部照射剂量得以提高。Hanks 等于 1997 年报道总剂量按 2 Gy 的梯度递增，从 72.49 Gy 开始，已逐步提高到 79 Gy。Sandler 等报道用适形放疗后前列腺癌的剂量可以从 74 Gy 递增到 80.4 Gy；Moban 的结果为从 75.6 Gy 递增至 86.4 Gy；Maria – Amelia 报道适形放疗时前列腺癌最高安全剂量可达 87.3 Gy。

（2）增加前列腺癌的照射剂量后，正常组织的放疗反应并未增加。Hanks 等报道对 408 例前列腺癌进行常规或 3DRT 后消化系统和泌尿系统 2 度急性放射反应发生率的比较，3DRT 组为 32%（80/247），而常规组为 57%（93/162），单因素分析或多因素分析均有显著差异。Maria – Amelia 报道上前列腺癌放疗中位剂量为 73.5 Gy（57.9 ~ 87.3 Gy）时，泌尿道和消化道 2 ~ 3 度反应发生率常规放疗组为 58%，而 3DRT 组仅为 22%。Lebesque 报道照射剂量是 70 ~ 78 Gy 时，消化道 2 级或 2 级以上反应的发生率常规放疗组为 21% ~ 60%，3DRT 组为 13%。

（3）3DRT 明显提高了前列腺癌的局部控制率。Hanks 等于 1997 年报告用 PSA 水平监测作为判定疗效的指标时，提高照射剂量对疗效影响与疗前 PSA 水平有关。疗前

PSA < 10 ng/ml 的患者其 3 年生化无病生存率（bDFs）与剂量无明显关系，但在 PSA > 10 ng/ml 的患者中照射剂量 <71.5 Gy 时 3 年 bDFs 为 39%，>71.5 Gy 时提高到 71%，有显著的统计学差异。Zdefsky 等于 1996 年报道 MSKCC 前列腺癌 3DRT 的疗效，评定疗效的指标 PSA≤1.0 ng/ml 为准，剂量 <75.6 Gy 时 2 年、3 年的存活率分别为 74% 和 80%；剂量≥75.6 Gy 时依次为 86% 和 93%。

Nakagawa 等报道多形性胶质母细胞瘤做 3DRT 后照射剂量由 60 Gy 递增到 90 Gy，生存率也有提高，1 年生存率达 64%，3 年生存率达 36%，5 年生存率达 21%。

2）3DRT 克服了常规放疗中一些难以克服的困难，能更好地保护正常组织。用常规放疗方法治疗鼻咽癌时，两侧腮腺都处于高剂量区内，患者化疗后口干的并发症明显，严重地影响了生存质量；而用 3DRT 时鼻咽腔剂量可高达 85 Gy，而两侧腮腺区剂量却在 35 Gy 以下，使口干明显减轻。脊椎骨肿瘤做放疗时脊髓是剂量限制因素，为了避免放射性脊髓炎的发生，照射剂量不能超过 40 Gy；而用 3DRT 时可形成特殊的剂量分布，脊髓的剂量仅为椎体剂量的 1/4，使脊髓受到了很好的保护。

3）可望改变传统的治疗模式：适形放疗时对周围正常组织的照射剂量低，有可能应用分割次数少，单次大剂量的照射方式。近年来 Blomgren 等报告用立体定向放疗颅外孤立病灶时采用单次 10~20 Gy，共照射 2~3 次的方法进行治疗取得了很高的局部控制率。原发性肝癌为 19/19，肺或纵隔转移灶为 11/11，肝转移灶为 12/17。

（二）非常规分割放射治疗

常规分割放疗（CFRT）是指每天照射 1 次，每次 1.8~2.0 Gy，每周照射 5 天，总剂量为 60~70 Gy，照射总时间为 6~7 周的放疗方法。这一方法来自于长期的临床经验，已沿用了近半个世纪，用于治疗上皮源性癌，临床已证实有效。然而，常规分割放疗的疗效并不满意，即局控率不高，放射后遗症明显。非常规分割放疗（AFRT），自 20 世纪 80 年代以来，用于临床实践。临床试验已证实其对部分肿瘤的放疗疗效优于常规分割放疗。

广义的非常规分割放疗包括对常规分割方式中时间—剂量—分割因子的任何修正，本文中的非常规分割放疗特指每日照射一次以上的分割方式。

主要有以下两种类型：

1. 超分割放射治疗

超分割放疗（HRT）与常规分割放疗相比，每次剂量降低，分割次数增加，总剂量增加，总疗程基本不变。

2. 加速超分割放射治疗

加速超分割放疗（HART）每次剂量降低，分割次数增加，总疗程时间缩短，总剂量作相应调整。

（三）综合治疗

进一步探索不同肿瘤、不同分期的适宜综合治疗模式。如乳腺癌保乳术后，最初的治疗模式为患侧全乳腺根治性放疗，目前的治疗模式更个体化和合理，如部分患者需接受全乳腺放疗并局部加量放疗，部分患者仅需部分乳腺放疗，少部分患者无须辅助放疗。

（四）质子放射治疗

常规放疗采用低高线性能量传递射线（LET 射线），质子为高 LET 射线，相对生物效应大，对含氧状态依赖小，有利于杀伤乏氧细胞，其放射损伤主要为致死性损伤，如采用适形调强放疗技术，其放疗剂量分布的适形性更优于低 LET 射线，能显著提高肿瘤的放疗剂量，有效保护周围正常组织器官。

（五）基因修饰治疗

通过基因修饰，帮助提高肿瘤的放射敏感性，降低正常组织的放射敏感性。

（六）调强放射治疗

调强放疗（IMRT）是在 3DRT 基础上发展起来的一种先进的体外三维立体照射技术，它不仅能使照射野的形状在照射方向上与肿瘤的形状一致，而且还可对照射野内各点的输出剂量进行调制（调强），从而使其产生的剂量分布在三维方向上与靶区高度相适形，因此它比 3DRT 更先进，适用于各种形状的肿瘤治疗。

（七）影像引导下的放射治疗技术

精确放疗技术是以"精确定位、精确计划、精确治疗"为特征的高能 X 线新的放疗技术的统称。精确定位与摆位是精确放疗的前提，影像引导和验证是调强技术发展的重要热点。通过影像引导（IGRT）可以减少由于摆位或器官移动造成的肿瘤位置变化，使误差降低到尽可能的最小限度，从而使精确治疗得以真正意义上的实现。

（八）生物适形放射治疗

3DRT 与 IMRT 已经做到了剂量的物理适形，但尚未考虑肿瘤的生物因素，即一个肿瘤内存在生物学行为不同、放射敏感性不一的许多肿瘤亚群。近年来医学影像学有了飞速的发展，并与生物学、生理学相融合。如 MRI、功能性 MRI（fMRI）、单光子放射断层扫描（SPECT）、正电子发射断层扫描（PET）等。

上述新技术不但能提供更准确的肿瘤及其周围正常组织结构的解剖影像，还能提供肿瘤和正常组织的代谢、生理、功能等信息。随着对肿瘤生物学更加深入的研究，有可能提供肿瘤的生物学和放射生物学等方面的特性、影响放疗疗效的肿瘤放射敏感性、与之有关的基因特性等，由此而引出生物影像学概念，即一切可影响肿瘤放射敏感性和疗效的相关因素（如乏氧及供血、增殖、凋亡及细胞周期调控、癌基因和抑癌基因、浸润及转移特性等）都可视为生物学影像。

（田玉姝）

第三节　恶性肿瘤放射治疗的护理

放疗是肿瘤治疗的有效手段，目前临床 70% 的患者行放疗，40% 的患者首选放疗并达到根治。放疗可与手术及化疗进行综合治疗，并能对症治疗，如因肿瘤引起的急症出血、止痛、消化道梗阻、骨转移及上腔静脉压迫症等。

放疗反应护理分为全身反应护理和局部反应护理。

一、放射治疗前护理

1）向患者讲明放疗的重要性及有效性，整个治疗过程需要多长时间及其有关注意事项等。恶性肿瘤患者常有心理异常，认为癌为不治之症，忧郁、恐惧、悲观、绝望等心理交织在一起，个别患者甚至有轻生的念头，护理人员应理解患者的心理，以高度的责任感、同情心和人道主义精神，处处体贴和关心患者，满足患者心理和生活上的需要，解除其恐惧心理，协助患者顺利度过放疗。患者入院时要热情接待，语言亲切，态度和蔼，主动和患者谈心，帮助患者熟悉医院环境，讲明在放疗期间会出现的反应以及如何配合治疗等，鼓励其树立战胜疾病的信心。

2）外照射前，应嘱患者去掉义齿、金耳环、金项链等，照射区皮肤勿涂红汞、碘酒等刺激性药物，也禁贴氧化锌胶布及其他各类治疗性药膏。主要是为防止重金属物产生的第二次射线，从而加重皮肤的损害。

3）劝告患者戒烟酒，忌食辛辣刺激性食物，以减少对口腔、食管及胃肠道的刺激，对鼻咽癌戒烟尤为重要，因其与治疗效果及复发密切相关。

4）对术后患者的伤口，在接受放疗前应妥善处置，尤其是接近软骨及骨组织的伤口，须在愈合以后方可实行照射。一般伤口除急需照射外，也应在伤口愈合后接受照射治疗。

5）鼻咽癌、口腔癌等患者在放疗之前，应洁齿，拔除深度龋齿及残根，伤口愈合 7~10 天方可放疗，因照射可破坏龋齿周围的骨组织。鼻咽腔部有如咽炎、鼻炎、鼻窦炎或鼻咽部及口腔肿瘤感染，应先控制感染，消除炎症，这是因为感染灶可降低放疗的敏感性。有出血者应先止血。

6）放疗之前应做肝肾功能及血常规检查，白细胞在 $4.0 \times 10^9/L$ 以上，血小板在 $100 \times 10^9/L$ 以上，肝肾功能正常方可放疗。慢性消耗引起的恶病质应先纠正其恶病质再行放疗。

二、放射野皮肤黏膜的护理

放射野皮肤区应清洁、干燥，防止感染。照射野标记清楚，治疗期间切勿擦去，如发现有褪色，要告知医生重新描涂。照射区皮肤应避免机械或物理性刺激。如不穿硬领及紧身衣服，不做冷热敷，不暴晒等，勿用肥皂水擦洗、防止创伤或强风吹拂，不能用手搔抓。

放射区皮肤损伤一般可分为 3 度：

Ⅰ度反应：表现为红斑，有烧灼和瘙痒感，继续照射由鲜红变为暗红，以后有脱屑。此时可用冰片、滑石粉或 0.2% 薄荷淀粉止痒，以保持局部干燥。

Ⅱ度反应：表现为高度充血、水肿、水疱形成，有渗出液、糜烂等，可涂 2% 甲紫、冰片、蛋清、蛋黄油、京万红等，更重者可涂 5% 黄连素液、外敷鲜芦荟汁，或用冰片蛋白液治疗，止痛快，又能减少渗出液，或用湿润烧伤膏外涂，也可用中药生大黄、地榆炭、血余炭、紫草等研粉，用香油调匀后涂于患部，有消炎止痛干燥创面的功能，还可用如意金黄散外敷患部（用香油调匀）。

Ⅲ度反应：一般表现为溃疡、坏死，侵犯真皮造成放射损伤，治疗比较困难，应禁止再行放疗，用湿润烧伤膏、京万红、蛋黄油等治疗有一定疗效，但其愈合比一般油、水烫伤缓慢得多，可能与局部血液循环差有关。

放疗的黏膜反应主要在口腔、食管及胃肠道。头颈部肿瘤进行放疗时，可引起口腔黏膜充血、水肿、白膜形成，甚至形成溃疡，引起剧烈疼痛，影响进食。唾液腺受到不同程度的损伤可引起口干舌燥。此时应控制感染的发生，应保持口腔清洁，饭后用含氟牙膏刷牙或用庆大霉素漱口，用吴茱萸研粉，每次 3 g，醋调后外敷双足底涌泉穴有良好的治疗作用。口干舌燥者可用中药胖大海、麦冬、金银花等泡水代茶饮用。食管黏膜炎症反应可加重食管梗阻，重者可行胃造瘘和胃肠外营养，还应注意观察有无疾病、呛咳、穿孔或大出血的产生。食管炎症性反应可用生理盐水 500 ml，山莨菪碱 100 mg，庆大霉素 160 万 U，地塞米松 100 mg，混合后每次口服 15～20 ml，每日 3～4 次，对消除炎症、缓解症状有较好疗效。

全腹照射，患者可出现食欲不佳、恶心、呕吐及腹痛腹泻，甚至出现肠腔狭窄、黏膜溃疡、出血及坏死。护理人员应注意观察，对有腹痛、腹泻、里急后重、大便带血并有黏液者，可用米汤或山药汁 30 ml 加阿片酊 5 滴，保留灌肠，或用参苓白术散 15 g，每日 3 次口服，也可用山莨菪碱口服，同时可配用白头翁煎服，以保护肠黏膜。

三、放射性肺炎的护理

当肺部接受大面积高剂量放疗时，部分患者可引起放射性肺炎及放射性肺纤维化。临床表现为发热、咳嗽、气短、胸闷及缺氧症状。因此，为防止放射性肺炎的发生，应严格掌握照射剂量、范围和速度，对患有慢性支气管炎、肺气肿及肺结核的患者，应在放疗前及放疗中给予适当治疗，若放疗中出现放射性肺炎时应暂停放疗，同时给予大剂量肾上腺皮质激素、广谱抗生素治疗，缺氧明显者给予输氧。咳嗽等可给予止咳化痰剂。消除放射性炎症及防止放射性肺纤维化可用天冬、麦冬、生地、金银花、丹参等药煎服，也可用复方丹参注射液静脉滴注，连用 20 天为 1 个疗程，对放射性肺纤维化有效。

四、放射性膀胱炎的护理

膀胱癌、前列腺癌、子宫癌、卵巢癌及宫颈癌等进行盆腔放疗时，可出现膀胱炎症反应，表现为尿频、尿急、尿痛、血尿等，可嘱患者多饮水，用乌洛托品等尿路防腐剂，中药可用白茅根、生地、甘草、滑石等水煎代茶饮用，对消除症状，预防感染有良好的疗效。血尿严重者应停止放疗。

五、放射性脊髓炎的护理

头颈部、胸部以及其他部位的恶性肿瘤在进行放疗时，因脊髓接受大剂量照射，少部分患者可发生放射性脊髓炎，这是肿瘤放疗的严重并发症，一般在放疗后 1~5 年发生。大多数患者的脊髓损伤与其照射的区域相吻合，临床上表现为进行性感觉迟钝，行走或持重无力，低头时有麻木、针刺样感觉或其他异常感觉，且自颈背部、腰部向臀部及下肢方向放射，动作终止时这种感觉即消失。随着病情发展，渐出现四肢运动障碍，一侧或双侧肢体无力，运动不灵活，腱反射亢进，肌肉痉挛，周身无明名状难受，截瘫或四肢瘫痪。患者出现瘫痪时常有便秘、排尿困难或大小便失禁。常因长期卧床并发肺部或泌尿系感染而死亡。需给予大剂量维生素 B、维生素 C，神经营养药物，激素及扩血管药物，中药可使用补骨生髓益肾之品。对瘫痪患者要加强护理工作，特别是要加强营养，保持尿道清洁，预防感染等，可配合针灸、按摩等治疗，但一般疗效极差。

六、放射治疗时的饮食护理

肿瘤是一种慢性消耗性疾病，患者一般体质较差，为保证放疗的顺利进行，护理人员应对患者做好饮食指导工作，让患者多进高蛋白、高热量、多种维生素、新鲜蔬菜及水果等易消化食物，同时限制钠入量。放疗时不能进食者，每日补液量不得少于2 000 ml。放疗时可用葡萄、猕猴桃、乌梅、山楂等改善口味及食欲，用香菇、银耳、猴头菌等提高抗病能力，提高放疗效果。

七、放射治疗骨髓抑制的护理

恶性肿瘤患者放疗期间常引起骨髓抑制，临床表现为乏力、头晕、头昏、食欲下降等，白细胞数常在 $4.0 \times 10^9/L$ 以下，血小板常在 $100 \times 10^9/L$ 以下。护理人员应注意患者有无上述症状的出现，有无皮肤及黏膜出血等。患者出现白细胞下降时应注意预防感染，血小板降低时应注意出血。护理应注意室内消毒，每日定时通风，定期做空气培养，每日用0.5%洗消净等揩床、桌、椅等，做好地板消毒。床单、被套、衣裤每周更换 1 次，若出汗多时应随时更换。饮食进高蛋白、高热量食品，可配合用黄芪红枣汤代茶饮。

（田玉姝）

第七章　肿瘤的生物治疗

第一节 肿瘤的免疫治疗

肿瘤的免疫治疗主要是通过调动宿主的天然防疫机制或给予机体某些物质来取得抗肿瘤的效应。随着现代生物技术的发展，生物治疗日趋重要，已经逐渐成为治疗肿瘤的第四手段了。它日益增加的临床应用是基于两方面的发展：其一是对抗肿瘤防疫机制的基础理论的深入理解；其二是生物技术的迅速发展使得临床上大规模运用生物反应调节剂成为可能。肿瘤的基因治疗，目前经美国食品药品监督管理局（FDA）批准临床试验的大多数都是通过调动和调节机体免疫功能来实现的，因此也是生物治疗的重要组成部分。生物治疗和基因治疗虽然仍是处于发展的"婴儿期"，但已有很多典型的患者及其反映出来的理论探索的成功性足以激发人们将这一疗法继续向前推进。面向 21 世纪的肿瘤治疗、抗癌药物的发展将从细胞毒性药物的攻击转向非细胞毒性药物的调节。其中免疫治疗和基因治疗将起到极其重要的作用。

近年来，肿瘤的免疫治疗越来越受到重视。肿瘤免疫治疗的目的是激发或调动机体的免疫系统，增强肿瘤微环境的抗肿瘤免疫力，从而控制和杀伤肿瘤细胞。目前肿瘤的免疫疗法主要包括肿瘤疫苗、细胞因子治疗、单克隆抗体技术和细胞过继免疫治疗。

人们已认识到肿瘤免疫逃避的主要原因是肿瘤细胞不能表达足够激活宿主免疫系统的信号。其逃避机制可归纳为：

1）肿瘤细胞表面主要组织相容性复合物（MHC）及其提呈抗原的低水平表达状态。

2）抗原提呈细胞不能有效地向 T 细胞提呈肿瘤特异性抗原。

3）肿瘤细胞低或不表达激活宿主免疫系统所必需的一系列共刺激分子。

4）肿瘤细胞产生改变宿主免疫反应的因子。

5）宿主可能耐受某些肿瘤抗原等。

肿瘤免疫治疗主要包括非特异性免疫刺激、细胞因子治疗、单克隆抗体在肿瘤治疗的应用、过继性细胞免疫治疗、肿瘤疫苗治疗五大类。

一、非特异性免疫刺激

（一）卡介苗

很早以前人们就知道卡介苗（BCG）能增强机体抵抗细菌和病毒的能力。用卡介苗免疫治疗肿瘤获效的条件是：①肿瘤负荷小。②卡介苗要能够与肿瘤接触。③宿主有免疫应答能力。

临床应用一般多用卡介苗活菌（75 mg 干燥菌体/ml）或经酚处理的死菌苗、鲜菌悬液或冷冻干菌菌体。皮肤划痕卡介苗（划卡）的浓度为 50~75 mg/ml，皮内注射卡介苗（注卡）为 0.75 mg/ml，冻干品卡介苗（冻卡）有效期 1～2 年，每毫克约 10^7 个菌体，出厂规格要求每毫克不少于 4×10^6 个活菌体。卡介苗用量：最有效为 20～25 μg，1 次极量为 10～20 mg。1 次使用活菌数以不少于 6×10^7 为宜。

卡介苗使用方法：可行皮肤划痕、瘤内注射、皮下注射、皮内注射、浆膜腔注入、雾化吸入、膀胱内灌注等。

卡介苗的不良反应一般甚微，很少出现严重的不良反应或并发症。有时可出现局部反应，如接种局部红肿、溃疡、结节性红斑等，全身反应则为类似流感样症状，多于注射 2～10 小时开始，以 7～10 小时最多。主要表现有寒战、发热、肌肉痛、恶心、食欲差。

全身反应中罕见但又较严重的有：

1）卡介苗症：即播散性、卡介苗感染，典型表现为持续发热、体重下降等。

2）肝脏毒性：表现为碱性磷酸酶、天冬氨酸氨基转移酶的升高。

3）过敏反应：文献报道有极少数患者在进行瘤内注射卡介苗时发生过敏性休克。

（二）短小棒状杆菌菌苗

短小棒状杆菌菌苗（CP）为革兰阳性厌氧杆菌，对人无致病性，可从正常人的骨髓中分离出来。CP 对肿瘤的免疫作用主要表现为：

1. 激活网状内皮系统

激活网状内皮系统因而激活大量的内皮细胞，此可能是抗癌活性的主要效应细胞。

2. 对细胞免疫的作用

对细胞免疫的作用表现为抑制 T 淋巴细胞的免疫应答。但实际应用表明 CP 可能有两种抗癌机制，一种是 T 细胞依赖性，而另一种是通过活化巨噬细胞而不依赖 T 细胞。

3. 增强 NK 细胞的活力

NK 细胞对某些肿瘤靶细胞具有特异的细胞毒作用。

4. 典型的佐剂

CP 是一典型的佐剂，具有促进 B 细胞活性、增强体液免疫的作用。

5. 产生干扰素

激发产生大量干扰素。

6. 补体激活

CP 的临床应用有报道在恶性黑色素瘤、恶性淋巴瘤、肺癌等晚期肿瘤中有效。如与化疗同用，可增强对化疗的敏感性，并减轻骨髓抑制。

静脉注射常可引起寒战或高热、心率加快，有心血管疾患的患者应慎用。皮下注射 3～4 mg，每周 2 次，1 个月为 1 个疗程，可有局部肿胀、低热等轻微反应。注意该菌苗需保存在 4℃ 的冰箱内。

（三）多糖类

临床常用的有香菇多糖、云芝多糖（PS－K）、多抗甲素，这些制剂都是属于非特异性免疫刺激剂，能刺激单核巨噬细胞的增殖，增强 T 细胞和 NK 细胞的活性，临床上主要用于消化道肿瘤的辅助治疗。

（四）多（聚）核苷酸

病毒感染后常常出现双链的 RNA，据此合成了多（聚）腺苷酸—多（聚）尿苷酸。随机临床试验证实，在 300 例早期乳腺癌患者中合用此药能显著改善总生存率，8 年生存率为 71%，而辅助化疗组为 57%。进一步的疗效观察仍在进行中。

（五）免疫组织和细胞提取物

免疫组织和细胞提取物主要有胸腺素、转移因子（TF）和免疫核糖核酸（iRNA），这些制剂来源于免疫组织（胸腺、脾、淋巴结）和外周淋巴细胞，能够促进 T 细胞分化成熟和增强 T 细胞对抗原的应答反应，增强细胞毒性 T 淋巴细胞（CTL）和 NK 细胞的活性，对 T 细胞免疫功能低下的患者的免疫功能的恢复，以及协助宿主抗病毒感染和抗肿瘤都有积极的作用。

二、细胞因子治疗

细胞因子是由免疫细胞（如淋巴细胞、单核巨噬细胞等）及其相关细胞合成分泌的一类低分子蛋白或糖蛋白的大家族。生物作用的特点是微量高效，在体内各种细胞因子构成复杂的网络关系，常以自分泌或旁分泌的方式在局部发挥免疫调节作用。临床上常用的抗肿瘤细胞因子有白细胞介素 – 2（IL – 2）、干扰素（IFN）、肿瘤坏死因子（TNF）及粒细胞—巨噬细胞集落刺激因子（GM – CSF）等。

（一）干扰素

IFN 主要由血细胞、成纤维细胞等在细菌、病毒、多核苷酸等刺激物诱导下产生，目前多用基因重组技术生产，其作用于其他细胞，干扰病毒的复制而命名为 INF。实验证明 INF 并不能直接杀伤病毒，而是诱导宿主细胞产生数种酶干扰病毒的基因转录或病毒蛋白组分的翻译。根据产生 IFN 细胞来源的不同，理化性质和生物学活性的差异，可分为三种类型，即 α、β、γ。这三种 IFN 都具有抗病毒、免疫调节及抗细胞繁殖的作用，但目前还不清楚是其中的哪种作用产生抗肿瘤效果。目前已知 IFN 除直接抗病毒活性外，还具有其他生物效应，可能直接影响肿瘤的生长。这些效应包括增强 NK 细胞、T 淋巴细胞及巨噬细胞的细胞毒性作用，增强肿瘤细胞及免疫应答细胞表面抗原的表达，促进肿瘤基因的表达及细胞分化及对各种蛋白质、酶及脂类合成的影响。

INF – γ 在治疗肿瘤方面主要用于白血病、骨髓瘤、肾细胞癌、浅表膀胱癌等。INF 与手术、化疗等联合应用时疗效明显提高。一般对中、低度的恶性肿瘤效果较好。另外合理使用剂量十分重要，过高或过低都会影响疗效，推荐剂量为（1~3）×10^6 U/d。

INF 造成的不良反应较明显的是高热、寒战。全身症状可以包括血小板减少，肝脏转氨酶升高，少数人还可出现神经系统症状。上述大多数不良反应在减少剂量或终止治疗后都可以消失。

（二）白细胞介素－2

IL 系单核—巨噬细胞、T 淋巴细胞所分泌的在炎症反应中发挥非特异性免疫调节作用的某些因子的总称；已正式命名的 IL 有 IL－1～IL－15。其中最常用的 IL－2 是在小鼠脾细胞培养上清液中发现的，由 T 细胞或 T 细胞系产生，又名为 T 细胞生长因子。目前应用细胞工程技术所制备和纯化的 IL－2 已用于临床治疗某些肿瘤。

IL－2 的生物学作用在于直接作用于 B 细胞，促进其增殖、分化和 Ig 分泌，以及通过刺激 T 细胞分泌 B 细胞增殖和分化因子，同时还可诱导淋巴因子激活的杀伤细胞（LAK）、NK、CTL 等多种杀伤细胞的分化和效应功能。

近年来临床上使用 IL－2 主要用于试验性治疗晚期黑色素瘤和肾癌。有报道单独使用大剂量 IL－2，通常可以达到 20％ 的有效率。偶尔可以使肿瘤完全消退，其生存期明显延长。也有的学者使用 IL－2 与 LAK 细胞联合应用治疗晚期肿瘤，但几项临床试验治疗结果表明，其与单独使用疗效无明显区别，因此，目前认为这种联合应用意义不大。

IL－2 临床推荐量为 20 万～30 万 U/m^2，每周 4 天，4 周为 1 个疗程。IL－2 治疗肿瘤的过程中仍可产生严重的不良反应，其最明显的并发症是毛细血管渗出综合征，从而导致液体潴留、肾功能不全和肺水肿，有的还可以引起贫血、血小板减少、腹泻等，若终止治疗这些不良反应通常会消失。

（三）肿瘤坏死因子

TNF 是一种主要由单核巨噬细胞系统细胞分泌的多活性蛋白质细胞因子。它不但参与机体的免疫调节、影响机体的代谢，在许多重要的生理、病理活动中起到积极的调节作用，而且具有较强的抗肿瘤作用。

1. 肿瘤坏死因子的生物学性质

TNF 是一个分子家族，其家族的生物学特性相类似，在结构上存在着不同程度的相关性。人们把由激活的巨噬细胞产生的肿瘤坏死因子称为 TNF－α，由激活的 T 淋巴细胞（LT）产生的淋巴毒素称为 TNF－β。两者有 28％ 的氨基的序列相同，并有某些共同的生物学活性，竞争同一受体。

2. 肿瘤坏死因子产生的机制

TNF 的合成与分泌经过两个阶段。

1）启动阶段：即首先引起巨噬细胞激活和增殖。

2）促泌阶段 L 使 TNF 从细胞中释放出来。启动剂系 BCG、厌氧短小棒状杆菌和酵母多糖等，能促进网状内皮系统增生。促泌剂为混合细菌疫苗（MBV）、脂多糖（LPS）、脂质 A（Lipid A）和聚肌胞，其作用是促进 TNF 的分泌。其他如 IL－2，刀豆蛋白 A（ConA）等皆可激活单核巨噬细胞，后者通过各种机制破坏或抑制癌细胞。

3. 肿瘤坏死因子抗肿瘤机制

1）体外发现 TNF 对肿瘤具有直接溶解和抑制增殖的作用，在体内引起肿瘤坏死，使肿瘤体积缩小甚至消失。

2）TNF 对毛细血管内皮细胞的直接细胞毒性作用，引起血液凝固，血流停止，导致组织坏死。

3）TNF 诱导的肿瘤局部炎症反应对肿瘤坏死亦有作用。

4）TNF 的免疫调节机制。

5）TNF 对 DNA 类病毒及 RNA 病毒均有抑制作用，对病毒感染的细胞具有杀伤作用。

（四）造血生长因子

造血生长因子是一类细胞因子的总称，即它们都可以影响造血细胞，在细胞的生长和分化上起重要的调节作用，在成熟造血细胞的功能激活上也起重要作用。迄今已有25 种以上的细胞因子被证明对造血活性有影响。目前 FDA 批准正式临床使用的只有 3种，即粒细胞生长因子（G - CSF）、粒细胞—巨噬细胞生长因子（GM - CSF）和促红细胞生成素（EPO）。

三、单克隆抗体在肿瘤治疗的应用

杂交瘤技术问世以来，单克隆抗体（简称单抗，MAb）的制备及其在肿瘤诊断治疗中的应用取得了极大的进展。单抗抗肿瘤作用的机制主要是通过活化补体，构成复合物与细胞膜接触产生补体依赖性细胞毒作用，引起靶细胞的溶解和破坏，以及激活抗体依赖细胞，发挥其抗体依赖性细胞毒作用破坏肿瘤细胞，还有一些抗体通过封闭肿瘤细胞表面的受体，以阻断细胞生长因子与受体结合诱发的促细胞增殖作用。

但是单独应用抗体对实体瘤的作用有限，目前更多的是应用单抗与化疗药物、放射性核素、生物毒素和其他生物制剂构成交联物，利用单抗与肿瘤细胞的特异结合将对肿瘤细胞有更大破坏作用的杀伤性药物导向肿瘤细胞，从而更有效地发挥杀伤效应。

四、过继性细胞免疫治疗

自 20 世纪 80 年代初期以来，对 LAK 细胞的特征进行了广泛的研究。这是一群不同于 NK 或 CTL 的溶细胞性群体。它们细胞表面标记特征为非主要组织相容性复合体（MHC）限制性杀伤细胞。可以是 CD_3^+ 或 CD_3^- 的非黏附性的并带有 NK 样标记如 CD_{16}^+ 和 CD_{56}^+ 的细胞群体。新鲜肿瘤靶细胞上被 LAK 细胞识别的决定簇性质尚不清楚。这种决定簇广泛表达于新鲜和培养中的肿瘤细胞上和培养的正常细胞上。但新鲜正常细胞上并不具有。LAK 细胞是外周血淋巴细胞在患者开始 IL - 2 治疗几天后反跳性增殖时收集的。在体外与 IL - 2 一起培养数天后发展为具高度非特异性细胞毒性细胞后再返输给患者。

迄今为止，没有令人信服的证据说明加用 LAK 细胞后，疗效比单独使用 IL - 2 要好。再加上治疗的费用和烦琐性，这一疗法基本已被放弃。只有在移植后淋巴细胞增殖性病（PTLD）中最近重新试用了 LAK 细胞并取得一定疗效，但要注意不能同时输注 IL - 2，以免刺激淋巴性肿瘤生长。

五、肿瘤疫苗治疗

肿瘤疫苗可加强和提高机体自身免疫功能和识别肿瘤抗原能力、避免肿瘤逃避免疫监视、启动自身主动的生理免疫抗瘤能力，以达到减少癌变发生、消除手术残留癌灶、防止转移复发、提高肿瘤治愈率、延长存活期和提高生活质量的目的。肿瘤疫苗的关键是通过激活机体的免疫系统来清除肿瘤细胞，其中最关键的是产生肿瘤特异的细胞毒性T淋巴细胞（CTL）。

CTL 杀伤肿瘤细胞的作用方式有 3 种：

1）CTL 与靶细胞接触产生脱颗粒作用，排出穿孔素，插入靶细胞膜上，并使其形成通道，颗粒酶、TNF、分泌性三磷酸腺苷等效应分子进入靶细胞，导致其死亡。

2）CTL 激活后表达 Fas 配体（FasL），其可被释放到细胞外与靶细胞表面的 Fas 分子结合，传导死亡信号进入细胞内，激活半胱天冬氨酸蛋白酶，最终激活内源性 DNA内切酶，导致细胞结构破坏，引起细胞死亡，激活 IL 转换酶（ICE）或与 ICE 相关的蛋白酶，引起细胞凋亡。

3）上述两种方式共存。

恶性肿瘤的瘤苗免疫治疗可以应用于以下几类患者：

1）经传统常规治疗方法仅达部分缓解者，可通过免疫方法抑制和消除尚存肿瘤。

2）经治疗后肿瘤完全消退，但存在复发转移风险的患者。

3）应用传统治疗方法治疗无效的患者。

目前常用的疫苗有以下几种：

1. 细胞疫苗

细胞疫苗即为处理后的癌细胞，应用化学、物理和生物学的方法（如加热、冻融、放射性照射等）制备灭活的癌细胞和细胞滤液、细胞膜粗提品等，使之成为失去致癌作用、保留抗原性的瘤苗。

2. 抗原制剂

抗原制剂包括肿瘤抗原和人工合成的肽抗原疫苗。此类疫苗利用免疫、生化技术分离纯化瘤细胞膜中的抗原成分或根据肽序列人工合成肽抗原，结合特异性的Ⅰ型主要组织相容性复合体（MHC－Ⅰ）作为疫苗。

3. 核酸疫苗

核酸疫苗是指把编码肿瘤抗原的基因融合到重组质粒或病毒（如痘病毒、腺病毒）中来制备的疫苗。

4. 树突状细胞疫苗

树突状细胞疫苗是免疫系统中最强的抗原呈递细胞，能有效呈递肿瘤抗原，使其能被 T 细胞识别从而激活机体的抗肿瘤免疫反应。

（张敏）

第二节　肿瘤的基因治疗

所谓肿瘤的基因治疗就是用基因转移技术将正常或野生型等外源基因导入宿主细胞，直接修复或纠正肿瘤相关基因的结构与功能缺陷，或者通过增强宿主的免疫防御功能杀伤肿瘤细胞。在肿瘤的基因治疗成为一种普遍的医疗手段之前必须有两个前提条件：一个是需要有清晰定义的靶组织，通常用肿瘤细胞作为进行基因治疗的细胞，靶组织的选择还必须考虑基因传递的效率、表达蛋白变性、机体免疫状态、可行性等因素；另一个是要往靶组织内传递多少治疗基因，传递基因的多少直接关系到试验的成败。

一、抑癌基因治疗

相比于正常细胞，肿瘤细胞的生长和增殖能力明显增强；而这种生长表型又是基于抑癌基因失活和（或）癌基因的过度激活。抑癌基因具有负性调控细胞生长和增殖的作用，当因突变或缺失而丧失功能时则可促进细胞的生长和增殖。在肿瘤的抑癌基因治疗研究方面，较深入的是 *P53* 基因。*P53* 基因作为抑癌基因，具有细胞增殖的负向调节作用，可调控细胞的生长和分化，维持基因组 DNA 的稳定性。野生型的 P53 蛋白能诱导产生一系列细胞周期依赖性激酶（CDK）的阻滞剂，阻止细胞通过细胞周期进入有丝分裂，使细胞停滞于 G_1 期，从而抑制细胞的生长和增殖。突变的 *P53* 基因失去对细胞周期的调控功能，允许 DNA 受损突变细胞进入细胞周期增殖和恶性转化。因此，将野生型 *P53* 基因转染肿瘤细胞是诱导肿瘤凋亡、抑制肿瘤生长的有效方法。我国首次利用腺病毒载体携带的 *P53* 基因治疗药物已进入临床。

二、"自杀基因"治疗

"自杀基因"治疗是众多基因治疗策略中效果较明显，较有前途的策略之一，该疗法也称病毒导向的酶解前药物疗法（VDEPT）或分子疗法。一些来源于病毒和细菌的基因具有独特的功能，这些基因的表达产物具有将一些原先对哺乳动物细胞无毒性的或低毒性的药物转化为毒性产物，从而导致细胞的死亡。将这些"自杀基因"（也称"前药物转换酶基因"）导入肿瘤细胞，可代谢产生毒性药物，引起肿瘤细胞"自杀"。另外通过"旁观者效应"，还能杀伤未被导入"自杀基因"的邻近分裂细胞，扩大其杀伤效应。如将"自杀基因"单纯疱疹病毒胸腺嘧啶激酶（HSV - TK）转染至肿瘤组织，使肿瘤细胞成为有别于正常细胞，表达 HSV - TK 的细胞，能将前体药物羟甲基无环鸟苷（GCV）转化为对分裂细胞具有杀伤作用的代谢产物，从而特异性杀伤肿瘤细胞。

三、肿瘤免疫基因治疗

免疫基因治疗法是指利用基因进行免疫治疗，包括细胞因子基因治疗、制备 DNA

疫苗等。由于在肿瘤形成过程中机体免疫系统存在对瘤细胞的免疫耐受现象，而这种现象可能是由于肿瘤细胞本身的免疫性不强（如 MHC 表达不足），也可能是由于抗原呈递细胞（APC）不能提供足够的刺激信号（B7），或者是机体免疫分子分泌不足等原因。

Yoshida 等构建了携带人干扰素 – β（IFN – β）基因的腺相关病毒载体，干扰人胶质细胞瘤细胞后可诱导瘤细胞凋亡和坏死，将此载体注入荷瘤鼠组织后可诱导肿瘤细胞产生热激蛋白，抑制肿瘤生长，动物生存期显著延长。Gansbacher 等人将克隆 IL – 2，CD – NA 基因的病毒载体转染小鼠肿瘤细胞，输入小鼠体内后，这些肿瘤细胞除了自身失去体内成瘤能力，还抑制了体内野生型肿瘤细胞的生长。Han SK 等用逆转录病毒作为载体，将人 TNF – α cDNA 转染给人肺癌细胞株，再将其经皮注射给裸鼠，发现其明显抑制肿瘤生长。

目前，肿瘤基因治疗的实验研究已取得许多有意义的结果，但是临床实验很多却不令人满意，主要有以下几个原因：①基因转移和细胞移植等技术的临床应用尚未得到圆满解决，转导基因的细胞在体内不能长期生存。②基因治疗中病毒载体的安全性问题，靶细胞种类的选择，基因表达水平对基因治疗效果以及患者本身的影响问题，都制约基因治疗的临床应用。因此，肿瘤基因治疗今后可能的发展方向是：

1）加强对肿瘤基因变化规律的认识，针对关键的突变基因，运用基因置换和反义核酸等基因治疗策略，定点修复或诱导抑癌基因的表达和活化，关闭和抑制异常癌基因的表达，从根本上抑制突变的癌细胞。

2）改进基因转导技术，实现基因的定位导入，提高转导率和外源基因的表达率，克服基因随机插入造成的某些正常功能基因表达异常。

3）进一步扩大基因受体细胞种类的筛选，提高受体细胞的扩增；加强转导基因的选择，如抑癌基因、细胞因子基因、肿瘤抗原基因、化疗敏感基因等。

（张敏）

第八章　肿瘤的介入治疗

随着介入医学的发展，肿瘤的介入治疗近几年取得了迅速的发展。介入治疗肿瘤有以下几个特点：①损伤小，安全易行。②定位准确，疗效发生快而确定。③不良反应和并发症少。④适应证广。肿瘤的介入治疗可分为血管内介入治疗和非血管内介入治疗。

一、经动脉灌注抗癌药物

由动脉内经导管向靶器官注入化疗药物，到达肿瘤内的药物浓度与全身静脉化疗相比要高得多，是全身化疗的 100~400 倍，疗效明显提高，但全身副反应却减轻。

（一）技术和方法

用改良 Seldinger 技术行动脉穿刺并插管至靶动脉。常规血管造影后即可行动脉内化疗灌注。穿刺入路的选择与灌注方式有关。一次性灌注可选择股动脉入路，中长期灌注选择锁骨下动脉、腋动脉或肱动脉入路较好，尽管其穿刺技术难度稍大，但不影响患者行走等活动。一般要求超选择性插管后再行灌注，但在超选择性插管困难或病变范围大（如胰腺癌并腹腔转移等）将导管置于病变近端的胸或腹主动脉行灌注仍是可行的。对于多重血供的病变（如盆腔肿瘤）和难以回避的正常动脉分支（如胃十二指肠上动脉）应在灌注前行必要的栓塞，使化疗药物集中于单一的供血动脉内灌注，以避免药物单侧分布和避免药物过多进入正常脏器引起副反应。

一般化疗药物的灌注方式有：

1. 一次冲击性动脉内化疗灌注

一次冲击性动脉内化疗灌注指采用动脉插管技术，一次性将化疗药物注入靶动脉，然后将导管撤出的方法。本方法常用于肺癌、头颈部癌、脑部恶性肿瘤等，也可与栓塞疗法并用于肾癌、胃癌、肝癌和盆腔恶性肿瘤等，一般注药时间为 30 分钟或数小时，药物选择以细胞周期非特异性药及联合用药为佳。应采用注射泵将药物匀速注入，手推注射则难以达到匀速注射以及要求的注射时间，除非为肿瘤手术前治疗。此治疗需间隔一定时间（20~30 天）重复进行数次，否则疗效不稳定。

2. 长期间断性动脉内化疗灌注

长期间断性动脉内化疗灌注是指将导管置于靶动脉内，按计划行长期间断性化疗药物注射的方法。本方法适用于大多数手术难以切除的恶性实体瘤，特别是全身用药效果不佳者。主要方法为一次性插管将导管保留 3~5 天或行导管药盒系统植入术。可选用细胞周期性药物或非特异性药物灌注。药物注射时间应根据药物的特点选择如 5-FU 和 MTX 等，每次注射应维持 6~12 小时。ADM、MMC 和铂类药物则可在 1 小时内注完。

（二）并发症及处理原则

并发症主要与导管及用药对血管及灌注区域组织刺激有关。

1. 血管狭窄及闭塞

血管狭窄及闭塞常发生在长期化疗灌注的靶动脉，由于留置管等的长期刺激和化疗药物的损害使动脉内膜增生，常发生在肝动脉、支气管动脉等。预防措施为留置导管尽量不要置于管径过细的靶动脉；尽量少用对血管内膜刺激较大的药物（如 MMC）或减少其用量和将其稀释至较低浓度再灌注。

2. 神经损伤

神经损伤可发生在脊髓动脉、支气管动脉及脑动脉化疗灌注时，可能与化疗药物和造影剂直接损伤神经组织或刺激血管痉挛有关。发生在脊髓动脉时可表现为截瘫或阶段性肢体感觉或运动障碍。发生在脑动脉时，可造成视网膜损害，严重者可有脑水肿甚至脑疝形成造成死亡。

此类并发症的预防措施包括：

1）尽量超选择性插管，避开眼动脉或脊髓动脉使药物仅进入靶动脉。

2）插管时动作轻柔，以避免刺激血管导致痉挛。

3）使用毒性小且渗透压低的非离子型造影剂。

4）化疗药物应充分稀释并匀速注入。

5）灌注前可经静脉注入 5～10 mg 地塞米松，可提高神经组织对化疗药物的耐受性。

一旦并发症已发生，治疗措施包括：

1）立即给予地塞米松 30 mg 肌内注射。

2）给予低分子右旋糖酐 500 ml 快速静脉滴注并配合血管扩张和营养神经药物。

3）必要时对症治疗，包括应用脱水机房治疗脑水肿，吸氧或高压氧治疗等。一般此类并发症经上述治疗在一周内多可痊愈，不可逆的神经损伤较少。

3. 消化道反应

反复大量的化疗药物直接进入胃肠道动脉可能造成胃肠道反应。主要为消化道黏膜苍白、水肿或点状糜烂，造成胃肠道出血、腹泻和呕吐。在肝动脉灌注化疗则形成胆管硬化、狭窄和药物性肝炎，表现为黄疸、腹胀和氨基转移酶升高。为避免或减少消化道化疗灌注的不良反应，应尽量超选择性插管，防止大量化疗药物直接进入非肿瘤供养动脉。术前及术后给予消化道黏膜保护药物，如氢氧化铝凝胶和洛塞克等抑制胃酸的分泌，必要时应用枢复宁等抑制恶心、呕吐。氟苷（FudR）可诱发胆管硬化应慎用于动脉内化疗灌注。可采用适当的护肝措施使药物性肝炎尽快恢复。

（三）适应证

1）脑原发性和转移性恶性肿瘤。

2）颌面部原发恶性肿瘤。

3）胸部恶性肿瘤。

4）腹部恶性肿瘤。

5）盆腔恶性肿瘤。

6）骨骼和软组织恶性肿瘤。

（四）禁忌证

1）严重出血倾向。

2）通过适当的治疗难以逆转的肝肾功能衰竭。

3）严重恶病质。

二、经动脉栓塞治疗

动脉栓塞疗法是肿瘤介入治疗中的重要技术，原理是把载有抗癌药物的微囊或微球经靶动脉给药达到病变部位，它常与化疗同时应用，称之为化疗性栓塞，动脉栓塞疗法对肝、肾肿瘤的治疗应用最多，也常用于盆腔肿瘤。动脉栓塞疗法还可以用于肿瘤所致的出血紧急治疗。

（一）方法

在局部麻醉下，采用 Seldinger 插管法，在 X 线监护下，将导管头送至靶器官肿瘤的供血动脉部位，缓慢注入栓塞剂及抗癌药物。

（二）栓塞剂的选用

栓塞剂的选择及种类可根据栓塞的目的和要求来选择。

1. 明胶海绵

明胶海绵（GF）为中期栓塞剂，适用于良恶性肿瘤的术前栓塞和多次重复栓塞，与其相似者有泡沫聚乙烯醇，为永久性栓塞剂。

2. 微粒栓塞剂

微粒栓塞剂是指直径为 $50 \sim 200\ \mu m$ 的颗粒性栓塞剂，可制成颗粒或含化疗药物的微球，用于栓塞血管。此类栓塞剂必须选择插管至肿瘤供养动脉，否则可造成严重并发症，注射时应使微粒良好悬浮于液体中，否则成团的微粒会严重阻塞导管造成操作失败。此类栓塞剂主要应用于肿瘤的栓塞治疗，亦可用于动静脉畸形。

3. 大型栓塞剂

大型栓塞剂主要用于 $3 \sim 10\ mm$ 口径动脉的栓塞，有不锈钢圈和海螺状温度记忆合金弹簧圈，以前者最常用。主要用于栓塞各种动静脉瘘和动脉瘤。对于恶性肿瘤仅栓塞大口径的供血动脉，其侧支循环极易建立，无法造成肿瘤缺血坏死，所以大型栓塞剂主要用于阻塞严重的肿瘤动静脉瘘和为血流再分布栓塞较大的正常动脉分支。

4. 液态栓塞剂

液态栓塞剂包括一组栓塞剂，主要有医用胶类，如二氰基丙烯酸异丁基（IBCA），TH 胶等；血管硬化剂，如无水乙醇、鱼肝油酸钠和十四烷基硫酸钠等；其他还有碘油类和中药类，如鸦胆子油等。医用胶类栓塞剂均为高分子聚合物，呈液态，当与离子性液体（盐水、血液等）相遇时产生快速聚合反应成为固化物，其主要用于动静脉畸形的栓塞治疗，也可用于恶性肿瘤的栓塞，但其为永久性栓塞剂，不利于重复治疗。血管硬化剂注入靶动脉后引起血管内膜和血液成分的广泛破坏，并继发靶血管及其末梢血管广泛血栓形成，可造成永久性血管栓塞和靶器官严重坏死。此类栓塞剂注入时必须超选择性插管并在注入过程中严密监视，以防出现反流性误栓。主要用于肝癌、肾癌、动静脉畸形的栓塞治疗。碘油是目前应用最为广泛的栓塞剂，注入动脉后可引起暂时性的轻微血管栓塞，但其可携带化疗药物选择性滞留于恶性肿瘤的血窦内，使其具有导向化疗的作用，最近的研究表明，加热到120℃时注入血管后可造成血管栓塞。主要用于肝癌的化疗性栓塞治疗，也可用于其他肿瘤。

（三）栓塞术后综合征

动脉栓塞后会出现一些临床症候群，如肝癌灌注＋栓塞治疗后出现恶心、呕吐、发热、腹痛等，这些症状称为栓塞术后综合征，是化疗药物和栓塞剂的反应及肿瘤术后缺血坏死所致。栓塞术后综合征的处理基本上是进行对症处理。

三、肿瘤的非血管性介入治疗

肿瘤的非血管性介入治疗主要包括肿瘤射频消融治疗、经皮经肝胆管引流术、经皮胃造瘘术、经皮气胸引流术等内容。

（一）肿瘤射频消融治疗

射频消融治疗（RFA）为一项新兴的微创介入技术，对手术无法切除的恶性肿瘤具有疗效好、安全、微创、操作简便的特点，术后并发症发生率低。

1. 基本原理

射频治疗机使用射频刀的穿刺针在影像设备的监视下，借助介入技术，植入肿瘤内，通过热原理，直接消融肿瘤组织。它不同于体外热疗技术，由于肿瘤组织丰富的血供，血流的急速流动，体内难以聚集热量，达不到临床治疗效果，带射频刀的射频机解决了此问题。

由于组织类型和个体情况的不同，热能导致细胞损害需要的时间为3～50小时不等，当温度升高大于42℃时，导致细胞损害所需要的时间呈指数下降。如当温度达到46℃时需要8分钟杀死肿瘤细胞，而当温度达到51℃时只需要2分钟就可以杀死肿瘤细胞。当温度超过60℃时，细胞内蛋白质变性，双脂质膜融化，细胞死亡不可避免。新生的肿瘤血管存在一定的生理调节缺陷，对低温的耐受性强于正常细胞，而对高温的耐受性较正常组织差。

在应用射频消融治疗时，电极尖端的高频交流电射入电极周围组织，组织中的离子也就随着电流方向的改变而改变，从而摩擦生热，当组织的温度超过60℃时，细胞死亡，在电极周围出现区域性组织坏死。标准的射频治疗技术可使局部组织温度超过100℃，使肿瘤组织及周围实质组织发生凝固性坏死，同时肿瘤周围的血管组织凝固形成一个反应带，使之不能继续向肿瘤供血和防止肿瘤转移。大血管因血流较快，可迅速带走射频产生的热量，不会导致血管温度升高而损伤血管。热能将使电极周围组织产生一个边界清楚的球形坏死灶，使被此区覆盖的肿瘤组织破坏死亡。电极周围组织因过热而发生炭化，增加了组织的阻抗，降低射频能量的释放，最终热能导致坏死区的大小与射频电流的平方（称为射频能密度）成正比，单极射频针产生的能量与距电极的距离平方成正比递减。与手术切除相似，热能毁损的范围不应只局限于肿瘤组织，还应包括周围1 cm的正常组织。术后常规行CT检查，可发现术前囊状肿物随时间进展肿物逐渐缩小。

2. 设备

射频治疗机、影像引导设备（多用超声或 CT）。

3. 并发症

1）出血。

2）肺部气胸的发生。

3）穿刺道器官的损伤。

4）大血管的损伤。

5）空腔器官穿孔、腹膜炎发生。

6）胆汁性腹膜炎发生。

4. 适应证

1）肝癌、肺癌、乳腺癌、胰腺癌、前列腺癌等实体瘤。

2）某些特殊部位的肿瘤：手术难度大，但冷循环射频针能到达而不直接穿过重要血管或胆管。

3）不愿手术、化疗、放疗者：如心力衰竭、糖尿病、免疫力低等身体状态欠佳患者。

4）多个病灶：如肝脏有多发肿瘤，不适合手术。

5）肝功能差或门静脉癌栓患者。

6）妇科：子宫肌瘤等。

5. 禁忌证

1）严重心肺功能不良患者。

2）有严重出血倾向者。

（二）经皮经肝胆管引流术

经皮经肝胆管引流术（PTCD）是经皮肝穿刺在受梗阻的胆管内放置引流管，解除恶性病变所致的胆管梗阻，减轻或消退患者的黄疸，为其他治疗创造条件，也可作为长期姑息治疗手段，延长患者生存期和提高生活质量。

适用于胆管癌、胰腺癌、壶腹癌、肝门区转移肿瘤引起胆管狭窄或闭塞、中晚期肝癌造成的梗阻性黄疸。

终末期患者、恶病质、肝肾功能衰竭、大量腹水及严重出血倾向患者禁用。

（三）经皮胃造瘘术

恶性肿瘤导致消化道梗阻及吞咽困难的患者，采用经皮胃造瘘术建立新的进食通道，提高患者晚期生活质量。胃部疾病所致幽门梗阻、大量腹水造成胃前壁与腹壁分离、严重的门静脉高压造成腹内静脉曲张均可采用经皮胃造瘘术。

（四）经皮气胸引流术

经皮气胸引流术（PPD）应用经皮穿刺的方法将气胸引流管置入胸腔清除胸腔内的

气体，使萎陷的肺叶复张，恢复肺组织的功能。适用于肺或纵隔肿瘤穿刺活检、肺肿瘤射频消融治疗等引起的气胸、自发性气胸。严重恶病质预计生存期不超过 2 周或严重出现凝血功能障碍患者禁用。

（五）经皮穿刺椎体成形术

经皮穿刺椎体成形术（PVP）是在影像设备的导向和监视下经皮穿刺颈、胸、腰椎体并灌注填充材料骨水泥（化学名：甲基丙烯酸树脂）治疗溶骨性骨质破坏和骨质疏松疾病的一种技术，可增强椎体强度和稳定性、防止塌陷、缓解腰背疼痛，甚至完全恢复椎体高度。

适用于椎体血管瘤、椎体原发和转移性肿瘤、椎体疏松或创伤性压缩骨折。

有肿瘤压迫的神经症状、凝血功能异常者、明显的椎体塌陷者禁用。

（六）影像导向下放射性粒子种植

影像导向下放射性粒子种植是利用计算机三维立体种植治疗计划，重建肿瘤的三维形态，准确设计植入粒子的位置、数量及种植路径，然后在 CT 或 B 超导向下精确地植入放射性粒子到肿瘤区域的方法。

适用于全身各部位原发肿瘤，拒绝根治手术的肿瘤患者、孤立的转移性肿瘤、外照射效果不佳或失败者例外。

预计生存期不足 6 个月、穿插部位皮肤溃烂、感染、放疗不敏感的肿瘤患者禁用。

四、内支架置入术

内支架是用于支撑体内狭窄管腔或新建通道的假体。在影像设备的导向下通过导管、导丝、支架输送器，将支架放置于管道狭窄处或瘘口部位，使之再成形或堵住瘘口的技术称之为内支架置入术，可分为血管性和非血管性两大类：血管性内支架是指应用于血管内的支架如髂动脉内支架和腔静脉内支架；非血管性内支架是指用于非血管性管腔的支架，如食管、胃肠道、气管、胆管内支架，而输尿管狭窄多采用置入内涵管的方式对狭窄的输尿管进行支撑。

（一）消化管狭窄扩张成形及支架治疗

消化管的肿瘤及消化管周围肿瘤的压迫作用是引起消化管狭窄或梗阻的主要原因，对于无法手术或术后复发的晚期肿瘤患者可以采用球囊扩张及支架置入术来解除梗阻，缓解症状。

1. 操作技术

1）球囊扩张术：透视下将导管、导丝一并送入食管，操作导丝使其通过狭窄段，沿导丝将选好的球囊送入，使球囊中部置于狭窄段，用稀释的对比剂充盈球囊扩张狭窄段。一般选用直径 2 cm 左右的球囊进行扩张，但是狭窄严重或在扩张过程中自述疼痛剧烈者，应从 1 cm 直径的球囊开始扩张，以防止狭窄的消化管破裂。扩张时间应稍长，一般认为持续扩张 3 分钟，然后间隔 3 分钟，并反复扩张 3 次。具体的扩张时间、间隔时间和次数应视狭窄程度、患者的症状酌情处理。

2）支架置入术：操作的最初过程同球囊扩张术，将支架置入器沿导丝送至狭窄段，将支架置于合适的位置后释放支架。在支架释放过程中要防止支架移位。在选择支架时要注意直径和张力平衡，长度要超过狭窄段两端各 1 cm。

2. 适应证

1）消化道肿瘤术后吻合口狭窄，可采用球囊扩张术治疗。

2）食管癌造成的食管狭窄并气管瘘，可采用加膜支架置入术治疗。

3）不宜手术的食管、十二指肠、结肠恶性狭窄，可采用裸支架置入术治疗。

（二）食管支架置入术

1. 禁忌证

消化管吻合术后一个月内的吻合口狭窄不宜行球囊扩张术或支架置入术。

2. 并发症

①消化管穿孔。②出血。③感染。

（三）胆管狭窄支架治疗

有手术指征的胆管狭窄，应积极采取手术治疗，对于不能手术的恶性胆管狭窄，过去多用塑料导管制成的永久性内涵管进行内引流，目前多采用金属支架内引流，支架内引流的疗效优于内涵管引流。

（四）胆管支架置入术治疗肝门部胆管癌造成的梗阻性黄疸

1. 操作技术

金属支架置入术要在 X 线透视下进行，支架多采用自膨胀性支架。透视定位，在深吸气相观察肋膈角的位置，用21G 细针肋膈角下 2 cm 腋中线水平进针，进针方向指向 11 胸椎下缘，距脊柱约 3 cm 处时停止进针，撤出针芯，后退穿刺针有胆汁回流；经穿刺针，注入30% 对比剂，显示胆管主干及分支，显示梗阻的部位；引入导丝；经导丝引入球囊导管，先行导管狭窄预扩张术；退出球囊，再进导丝，引入支架植入器，到达靶部位后，释放支架；保留导丝，放置内外引流管；内外引流管保留 3 天，无症状后关闭；无症状 1 周后拔出，封堵针道。

2. 适应证

1）肝门部肿瘤及胆总管肿瘤引起胆管狭窄和梗阻的姑息治疗。

2）胰腺头部肿瘤引起胆管狭窄和梗阻的姑息治疗。

3. 禁忌证

1）严重出血倾向，不能纠正的患者。

2）大量腹水，引起肝脏与腹壁分离。

3）呼吸困难，不能很好屏气配合的患者。

4）碘过敏和麻醉剂过敏者。

5）穿刺路径有占位性病变者。

4. 并发症

1）气胸，损伤肺组织所致。

2）胆汁血症，胆汁大量短时间内进入血液循环。

3）腹膜炎，胆汁外溢进入腹膜腔引起。

4）导管断裂于肝实质内。

5）肝破裂。

6）肝出血。

7）引流管脱落，堵塞等。

五、临床应用

（一）肝癌

原发性肝癌是我国及亚洲地区的常见病。不少肝癌在发现时已有相当大的范围或已并发其他疾病，以致不适宜手术治疗，通过介入治疗可取得满意的疗效。

1. 适应证与禁忌证

1）适应证

（1）不能手术切除的中、晚期肝癌患者。

（2）早、中期肝癌，可先行介入治疗，待患者一般状况改善或肿瘤缩小后再酌情手术切除。

2）禁忌证

（1）严重肝细胞性黄疸。

（2）大量腹水，尤其是伴有少尿的患者。

（3）肝硬化、肝功能严重受损。

（4）肝癌范围广，超过整个肝脏的4/5。

（5）全身广泛转移。

（6）恶病质。

（7）造影剂过敏。

2. 术前准备

1）碘过敏试验。

2）穿刺部位备皮。

3）药物包括造影剂、肝素、利多卡因、地塞米松、生理盐水、地西泮、甲氧氯普胺（或昂丹司琼）等。

4）B超、CT、AFP等检查以明确诊断并判断患者病情，胸透、心电图、肝功、肾功等检查。

5）术前禁食4小时以上，术前半小时注射地西泮10 mg。

3. 栓塞剂

栓塞剂依其作用时间分三类：①短效栓塞剂，一般栓塞作用在48小时之内，可以很快被溶解吸收，如自体血凝块。②中效栓塞剂，可维持48小时至1个月，如明胶海绵。③长效栓塞剂，吸收时间在半年以上甚至不能被吸收，如不锈钢圈、组织黏合剂等。也有主张将栓塞剂依其功效分为两类者：①简单类，只起单纯的血管栓塞作用，如明胶海绵、不锈钢圈、组织黏合剂等。②复杂类，除栓塞作用外，同时具有其他治疗作用，如碘化油乳剂、放射性微球等。

1）碘化油

碘化油呈液态，具亲肿瘤性，栓塞末梢血管，为肝癌最常用的栓塞剂，与化疗药物如 MMC、ADM 等混合乳化后形成乳剂，起化学性栓塞作用。如与标记的放射性核素混合，则可形成放射性栓塞。一般用量为 10～20 ml，推注速度应缓慢，使碘化油能充分进入肿瘤组织，对其供血血管细小的病灶更应如此。常用的有 40% 碘化油和 38% 乙碘油，两者均是由罂粟油加工制作而成，每毫升含碘 480 mg。前者价廉，但较黏稠，与化疗药物共同乳化较难，而后者价格较高，但易与化疗药物乳化，使用方便。

碘化油在原发性肝癌的栓塞化疗中起着重要作用。碘化油在经肝动脉注入肝脏后，主要沉积在多血管区域，其次在肿瘤外周邻近组织的肝窦内，即对肝癌组织有亲和性。其原因有：

（1）肿瘤内血管扭曲，血流慢，故清除碘化油的速度也慢。

（2）肿瘤血管缺乏肌层及弹力层，使碘化油的排泄速度减慢。

（3）非癌肝组织内的网状皮系统捕捉吞噬碘化油滴并加以清除，排泄较癌组织快。

2）明胶海绵

明胶海绵栓塞效果可持续 7～21 天，属中效栓塞剂，有安全、无毒、价格低廉的特点。与碘化油联合应用时，由于继发血栓形成，有时可致血管永久性闭塞，根据栓塞血管的大小可以选用条状、块状或使用明胶海绵粉末。一般常将其剪成条状栓塞中等大小动脉。在肝动脉灌注化疗时，还可用明胶海绵条暂时栓塞胃十二指肠动脉以保证化疗药物或碘化油进入肝脏。

3）不锈钢圈

不锈钢圈由细的不锈钢丝盘曲成弹簧管状并附带纤维织物丝，可栓塞较大的动脉血管，栓塞后侧支循环可很快建立，一般用来栓塞胃十二指肠动脉以保证化疗药物和栓塞剂量入肝脏，或者用于栓塞肝癌时发生的较大的动—静脉瘘，较少用来栓塞肝癌的供血动脉。价格较高。

4）药物微球和微囊

以特定材料制成的与药物混合或包裹药物的微细颗粒，直径为 50～150 μm。既可以栓塞肿瘤内的微细血管，其中的药物尚可缓慢释放，起药物储库作用，故具有栓塞和化疗的双重作用，称为化学性栓塞。其材料有可降解和不可降解两种，前者如 MTX 明胶微球，在肝内 1 个月降解，后者如顺铂乙基纤维素微球，可在肝内存留半年以上。对碘化油廓清快的肝癌病灶尤其适用于加用微球（囊）栓塞。使用微球后，患者多有不同程度的肝区疼痛。微球进入胃肠道供血动脉可致黏膜损伤，形成糜烂及溃疡，甚至坏死、穿孔，故临床使用时必须进行超选择性插管。

5）放射性微球

使用能释放 β 射线的核素如 ^{90}Y 或 ^{32}P，与载体微球结合，经导管注入肝癌组织，微球的沉积具有相对选择性，能在癌组织内相对聚集，释放射线，杀灭癌细胞，目前用的^{90}Y玻璃微球。

4. 方法

目前常用的介入治疗方法有肝动脉栓塞法、双重栓塞法及联合栓塞法等。

1）肝动脉栓塞法

通过栓塞剂直接阻断癌肝动脉血供，导致癌肿坏死而起到治疗作用。若病情需要可重复栓塞。近来，有研究者采用肝段栓塞治疗肿瘤，可克服因插管深度不够、栓塞范围涉及非癌组织等缺陷，研究结果表明，该法具有并发症少和复发少等优点。

2）双重栓塞法

在右肝动脉栓塞基础上，再行经皮肝穿刺部分门静脉栓塞，目的是使肿瘤的双重血供完全阻断，从而获得肿瘤完全坏死之效果。

3）联合栓塞法

联合栓塞法指肝动脉近端栓塞加远端栓塞加化疗同时应用，以减少侧支循环形成，增强栓塞效果。常用化疗药物包括细胞周期非特异性药物 MMC、ADM 及周期特异性药物 5 – FU 和 MTX 等。临床上常用的联合化疗如 5 – FU 加 MMC，可提高药物治疗效果并减少不良反应。

（二）肺癌

肺癌是肺部最常见的恶性肿瘤，基本治疗方法是手术、放疗和化疗，但临床发现约有2/3的患者失去手术机会。放疗和全身化疗效果近年有所提高，但仍有许多问题有待解决。肺癌主要由支气管动脉供血，根据这一循环特点，提出了利用支气管动脉插管进行区域性化疗，期望通过增加病变局部药物浓度提高疗效，减少化疗全身不良反应。

1. 支气管动脉灌注化学治疗

1）适应证

（1）晚期不能手术的肺癌，无远处转移者。

（2）肺癌手术治疗前局部化疗。

（3）肺癌术后复发者。

（4）与放疗相结合。

2）禁忌证

（1）有一般血管插管及造影剂应用的禁忌证者。

（2）严重心肝肾功能障碍，不能耐受化疗的患者。

3）方法

（1）先行选择性支气管动脉造影，确定供血的支气管动脉后，固定导管。

（2）灌注药物：选用的每种抗癌药物用40～50 ml 生理盐水稀释后缓慢灌注，速度为1.5～2 ml/min。灌注过程中注意患者反应及肢体功能状况。若患者有明显的阻塞性肺炎，可同时灌注洁霉素1.8 g 或头孢哌酮1 g，前者用生理盐水20～30 ml 稀释，后者用注射用水20～30 ml 稀释。

（3）术后处理：患者拔管加压包扎后给予异丙嗪50 mg 肌内注射。如果用 DDP，同时肌内注射呋塞米 20 mg，术后 1 小时和 5 小时各肌内注射甲氧氯普胺 20 mg。术后注意观察患者肢体的感觉和运动功能，发现情况及时处理。

4）并发症

如局部出血、血肿、血管栓塞、脊髓损伤，必须提高警惕。

2. 支气管动脉与肺动脉栓塞术

1）适应证

仅适应于肺癌大咯血患者。

2）禁忌证

同支气管动脉灌注化疗。

3）栓塞条件

栓塞前必须了解清楚患者的疾病情况，以及病变区血循环情况，以决定栓塞的范围、程度，用何种栓塞材料，做近端或远端或者两者结合的栓塞等，制订出合理的治疗计划。

4）栓塞术

栓塞时导管插入靶血管要牢固，释放栓子时必须十分小心和缓慢。在整个过程中要反复试注造影剂以观察血管栓塞情况，当血管被阻塞后，血流会减慢或停滞，应立即停止推注，再行造影以证明栓塞效果。

5）注意事项

注药须在电视监视下缓慢注入，以免药物反流，造成异位栓塞。术后密切观察患者肢体运动、感觉功能等变化，发现问题及时处理。

（三）肾肿瘤

肾肿瘤栓塞治疗应用比较广泛。

1. 适应证

1）局限于肾内的肾癌，直径大于 1 cm 者。

2）肿瘤已突破肾包膜而无远处转移者，或已有远处转移，先行栓塞，再进行根治性肾切除者。

3）对已不能手术或不愿手术，且伴严重症状，可行姑息性栓塞者。

2. 禁忌证

严重心、肝、肾功能不全及对碘剂过敏者。

3. 栓塞剂

栓塞剂有两类：

1）颗粒物：如明胶海绵、聚乙烯醇颗粒或微球。

2）液体栓塞剂：如无水乙醇、鱼肝油酸钠等。

近来有用无水乙醇—碘化油乳剂栓塞治疗肾及肾上腺癌取得较好效果的报道。无水乙醇为永久性液体栓塞剂，已广泛用于临床，如用于食管静脉曲张、血管畸形、富血供肿瘤等栓塞有肯定效果。目前，有试验用 50%、75% 及 99.9% 不同浓度的乙醇—碘化油乳剂行肾动脉栓塞治疗肾及肾上腺癌的报道，认为 50% 乙醇—碘化油乳剂作用与无水乙醇相同，且不良反应小，值得推广。

4. 操作方法

1）术前常规行 B 超、CT 检查，以明确肿瘤大小、范围。

2）行肾及肾上腺动脉造影（DSA），明确肿瘤血供情况。

3）无水乙醇与碘化油 1∶1 配制成 50% 乳剂，用量 8～16 ml，平均 12 ml，注射速度肾动脉为 0.5～1.0 ml/s，肾上腺动脉为 0.1～0.2 ml/s。

4）栓塞后 15 分钟重复造影，以明确肿瘤栓塞情况。

5）2 周后 CT 检查，4 周后重复血管造影。有效标准为栓塞部位碘化油聚集，3 周后肿瘤缩小；4 周后重复造影，未见肿瘤血管显示和未出现并发症。

（四）常用治疗方案

1. 原发性肝癌

1）EPI 60 mg/m^2（或用 ADM 40 mg/m^2），MMC 14 mg/m^2，5 - FU 1.0 g/次，CF 0.1/次。

2）THP 60 mg/次，MMC 14 mg/m^2，5 - FU 1.0 g/次，CF 0.1 g/次。单纯灌注化疗每月一次，3 次为 1 个疗程。

如果灌注加栓塞治疗，每 1.5～2 个月一次，3 次为 1 个疗程。

2. 肺癌

1）鳞癌：EPI 60 mg/m^2（或用 ADM 40 mg/m^2），DDP 80～100 mg/m^2（或用 ADM 40 mg/m^2，或用卡铂 300 mg/m^2）。

2）腺癌：DDP 80～100 mg/m^2（或用卡铂 300 mg/m^2），MMC 14 mg/m^2，5 - FU 1.0 g/次。

3）小细胞未分化癌，原则上应全身化疗，如果作为整个疗程的一部分或姑息治疗也可采用，药物选用 VP - 16，EPI，DDP，THP。

3. 胰腺癌

1）EPI 100 mg/次，MMC 20 mg/次，5 - FU 1.0 g/次。

2）DDP 150 mg/次，MMC 20 mg/次，5 - FU 1.0 g/次。

3）健择 2 000 mg/次，DDP 150 mg/次。

胰腺癌的治疗多采用灌注化疗，每个月 1 次。

4. 盆腔恶性肿瘤

盆腔恶性肿瘤常用 DDP，EPI，VP - 16，BLM 等。

5. 肝转移瘤

肝转移瘤根据原发部位组织学类型不同而选用相应敏感的药物。

6. 结肠癌、直肠癌、胃癌

结肠癌、直肠癌、胃癌用药同原发性肝癌。

六、肿瘤患者介入治疗的护理

（一）护理评估

1. 一般资料

性别、年龄、职业、体重、药物过敏史、家族史、既往史、遗传史、生育史以及以往的治疗经过。

2. 健康史

1）现病史：疾病的诱因、主诉、病情摘要、症状和体征。

2）伴随疾病：有无伴随其他系统疾病，如心脑血管系统、内分泌系统疾病等。

3. 身体状况

1）营养状态

患者的营养状况与其对化疗的耐受性直接相关，根据患者的身高、体重、三头肌皮褶厚度、上臂肌肉周径及食欲、精神面貌、劳动能力等，结合病情和实验室检查结果，如血浆蛋白含量及负氮平衡等，全面评判患者的营养状况。

2）肿瘤介入治疗的耐受性

患者的耐受性可分为两类：

（1）耐受良好：全身情况良好，重要脏器无器质性病变。介入治疗对全身影响较小，稍作准备便可接受治疗。

（2）耐受不良：全身情况差，或重要脏器有器质性病变，功能濒临偿失或已失代偿，需经积极全面的准备方可接受治疗。

3）术中情况

患者回到病房，值班护士应详细了解术中情况，如麻醉方式及效果，插管是否顺利，有无并发症，术中尿量、输液及用药情况，全麻患者是否清醒。

4）生命体征

生命体征包括体温、脉搏、呼吸、血压及患者的精神、神志情况。

5）穿刺部位及下肢血液循环情况

评估有无渗血、出血、血肿形成及感染并发症，评估穿刺侧下肢足背动脉搏动、皮肤颜色、温度、感觉及肌力等，并与术前及对侧肢体比较。

4. 心理状况

了解患者是否已知自己的病情，患者不知道自己的病情时，要注意保护性医疗制度；当患者得知自己患有癌症时，会有各种各样的心理反应，如紧张、恐惧、焦虑不安、抑郁等，甚至会出现情绪失调和行为紊乱，因此患者在介入治疗前及治疗后，护士应全面评估患者的心理状态，以及家属对疾病的认识和对治疗的支持程度，正确引导和及时纠正各种不良心理反应，保证各种治疗护理措施的正确实施。

5. 辅助检查

1）术前评估血、尿、大便常规及心、肺、肝、肾等重要器官功能的检查结果

如心电图、胸片、肝肾功能情况，同时应评估艾滋病抗体、丙肝抗体、乙肝五项、

梅毒血清抗体等检查结果，以充分了解患者的身体状况，重点查看心、肝、肾功能，因为介入治疗过程中要应用大剂量的对比剂，心、肝、肾功能较差者会导致严重的并发症。

2）凝血功能检查结果

由于术中要全身肝素化，凝血功能的检查尤为重要，如凝血酶原时间、凝血活酶、纤维蛋白原等，了解患者的凝血机制是否正常。

3）评估相关检查项目

如癌胚抗原、甲胎蛋白及各种肿瘤标志物、B超、CT、MRI等，以了解肿瘤原发病灶及转移情况。

4）其他检查

术后查血常规、尿常规、肝功、肾功、凝血六项、胸片、B超、CT、MRI等，了解脏器功能恢复情况，以及是否因大量对比剂、化疗药的应用对肝肾功能造成损害，肝素化对凝血机制是否造成影响。

（二）护理措施

1. 心理护理

热情接待患者入院，根据其年龄、性别、职业、文化程度、性格、宗教信仰等特点，用通俗易懂的语言解释手术的目的、过程、需配合的环节和注意事项，尤其是缺乏信心和有绝望心理的患者，护士应通过和蔼体贴的语言指导患者，解除心理压力，增强手术信心。

2. 营养与饮食

术前加强营养可以改善患者贫血，提高机体的免疫力和耐受力，保证介入治疗的顺利进行，指导患者进食高蛋白、高热量、高维生素、低脂肪以及易消化的食物，如新鲜牛奶、豆浆、鸡蛋、鱼、瘦肉、水果、蔬菜等。

3. 疼痛的护理

晚期肿瘤患者，都有不同程度的疼痛症状，护士应评估疼痛的病因、性质、部位、持续时间，动态观察疼痛的变化，做好疼痛患者的护理，协助取舒适卧位，指导患者使用放松技巧，如缓慢有节奏地呼吸、听音乐、分散注意力等。必要时遵医嘱应用镇痛剂，如氨酚双氢可待因、盐酸布桂嗪、哌替啶、吗啡等。

4. 术前常规准备

1）药物过敏试验

术前一日要做好碘过敏试验，并认真记录。碘过敏者改用非离子对比剂如欧乃派克、优维显等，并于术前30分钟预防性应用地塞米松10 mg，以防止过敏反应的发生。

2）皮肤准备

术前一天沐浴，更换清洁衣服，然后根据穿刺部位做相应的皮肤准备，经腋动脉进路，常将左侧腋窝备皮，经股动脉穿刺的备皮范围是脐下至大腿上1/3处，并注意穿刺部位有无皮肤病、皮损或感染。并注意穿刺侧足背动脉搏动情况，在足背动脉搏动最明显处用2%甲紫药水做一标记，以便于术中和术后做对照。

3）术前训练患者床上排便

以利于术后肢体制动时在床上排便顺利及穿刺部位免受污染。对于手术时间长及泌尿生殖系统疾病患者应留置导尿管，以获得清晰的造影图像，同时以免术中膀胱过度充盈致患者烦躁影响操作，或因患者尿失禁污染手术台。

4）术前饮食

介入治疗前一天给予易消化饮食，术日晨禁食，但可适量饮水，必要时给予静脉补液。

5）术前一般准备

术前测量患者体温、脉搏、呼吸、血压变化，如果体温超过 37.5℃ 或血压升高，应通知医生做相应处理；测身高、体重，以备术中计算药物剂量；根据病情术前遵医嘱给予抗生素治疗，以防感染；术前晚按医嘱应用镇静剂保证睡眠，术前 30 分钟遵医嘱给予镇静剂及（或）解痉剂，常用鲁米那钠 0.1 g 或地西泮 10 mg、阿托品 0.5 mg 肌内注射；进导管室前排空大小便。

6）术前物品准备

（1）器械与材料：根据疾病不同准备不同的器械与材料，如各种导管、导丝、鞘管、穿刺针、栓塞剂、连接管、接头及导引子、各种内支架等。

（2）药物：主要有化疗药物、止吐剂、镇痛剂、造影剂、抗凝药、生理盐水、麻醉药、栓塞剂、抢救药品。

（3）监护用物：如心电监护仪、氧气、吸引器、除颤仪、气管插管等，以备急用。

5. 介入治疗中的护理

1）热情接待患者，解除紧张情绪及恐惧心理，取得患者的信任。要讲明手术中可能出现的感觉及简单的操作步骤，如注射造影剂时有温热感，栓塞时可能出现的疼痛、恶心等反应，使患者感到轻松、放心、有安全感。

2）了解患者是否患有高血压、心脑血管疾病、是否有出血倾向等，做到术中护理心中有数，对病情较重者应建立静脉通道并保持通畅，确保意外时能顺利用药物抢救。

3）给患者摆放正确体位，协助医生暴露手术野并配合皮肤消毒。

4）调节室内温度，以防患者术中着凉。

5）护士在术中应严密观察患者生命体征和神志的变化，注意手术侧足背动脉搏动变化情况，肢体的温度，皮肤颜色是否有改变，及时发现、及时处理。如出现严重的并发症如消化道反应、过敏反应、心律失常、心力衰竭、休克等，应立即停止灌注药物治疗，配合医生进行抢救。

6）导管治疗结束后，迅速拔管局部加压止血十分重要。一般用手压迫穿刺点 15～20 分钟。在压迫止血后应加压包扎 12～24 小时或用 1 kg 沙袋加压 12 小时，严密观察穿刺点有无出血和血肿，手术侧肢体体温和足背动脉搏动是否正常，以及生命体征的变化。

7）协助患者返回病房，向责任护士交代术中情况。

6. 介入治疗后的护理

1）体位与休息

协助患者上床、平卧。具体方法是：一名护士一手托在患者穿刺侧臀下，另一只手按在膝关节上，另一名护士在对侧抱住头颈和胸部，第三名护士负责抱起臀部和腰部，第四名护士同时托起双侧大腿和小腿，四人合力将患者从平车移至病床上，并注意保暖。患者绝对卧床休息 24 小时，穿刺侧下肢伸直并制动 12 小时，伤口处加压 1 kg 沙袋 8 小时或加压包扎 12 ~ 24 小时，术后 72 小时内避免剧烈活动，避免剧咳、打喷嚏和用力排便，以防止穿刺部位出血。肢体制动解除后可左右旋转或取健侧卧位。因患者处于一种强迫体位时间过长，将产生精神高度紧张，导致较严重的不适感，为减轻患者痛苦，护士应指导患者翻身。翻身方法是：患者用手紧压穿刺处向健侧转动体位，避免屈膝、屈髋。24 小时后方可下床活动，应尽量避免下蹲及增加腹压的动作。给患者提供整洁、安静、舒适的治疗及休养环境，保证充足的睡眠，必要时给予镇静剂。

2）生命体征的观察

术后 4 ~ 6 小时密切观察生命体征的变化及穿刺部位有无渗血、出血和皮下血肿形成。如有渗出及时更换敷料，保持穿刺部位敷料干燥，防止感染。

3）穿刺侧下肢血液循环情况

密切观察足背动脉搏动是否减弱或消失，皮肤色泽是否苍白及温度是否下降，毛细血管充盈时间是否延长，穿刺侧下肢有无疼痛和感觉障碍。观察足背动脉 30 ~ 60 秒/次，双足同时触摸，以便对照。血栓形成多在术后 1 ~ 3 小时出现症状，所以术后 24 小时要做好观察记录。若趾端苍白，小腿疼痛剧烈，皮温下降，感觉迟钝，则提示有股动脉血栓形成的可能，应及时通知医生进行相应的处理。

4）解除加压包扎

在介入治疗 24 小时后要解除加压包扎，如有肢体血液循环障碍，应加强肢体功能锻炼，可采取按摩促进肢体血液循环，用热水袋热敷以保持肢体温度。注意观察护理效果，症状是否改善好转，及时根据病情调整治疗及护理措施。

5）介入操作引起并发症的观察和护理

（1）局部出血及血肿：手术一般采用 12 ~ 16 号粗针头进行经皮股动脉穿刺，因此术后穿刺点局部压迫不及时或压迫物重量过轻以及时间过短，就可造成局部穿刺部位出血或血肿形成，严重者出现血压下降，脉搏增快，甚至休克。护理时要在术前了解患者是否患有高血压或有出血倾向及凝血机制障碍，对这类患者要特别注意。密切观察肢体血液循环，防止压迫过紧阻碍血流，观察足背动脉搏动、下肢皮肤颜色及皮温。如形成血肿，除观察肢体功能外，还应观察局部肿块内有无动脉搏动，防止假性动脉瘤形成。

（2）脊髓损伤：这是少见但严重的并发症，主要见于食管癌、肺癌的患者治疗时，由于脊髓供血有 90% 来自肋间动脉等节段性动脉，且吻合支少，尤其是胸 4 段及腰 1 段为相对缺血区域，做介入时，由于导管和药物刺激及抗癌药物的毒性作用可致血管痉挛导致脊髓损伤。重者可发展为横断性脊髓炎、截瘫。因此在食管癌、肺癌患者进行介入化疗时应观察四肢感觉，运动功能及肢体皮肤颜色改变。如出现脊髓损伤的临床表现，应及早使用脱水剂（如甘露醇），减轻局部水肿，同时用激素以减轻局部炎症或经腰穿注射 10 ml 生理盐水置换等量脑脊液。加强抗感染治疗。发生脊髓损伤引起截瘫的患者还应预防压疮，定时翻身，做好皮肤护理及其他护理。

（3）食管穿孔、破裂：这是食管癌患者消化道狭窄扩张成形术最严重的并发症。多在狭窄部位炎性水肿期过早进行扩张，或导丝插入时形成假道而未及时发现，以及球囊直径过大、充盈膨胀过猛所致，表现为局部疼痛较著、不缓解、出血不止，应注意观察疼痛的性质、持续时间、疼痛的部位、伴随出血的情况，若持续出血、伴有呕血及便血时应嘱患者禁食并报告医生处理。

6）化疗药物引起的不良反应的观察和护理

（1）胃肠道反应术后：患者一般都有不同程度的恶心、呕吐、食欲下降，此反应主要是因为大剂量化疗药物作用而引起。患者大量呕吐，可造成体内酸碱平衡失调，由于剧烈恶心、呕吐亦可引起胃出血。一般术后患者出现恶心、呕吐时，给予止吐药，直至呕吐停止，恶心、呕吐较轻者可给予多潘立酮（吗丁啉）口服。呕吐严重者可酌情补液。护士应对呕吐物的性质、量、颜色进行观察并做记录，对剧烈呕吐者需注意有无消化道出血。术后 1 ~ 2 日给予清淡易消化的半流质饮食，以后逐渐过渡为高蛋白、高热量、高维生素的普通饮食。

（2）急性肾功能衰竭：有些抗癌药物如 DDP 对肾脏有较强毒性。大量应用造影剂对肾脏也有毒性作用，加之肿瘤患者多数为老年人，因此常导致肾脏不同程度的损害，严重者可引起肾功能衰竭。所以护理人员要向患者做好解释工作，鼓励患者多饮水，使尿液稀释，加速药物从肾脏排泄，减轻毒性作用。除每日常规补液 2 500 ml 外，必要时可给予利尿剂。准确记录 24 小时出入液量，同时观察尿量、颜色及性质的变化，每日尿量少于 500 ml 或尿色改变时应该留尿送检。

（3）心律失常：在使用多柔比星等化疗药物时，由于药物可抑制心肌细胞 $Na^+ - K^+$ 泵交换，而引起心律失常或出现充血性心力衰竭。表现为胸闷、发绀、脉搏减弱。其次严重呕吐也可造成体内电解质平衡失调而出现心律失常。因此，介入治疗后要严密观察脉率、心律、呼吸和血压的变化，出现异常时立即给予氧气吸入，急查心电图，必要时做心电监护。同时做好心理护理，消除患者紧张恐惧心理。

（4）体温升高：手术将大剂量抗癌药物注入患者体内，常因药物毒性作用或局部肿瘤组织坏死、液化吸收而引起体温升高。体温升高一般发生在术后 1 ~ 4 天，体温在 38.5℃左右。术后高热患者首先选用解热止痛药。体温超过 39℃时，可做物理降温。如有寒战或高热持续不退要注意是否有因导管插入，无菌消毒不严格引起感染甚至败血症的发生，可做血培养。

（5）腹部疼痛：肝癌患者术后可因肝肿瘤组织坏死，引起肿块破裂，出现肝区剧烈疼痛。护士要密切观察肝癌患者手术后有无腹部症状，如出现上腹部疼痛时，切忌乱用止痛药，弄清疼痛性质后再给予处理。注意观察有无内出血现象，及时给患者解释原因，消除顾虑。

（胡滨）

第九章 肿瘤的中医治疗

在祖国医药宝库里，几千年来就有许多关于癌瘤的记载和论述。中医经典《黄帝内经》描述了肿瘤的病因、症状、诊断、治疗和预防。在长期医疗实践中，中国医药学积累了丰富的临床治疗经验，形成了独特的理论体系。

近50年来，我国应用中医药和中西医结合治疗恶性肿瘤的方法，越来越被广大学者和患者所接受，已成为常规的治疗方法，成为恶性肿瘤综合治疗的有效手段之一。

第一节 中医治疗肿瘤的常用法则

一、扶正培本法

扶正培本法又称扶正固本。是扶助正气，培植本源的治疗法则。中医非常重视人体的正气。气血是人体生命活动的物质基础。扶正培本法治疗肿瘤是用补益中药扶植正气，调节阴阳气血、脏腑功能，增强机体免疫功能，提高抗癌能力，间接抑制癌细胞的生长，以达到治疗肿瘤的目的。

肿瘤治疗中常用的几种扶正培本法如下所示。

（一）益气健脾法

益气健脾法是治疗气虚的基本方法。恶性肿瘤患者，或做过化疗的患者，常有脾胃功能的损害，表现为食欲下降、恶心、呕吐、乏力、大便溏泻，舌淡胖，苔薄白，脉细无力等。

治宜益气健脾。

常用药物有黄芪、党参、太子参、白术、茯苓、淮山药、甘草等。

（二）温肾壮阳法

温肾壮阳法适用于肾阳或脾肾不足之证。如晚期肿瘤患者神疲乏力、形寒肢冷、腰酸冷痛、便溏尿清，舌质淡、体胖嫩，苔白或少，脉沉细。

治宜温肾壮阳。

常用药物有附子、肉桂、鹿茸、淫羊藿、仙茅、锁阳、肉苁蓉、巴戟天、补骨脂等。

（三）滋阴生津法

滋阴生津法适用于阴虚内热之证。如不少肿瘤患者，或放、化疗后出现午后低热、手足心热、口干少津、咽干、大便干结、尿少、夜寐不安，或腰膝酸软、头晕眼花、咳嗽咯血，舌红少苔或无苔，脉细数。

治宜滋阴生津。

常用药物有生地、麦冬、北沙参、天冬、玄参、石斛、龟板、鳖甲、黄精、天花粉、玉竹、知母等。

（四）补益气血法

补益气血法适用于气血两虚证。如中晚期恶性肿瘤患者，或化疗后，造血功能受损，出现面色苍白、乏力神疲、心慌气短、动则汗出、少寐多梦，舌边有齿印、苔薄白，脉沉细。

治宜益气补血。

常用药物有熟地、当归、阿胶、白芍、龟板胶、制何首乌、女贞子、枸杞、龙眼肉、紫河车、红枣、花生衣、鸡血藤等。

二、以毒攻毒法

此法作用直接，见效快，是中医治疗肿瘤的主要方法之一。它是用有一定毒性，能够攻坚蚀瘤、破瘀散结、消除肿块、杀灭肿瘤细胞的治疗方法。但以毒攻毒之品容易损伤正气，造成正邪俱伤，因此，临床上应用此法时应注意正确掌握适应证，准确掌握剂量及使用时间、方法，密切注意药物的毒副反应，及时予以处置。并以标本兼顾，因症而异用好用活此法。

三、清热解毒法

该法主要适用于肿瘤证属热毒内结，或兼有热象者。主要用味苦寒，具有解毒清热、消肿散结作用的药物进行治疗。

四、活血化瘀法

《医林改错》说："肚腹结块，必有形之血。"由于肿瘤形成后压迫周围组织，使之血流不畅，影响药物及免疫活性物质的进入，成为肿瘤发生与发展的重要因素。

应用活血化瘀、消肿散结作用的药物以消散瘤块，提高药物疗效。此法适用于肿瘤兼有瘀血征象者。由于瘀血成因有多种，如因寒热，因气滞，因热结，因积聚之分，使用此法必须辨别因证，配以温寒散凝，理气导滞、益气扶正等药同用，以取得良好效果。

五、化痰祛湿法

中医认为"痰之为物，随气升降，无处不到，凡人身上、中、下有块者，多是痰"。由于痰的物质基础是湿，所以痰湿并论。此法主要适用于肿块平漫兼有胸腹胀满，四肢困胀，或有胸腔积液、腹腔积液之肿瘤患者。

痰湿之性黏腻，容易缠邪，故常与瘀血证夹杂，与热毒相结，须辨证配合活血化瘀、清热解毒之药物使用。

六、软坚散结法

软坚散结法就是使用有效的中药促使坚硬的肿块软化，使结聚的癌瘤消散的方法。即"坚者削之，结者散之"。软坚是前提，散结是目的。由于肿块结聚原因很多，必须辨证施治。本法适用于痰热结聚者。常用中药如牡蛎、瓦楞子等有软坚功能之药物。

（车敏）

第二节　中医药治疗肿瘤的机制

一、提高机体免疫功能

随着肿瘤瘤体血管生成，大量肿瘤细胞进入血液循环，然而大部分肿瘤细胞在血液循环中死亡，只有 0.01% 的肿瘤细胞能够在血液循环中生存并可能形成继发的转移灶。宿主的免疫系统对循环中的肿瘤细胞的杀伤是不可低估的。黄芪提取物对人外周血免疫细胞的功能具有调节作用，可提高其产生 TNF 和 IL-6 的能力，对 T、B 细胞和单核细胞都有免疫增强作用。香菇多糖能增加人体外周单核细胞抗体的产生，裂褶菌多糖能促进患者脾脏形成抗体的细胞增加。云芝多糖能使抗体下降的患者产生抗体，使其免疫能力恢复到正常水平。

二、抑制肿瘤新生血管生成

肿瘤组织在长到 2 mm 以上时，需要生成新生血管才能继续增殖。肿瘤新生血管在肿瘤转移过程中占重要地位；原发肿瘤的增殖需要形成新生血管；原发肿瘤的新生血管的血管壁和基底膜发育不完全，肿瘤细胞易进入血液循环；血管新生实质上就是内皮细胞的侵袭过程；转移灶的增殖也依赖于新生血管的生成。血管生成抑制剂兼有抗肿瘤增殖和抗肿瘤转移的双重作用，已日益受到人们重视。中药在这方面的研究也取得一定进展，如人参提取物 Rg3 抗肿瘤新生血管方面已为国内外学者认可。姜黄素可抑制肿瘤的增殖和扩散，其不但能抑制新生血管的形成，还可使形成的微血管崩解。薏苡仁通过抑制血管内皮细胞分裂和增殖、肿瘤细胞释放血管生成正向调控因子、干扰内皮细胞分化等作用抑制肿瘤新生血管生成。

三、抑制肿瘤细胞的侵袭

肿瘤的转移与肿瘤细胞的侵袭作用是密切相关的。侵袭和转移实质上是一个过程中的两个阶段，即侵袭是转移的前奏，转移是侵袭的结果。黏附、水解酶的分泌、运动是肿瘤细胞侵袭的三个基本环节。通过阻断肿瘤细胞与基质成分的黏附、抑制蛋白水解酶活性、抑制肿瘤细胞的运动能力可能有抗侵袭和转移的作用。中药三参冲剂（由苦参、沙参、人参等组成）对肿瘤细胞与内皮细胞的黏附具有明显的抑制作用，并可明显抑制 CD44、CD49、CD31 等黏附分子的表达，减轻内皮细胞的通透性，减少肿瘤转移。金荞麦提取物可抑制 HT – 1080 细胞胶原酶而抑制其转移。中药三参冲剂可抑制肺癌患者黏附分子和循环内皮细胞的表达，减轻内皮细胞的通透性，阻断肿瘤细胞的黏附，从而减少转移的形成。

四、逆转肿瘤多药耐药

肿瘤多药耐药（MDR）是现代研究的一个热点。耐药原因多认为是细胞膜蛋白异常。多药耐药基因编码的 P – 糖蛋白（P – gp）高表达是产生 MDR 最主要的原因。此外，酶表达异常及细胞凋亡相关基因如 $bel – 2$、$c – myc$、突变 $p53$ 等均与耐药性的发生有一定关系。中药 R3（补骨脂抽提剂）对 MCF27/ADR 细胞具有耐药逆转作用。机制就是通过抑制 P – gp 的功能。植物多酚类化合物如槲皮素、小檗碱、黄芩苷、芦丁、牛蒡子苷等的体外试验表明。槲皮素可对抗 ADM 对 MCF27/ADR 细胞 P – gp 的诱导作用并持续下调其表达。此外榄香烯、汉防己甲素、苦参碱、冬凌草甲素等中药逆转肿瘤多药耐药也有明显的作用。

五、细胞毒作用

许多中药及其提取物有直接抗肿瘤、抑癌的作用。如从长春花中提取的长春碱和长春新碱对贺奇金病、绒毛膜上皮癌、恶性淋巴瘤、急性淋巴性白血病等均有直接治疗作用，其机制为抑制微蛋白生成，麻痹纺锤丝，从而使细胞有丝分裂中止于分裂中期，丧失其合成 DNA 的能力，影响蛋白质的生成。喜树碱、三尖杉碱对白血病 P388、L1210 有良好的抑制作用。秋水仙碱能抑制癌细胞的有丝分裂。野百合碱对瓦克癌256、腺癌具有明显抑制作用。斑蝥素可延长腹水肝癌患者的生存时间，抑制癌细胞的生长和分裂。其衍生物羟基斑蝥胺和斑蝥酸钠可降低斑蝥素的毒性，提高疗效。鸦胆子的提取物有明显的抗癌作用。此外，国内学者还从中医药的抗突变、抑制肿瘤细胞增殖、诱导其分化、诱导肿瘤细胞凋亡等方面，通过实验研究探索中医药抗肿瘤的机制。

（车敏）

第三节　中医药在肿瘤综合治疗中的作用

手术、放疗、化疗仍是目前治疗肿瘤的三大主要方法。但手术会损伤脏腑组织器官，引起创伤出血；放、化疗缺乏选择性，不良反应大，而且对机体免疫功能有损伤作用。配合中医治疗，可减轻不良反应，加强抗癌作用，增强免疫功能，防止复发转移，提高生活质量，提高生存率。因此，积极运用中医药与手术、放化疗相结合是十分必要的，也是进一步提高疗效的重要途径。

一、中医药与手术结合

（一）术前中药治疗

术前中药扶正治疗可增加手术切除率，减少手术并发症，大多使用补气养血、健脾补肾的药方，如四君子汤、八珍汤、十全大补汤等；术前中药抗癌治疗，目的在于控制癌症发展，如用鸦胆子乳剂、秋水仙酰胺等。

（二）术后中药治疗

术后中药治疗是目前常用的治疗方法，有利于术后的康复，尽快为及时放、化疗创造条件。调理脾胃可给予香砂六君汤；益气固表可用玉屏风散；滋阴生津可用增液汤；长期中药调理，一般应以扶正与祛邪相结合，根据不同病种及脏腑特性，采用辨证与辨病相结合来遣方用药。

二、中医药与放疗结合

（一）防治不良反应和后遗症

中医认为放射线为热毒之邪，易伤阴耗气，治疗应以滋阴益气、清热解毒、凉补气血为主。放射性口咽炎及鼻腔炎，可用增液汤加银花、菊花、射干、天花粉、板蓝根等；放射性肺炎可用清燥救肺汤加鱼腥草、黄芩等；放射性食管炎可用增液汤加蒲公英、半枝莲、青皮等；放射性胃肠道反应可用香砂六君汤；放射性直肠炎可用小蓟饮子合地榆槐角丸；放射性膀胱炎可用八正散合导赤散；放射性肝炎可用茵陈蒿汤；放射性脑反应可用五苓散合六味地黄丸；放射引起骨髓抑制，可用八珍汤或升血调元汤。

（二）中药的放射增敏作用

中药配合治疗，有一定协同增效作用。动物与临床实验证明，从防己中提取的汉防己甲素是一种有效的放射增敏剂，川红注射液（含川芎、红花）及扶正增效方（含黄芪、枸杞、女贞子、太子参、红花、苏木等）通过改善癌细胞的乏氧状态而起增敏作用。

（三）放疗后中药巩固疗效

放疗属局部性疗法，难免有残留的癌细胞。中药是放疗后一种较佳的接力性治疗，坚持长期服用扶正祛邪中药是提高远期疗效，减少肿瘤复发的关键。放疗后多以益气养阴扶正为主，辅以清热解毒散结等祛邪治疗，可提高治疗效果。

三、中医药与化疗结合

化疗药物治疗肿瘤近几年发展很快，疗效亦确切，但化疗所引起的不良反应亦为众所周知，并在一定程度上限制了化疗药物的使用。中药与化疗结合一方面可以增强疗效，减轻化疗药物的不良反应，另一方面可以增强机体的免疫能力，提高癌细胞对化疗的敏感性，增加临床疗效。目前已广泛运用于临床中。

全身化疗引起的消化道反应如化疗期间常有食欲减退、恶心、呕吐、腹痛、腹泻等消化道症状，中医治疗主要是健脾和胃、降逆止呕，常选用旋覆花、代赭石、姜半夏、砂仁、焦三仙等。化疗引起的骨髓抑制，主要表现为血小板及白细胞的下降。临床采用补肾活血之法，疗效甚佳，常选用补骨脂、女贞子、黄精、枸杞子、鸡血藤、当归、山萸肉、桃仁、红花、赤芍等。化疗药物长期刺激的静脉炎可选用金黄膏、龙珠膏等外敷。

四、中医药与生物治疗相结合

中医药与生物治疗均具有调节免疫功能、增强防御能力、诱导宿主反应、促进肿瘤细胞分化、增强宿主对放化疗的耐受性等作用，两者结合运用，可提高治疗效果。

五、中医药与热疗配合

中医药配合热疗，以热疗为"君"，推进"阳"的运动以促进"阳化气"的过程，抑制"阴成形"的过程，蒸解寒凝，直取肿瘤；以热增效的中药和中药控制肿瘤热耐受因子及有抗癌活性的中药口服或静点为"臣"，用热疗加快中药反应速度，而发挥中药更大的抗癌效果；用中药增加热疗治癌的敏感性。"君臣"相须相伍，相辅相成。热疗联合中药辨证对提高肿瘤患者免疫力具有叠加作用，对提高肿瘤患者的卡氏评分有协同作用，明显提高了肿瘤患者的生活质量。

六、晚期肿瘤的单独应用

中医药用在晚期肿瘤的治疗上更有优势，这类患者约占全部癌症患者的1/3。包括治疗后复发、病情发展、延误诊治者，多见于基层医院或为非住院患者，瘤体较大且体质虚衰。现代医学的抗癌或减瘤措施已无法开展。中医药治疗可以明显减轻症状、提高生活质量。随着"带瘤生存、重视生活质量的提高"等肿瘤治疗理念的深入，在晚期肿瘤的治疗中，中医药的运用越来越受到重视。

中药的抗肿瘤作用越来越得到国际社会的承认，它的新进展很多，而且作用机制还有很多有待于去发现、探索。在已发现的抗肿瘤药物中，中药具有作用机制和化学结构独特、时间持久、多靶点、多途径、抗肿瘤谱广、不良反应轻等优点，具有多方向、多途径、交叉发挥抗肿瘤作用等特点，对于提高肿瘤患者的治疗成功率及提高肿瘤患者的生存质量、延长生命方面都有显著疗效。

（车敏）

第十章　头颈部肿瘤

第一节 鼻咽癌

鼻咽癌（NPC）是原发于鼻咽，以颈淋巴结转移和脑神经损害为常见临床特征的恶性肿瘤。我国广东、广西、湖南、福建、江西、海南等地区发病率尤高。广东四会和香港地区每年发病率男性为 30/10 万，女性为 15/10 万。本病的男女之比为 2.38:1。发病年龄多在 3 ~ 86 岁。

一、病因

目前认为本病与遗传、EB 病毒及环境因素等有关。

（一）遗传因素

鼻咽癌具有种族及家族聚集现象，广东省的多次患者对照调查研究，发现 8% ~ 10% 的鼻咽癌具有家族癌史，明显高于对照组。在广东、广西的高发区内主要以操广州方言者的发病率高。侨居国外的中国南方人后代仍保持着较高的鼻咽癌发病率。

（二）EB 病毒

从 Old 等（1966）首次用免疫扩散法在鼻咽癌患者的血清中检测到高滴度抗 EB 病毒抗体以来，经过大量研究，现已基本公认 EB 病毒与鼻咽癌的发生有密切关系。近年应用分子杂交及聚全酶链反应（PCR）技术检测，发现鼻咽癌活检组织中有 EBV DNA 特异性病毒 mRNA 或基因产物表达，证实 EB 病毒在鼻咽癌发展中的重要作用。

（三）环境因素

鼻咽癌高发区的大米和水中微量元素镍含量较低发区高，鼻咽癌患者头发中镍含量亦高。镍和二亚硝基哌嗪能诱发大鼠鼻咽癌，说明镍元素对鼻咽癌的发病有一定作用。

二、病理

鼻咽癌的好发部位以顶部为最常见，侧壁、前壁次之，底部最少。病理学大体形态可分为结节型、菜花型、黏膜下型、浸润型与溃疡型。组织学分为未分化癌、低分化癌、较高分化癌（如鳞癌和腺癌）三类。

三、临床分期

（一）鼻咽癌的 TNM 分期

1. 原发肿瘤（T）

T_0：未见原发肿瘤。

T_x：原发肿瘤不能确定。

T_1：肿瘤局限于鼻咽腔内。

T_2：肿瘤局部浸润，鼻腔、口咽、茎突前隙、软腭、颈椎前软组织、颈动脉鞘区部分侵犯。

T_3：颈动脉鞘区肿瘤占据，单一前组或后组脑神经损害，颅底、翼突区翼腭窝受侵。

T_4：前后组脑神经同时受侵，鼻窦、海绵窦、颞下窝受侵，直接浸润第 1、第 2 颈椎。

2. 颈部淋巴结（N）

N_0：临床未触到淋巴结。

N_1：上颈淋巴结，直径小于 4 cm，活动不受限。

N_2：下颈淋巴结或肿块直径为 4~7 cm，或肿块活动受限。

N_3：锁骨上区淋巴结或肿块直径大于 7 cm 或肿块固定及皮肤受侵。

3. 远处转移（M）

M_0：无远处转移。

M_1：有客观指标证实有远处转移。

（二）鼻咽癌的临床分期标准

Ⅰ 期：$T_1N_0M_0$。

Ⅱ 期：$T_2N_{0~2}M_0$，$T_{0~3}N_2M_0$。

Ⅲ 期：$T_3N_{0~2}M_0$，$T_{0~3}N_2M_0$。

$Ⅳ_A$ 期：$T_4N_{0~3}M_0$，$T_{0~4}N_3M_0$。

$Ⅳ_B$ 期：任何 T，任何 NM_1。

四、临床表现

应注意地区、生活习惯和家族史及接触放射物质和空气污染等。

鼻咽部由于位置隐蔽，早期症状轻微，故易被漏诊或误诊。医务人员必须密切关注，重视临床症状，才能早期发现，及时治疗。最常见的症状有：

（一）鼻出血

鼻咽癌早期即有出血倾向，鼻腔分泌物带血丝，最常见者为前鼻孔向鼻咽部抽吸鼻涕吐出涕中带血，或擤出带血鼻涕，以晨起时多见。开始出现少量血丝，时有时无，常被误诊为呼吸道炎症，未予重视，待出血量较多时，病变常已进入晚期。

（二）耳部症状

鼻咽肿瘤侵犯或压迫咽鼓管口，常可引起患侧耳鸣、耳闷塞感及听力下降，或伴有鼓室积液。

（三）鼻部其他症状

鼻咽部肿瘤逐渐长大，可阻塞后鼻孔，出现鼻塞，多为单侧性，瘤体增大时可能会发生两侧阻塞。

（四）头痛

早期即可有头痛，疼痛呈间歇性，部位不定，常偏于患侧颞、顶或枕部，晚期破坏颅底或向颅内蔓延则为持续性头痛，部位固定。

（五）颈部淋巴结转移

早期即可发生一侧乳突尖下胸锁乳突肌前缘上端、颈深淋巴结增大，继之对侧亦有转移，增大之淋巴结无痛、质地较硬，活动度小或固定。

（六）脑神经症状

肿瘤破坏颅底或经破裂孔侵入颅内，常先侵犯第Ⅴ及第Ⅵ对脑神经，故有头痛、患侧面部麻木、眼球不能外展及复视等症状。亦可引起其他脑神经症状。

（七）检查

间接鼻咽镜或光导纤维鼻咽镜检查，于咽隐窝及鼻咽顶后壁可见黏膜溃疡或有菜花状、结节状肿物。鼻咽造影及 CT 检查可显示较小肿瘤。X 线颅底平片可显示颅底骨质情况。

五、实验室及其他检查

（一）鼻咽镜检查

鼻咽镜检查是诊断鼻咽癌的主要方法，在鼻咽镜下观察鼻咽腔内结构左、右是否对称，黏膜有无粗糙、苍白、局部隆起等早期病变。如见新生物，应确定其部位、类型及范围。

（二）电子纤维鼻咽镜或鼻内镜检查

电子纤维鼻咽镜或鼻内镜有放大功能，有利发现早期微小病变和适于检查咽反射敏感者。

（三）颈部触诊

颈部触诊时颈上深部可触及质硬、活动度差、无痛性肿大淋巴结。

（四）EB 病毒血清学检查

常用的有 EBVCA/IgA、EA/IgA 抗体检测，前者阳性率达 93%，比临床症状早 4～46 个月，为鼻咽癌诊断的辅助指标。

（五）影像学检查

颅底 X 线平片、CT 或 MRI 检查有利于了解肿瘤病变范围及颅底破坏程度。

六、诊断和鉴别诊断

（一）诊断

鼻咽癌早期诊出率不高，这可能与早期症状易为患者忽略、患者就诊晚、病变部位较隐蔽、易漏检及病情发展迅速有关。所以，确诊多为较晚期。在临床上凡遇中年患者有回吸涕中带血、一侧顶枕部头痛、颈部淋巴结肿大、一侧中耳积液等临床表现时，应反复进行鼻咽部检查。对可疑者，应进行活组织检查或脱落细胞检查，必查时，要反复检查，直至确诊。

X 线平片、鼻咽部造影有助于观察肿瘤大小、侵犯范围、有否骨质破坏；MRI、CT 检查可观察到鼻咽部软组织微小肿瘤，有利于早期诊断；血清学诊断可检测 EB 病毒的各种抗原的抗体，它已应用于流行病学调查，亦可作为临床的辅助诊断，并可以帮助判定治疗效果及预后。对颈部肿大的淋巴组织，如怀疑为鼻咽癌转移，应尽量不取活检（除非绝对必要），以免促使肿瘤扩散；可行颈部淋巴结穿刺抽吸做细胞学检查。

（二）鉴别诊断

1. 咽扁桃体增殖
咽扁桃体增殖常见于 30 岁以下的年轻人，多位于鼻咽顶部，呈对称性，表面光滑呈纵行嵴状隆起，常因增生而形成结节或因感染而形成肉芽状结节，应注意癌变并存，常需活检鉴别。

2. 炎症
炎症时鼻咽黏膜粗糙，分泌物多或有普遍性的淋巴滤泡增殖，需活检鉴别。

3. 结核
结核时鼻咽顶部黏膜糜烂、溃疡和肉芽肿样隆起、表面分泌物多而脏，还常伴颈淋巴结肿大，与鼻咽癌难以鉴别，需活检确诊。

4. 坏死性肉芽肿
坏死性肉芽肿病程发展很快，常伴发热或有恶臭，鼻咽顶中央呈肉芽状坏死。其边缘清楚，常累及鼻腔、口咽甚至穿破上腭或鼻旁皮肤形成溃疡。

5. 纤维血管瘤

纤维血管瘤多见于 15~25 岁的女性，有经常反复鼻出血及鼻塞史，出血量多。病变多发生在鼻咽顶部及后鼻孔，呈圆形或分叶状，表面光滑呈紫红色，触诊实而富有弹性，亦可破坏颅底骨，并引起脑神经症状，应慎重加以鉴别。活检会引起大出血，应忌用。

6. 颈部肿块

1）淋巴结炎

急性者常有红、肿、热、痛等典型症状，易鉴别。慢性炎症患者常有龋齿、慢性扁桃体炎和咽喉炎。淋巴结光滑、活动，直径一般在 2 cm 以内。

2）淋巴结核

淋巴结核多见于青少年，颈深、浅淋巴结常同时受累。并常伴有淋巴结周围炎症与周围组织粘连成团或邻近多方淋巴结融合成多结节状或分叶状。触之质地较软，有轻度痛感。

3）恶性淋巴瘤

患者多年轻，病程短，病变范围广，常为双侧颈部，可伴有腋下，纵隔和（或）其他区域淋巴结肿大，质地软，有弹性感。

七、治疗

鼻咽癌的治疗包括放疗、化疗、手术治疗与免疫治疗。首选是放疗。

（一）放射治疗

选用 ^{60}Co γ 线或高能 X 线（6~8 MV）和电子束（4~5 MeV）。一般予以常规连续放疗，每次 2 Gy，每周 5 次，鼻咽总量 66~70 Gy/6.5~7.0 周。早期患者可选用外照射加后装腔内治疗；中晚期患者无远处转移者，可选用放疗加增敏、超分割或加速超分割放疗；晚期患者有远处转移者，予以姑息性放疗。放疗后复发或残存病灶可采用立体定向放疗。

（二）化学治疗

在鼻咽癌的治疗中，高能放疗是公认的主要有效治疗方法。事实上，放疗仅用于治疗原发肿瘤及区域淋巴结，而绝大多数鼻咽癌为低分化癌和未分化癌，主要为低分化鳞癌，恶性度高、发展快，除颈部淋巴结转移外还极易出现远处转移。较晚期的患者，经放疗后仍易复发和转移。因此，鼻咽癌除放疗外应用化疗是十分必要的。化疗有全身疗法或动脉插管疗法 2 种，常用的药物有 CTX、DDP、5-FU、ADM。

（三）手术治疗

对放疗不敏感或放疗后复发残存的肿瘤，进行手术切除和颈部淋巴结清扫术，可提高疗效。鼻咽癌一般不采取手术治疗。

（四）免疫治疗

当前临床上用于免疫治疗的药物有 IFN、IL－2、胸腺素等。免疫治疗用于鼻咽癌的研究，仍处于初级阶段，有待进一步研究提高。

八、护理

1. 加强心理安抚

医护人员对患者应持积极治疗态度，工作耐心，消除顾虑，提高患者抗病信心。

2. 饮食护理

放疗开始时给予软饭或普通饭，2 周后，如有食欲缺乏、味觉不敏、厌食肉类油腻之物时，可给清淡少油的蔬菜及蛋类。一旦发生口咽部溃疡应进半流质或流质饮食，以减少对黏膜的刺激，并可避免疼痛。此外，宜适当补充牛奶、水果等，且须多饮水。重症摄食不足者应予以补液，包括静脉高营养。

3. 放射治疗前护理

（1）向患者讲明放疗的重要性及有效性，整个治疗过程需要多长时间及其有关注意事项等。鼻咽癌患者常有心理异常，认为癌为不治之症，有忧郁、恐惧、悲观、绝望等心理，个别患者甚至有轻生的念头，医护人员应理解患者的心理，以高度的责任感、同情心和人道主义精神，处处体贴和关心患者，满足患者心理和生活上的需要，解除其恐惧心理，协助患者顺利度过放疗。患者入院时要热情接待，语言亲切，态度和蔼，主动和患者谈心，帮助患者熟悉医院环境，讲明在放疗期间会出现的反应以及如何配合治疗等，鼓励其树立战胜疾病的信心。

（2）外照射前，应嘱患者去掉义齿、金耳环、金项链等，照射区皮肤勿涂红汞、碘酒等刺激性药物，也禁贴氧化锌胶布及其他各类治疗性药膏。主要是为防止重金属物产生第二次射线，从而加重对皮肤的损害。

（3）劝告患者戒烟酒，忌食辛辣刺激性食物，以减少对口腔、食管及胃肠道的刺激，对鼻咽癌患者，戒烟尤为重要，因其与治疗效果及复发密切相关。

（4）对术后患者的伤口，在接受放疗前应妥善处置，尤其是接近软骨及骨组织的伤口，须在愈合以后方可实行照射。一般伤口除急需照射外，也应在伤口愈合后接受照射治疗。

（5）在放疗之前，鼻咽癌患者应洁齿，拔除深度龋齿及残根，伤口愈合 7～10 天后方可放疗，因照射可破坏龋齿周围的骨组织。鼻咽腔部有如咽炎、鼻炎、鼻窦炎或鼻咽部及口腔肿瘤感染，应先控制感染，消除炎症，这是因为感染灶可降低放疗的敏感性。有出血者应先止血。

（6）放疗之前应做肝肾功能及血常规检查，白细胞在 4.0×10^9/L 以上，血小板在 100×10^9/L 以上，肝肾功能正常方可放疗。慢性消耗引起的恶病质应先纠正其恶病质再行放疗。

4. 放射治疗中护理

（1）注意口腔卫生，每次饭后用软毛牙刷刷牙，用多贝尔溶液或生理盐水漱口。

（2）保持鼻腔清洁，每天用生理盐水冲洗鼻咽 1～2 次。

（3）保持放射野皮肤干燥洁净。

干反应：用无刺激性软膏涂擦。湿反应：注意放射区域皮肤清洁干燥，避免衣物摩擦。

（4）耳部勿进脏水、脏物，防止外来感染，以免继发化脓性中耳炎，适当给予抗生素滴耳剂局部滴用。

（5）若鼻腔干燥可滴以无菌液状石蜡湿润，鼻塞可滴用麻黄碱。

（6）嘱患者坚持使用木制螺旋张口器练习张口，以免放疗后由于咀嚼肌和下颌关节纤维变导致张口困难。

（7）放疗中因味觉的改变，口腔无味或有异味感需鼓励患者进食。

5. 放射治疗后护理

放疗后继续注意皮肤反应；嘱患者继续练习张口活动；防止头颈部蜂窝织炎等。

6. 手术治疗护理

（1）向患者及家属说明手术的重要性，并多给予鼓励，增强其战胜疾病的信心。

（2）给予患者高热量、高蛋白、高维生素的饮食。食物宜为温凉的软食，避免过酸过辣等刺激，以防损伤黏膜。可告知患者使用吸管，以利于吞咽。

（3）手术前用多贝尔溶液或甲硝唑注射液漱口，每日 4 次，注意口腔卫生。

（4）每日为患者冲洗鼻腔 1～2 次，保持鼻腔清洁。

（5）患者全麻术后应由专人看护，密切观察患者的面色、呼吸、血压、脉搏和体温，及时发现病情变化，预防出血。

（6）患者涕中有少量鲜血，局部可用麻黄碱、肾上腺素。

（7）从术后第一日起，用 1.5% 双氧水擦拭口腔，生理盐水冲洗，及时用负压吸引抽吸冲洗液，每日 4 次，防止口腔感染。

7. 鼻咽部出血护理

（1）少量涕中带血时局部可用麻黄碱。

（2）中量出血时，局部可用麻黄碱或肾上腺素纱条鼻咽堵塞止血，肌内注射止血剂。

（3）大量出血时嘱患者勿将血咽下，保持呼吸道通畅，防止窒息。吸氧，鼻部置冰袋冷敷，凡士林无菌纱布填塞后压迫鼻孔止血。准备好抢救用物，静脉给予止血药。

九、防控

开展防癌普查，对中老年人有一侧颈上淋巴结不明原因的肿大，或反复一侧耳闷堵塞，中耳积液，或一侧鼻塞、鼻涕带血等，应尽快到肿瘤科请医生检查，如发现可疑病灶，进一步做脱落细胞学检查或病理活检以确诊。生活在鼻咽癌高发区的中老年人应定期到医院做防癌查体和做 EB 病毒检查。积极治疗鼻咽部慢性炎症和增生溃疡，防止忧思郁怒，加强体育锻炼，不吸烟，少饮酒，患病后更应保持乐观积极的心态，生活有节，并根据本人体质适当进行轻微活动，如打太极拳等。放疗期间，口干舌燥时宜多食新鲜蔬菜、水果，如胡萝卜、山楂、柠檬等，保持口腔清洁。鼻咽癌预后较好，放疗可使大多数早、中期患者治愈，中医药对放疗后不良反应处理有一定疗效。

（田玉姝）

第二节 喉 癌

喉癌是喉部最常见的恶性肿瘤，其发病率目前有明显增长趋势。喉癌的地区发病率差别很大，东北地区发病率最高，占全身恶性肿瘤的 5.7% ~7.6%，占耳鼻咽喉恶性肿瘤的 7.9% ~35%。其男女性别发病率差别很大，据国外资料统计男女之比为（8.4 ~30）:1，1986 年上海市喉癌发病率男女性别之比为 6.75:1，而辽宁省喉癌发病率男女性别之比为 1.97:1。喉癌的高发年龄为 50 ~70 岁。发病率城市高于农村，空气污染重的重工业城市高于污染轻的轻工业城市。

一、病因和病理

病因尚不明确，目前认为喉癌的发病与吸烟、饮酒关系极为密切。在 65 岁以上的患者中，吸烟者患喉癌的风险是非吸烟者的 9 倍，当吸烟与饮酒共同存在时则会发生相加或重叠的致癌作用。此外，接触有害粉尘、口腔卫生欠佳、某些维生素和微量元素缺乏、遗传因素、EB 病毒感染等与喉癌发病均有一定关系。

喉癌以鳞状上皮细胞癌多见，占喉部恶性肿瘤的 70%，腺癌次之，约占 20%。肉瘤罕见。喉癌的发生部位以声门区癌多见，占 60%；声门上癌占 30% ~40%；声门下癌为 4% ~6%。原发声门区癌多为高分化和中分化癌，预后较好；声门上癌和声门下癌常为低分化及未分化癌，预后较差。

二、临床分期

（一）喉癌的 TNM 分期

1. 原发肿瘤（T）

1）声门上区

T_{is}：原位癌。

T_1：肿瘤限于本区，运动正常。

T_{1a}：肿瘤限于会厌喉面，或肿瘤限于杓会厌襞或肿瘤限于喉室，或肿瘤限于室襞。

T_{1b}：会厌肿瘤侵及喉室或室襞。

T_2：会厌或室襞或喉室肿瘤侵及声襞，无固定。

T_3：肿瘤限于喉内，已有固定的或有深部浸润。

T_4：肿瘤侵及喉外，侵犯梨状窝，或环后区，或会厌谷，或舌根。

2）声门区

T_{is}：原位癌。

T_1：肿瘤限于本区，运动正常。

T_{1a}：一侧声襞肿瘤。

T_{1b}：双侧声襞肿瘤。

T_2：肿瘤侵及声门上区或声门下区，活动正常或受限。

T_3：肿瘤限于喉内，一侧或双侧声襞固定。

T_4：肿瘤侵犯喉外，侵及腭或梨状窝，或环后区，或皮肤。

3）声门下区

T_{is}：原位癌。

T_1：肿瘤限于本区，活动正常。

T_{1a}：肿瘤限于声门下一侧，未侵及声襞下面。

T_{1b}：肿瘤侵及声门下双侧。

T_2：肿瘤从声门下侵及一侧或双侧声襞。

T_3：肿瘤限于喉内，一侧或双侧声襞。

T_4：肿瘤超越喉外，侵及环后区或气管，或皮肤。

2. 淋巴结（N）

N_0：未触及区域淋巴结肿大。

N_1：同侧触及活动的淋巴结。

N_{1a}：淋巴结不似转移。

N_{1b}：淋巴结考虑为转移。

N_2：对侧或双侧触及淋巴结肿大。

N_{2a}：淋巴结不似转移。

N_{2b}：淋巴结考虑为转移。

N_3：转移淋巴结已固定。

3. 远处转移（M）

M_0：无远处转移。

M_1：有远处转移。

（二）喉癌的临床分期

Ⅰ期：T_1，N_0 或 N_{2a}，M_0。

Ⅱ期：T_2，N_0 或 N_{2a}，M_0。

Ⅲ期：T_3，N_0 或 N_{2a}，M_0；T_4，N_0 或 N_{2a}，M_0；任何 T，N_{1b} 或 N_{2b}，M_0。

Ⅳ期：任何 T，N_3，M_0；任何 T，任何 N，M_1。

三、临床表现

（一）声门上癌

早期仅有喉部异物感和吞咽不适，病变进展出现喉痛，疼痛向同侧部及耳部放射，累及会厌软骨时，疼痛向中间放射，吞咽时加剧。肿瘤溃破后，引起咳嗽，咳出脓血臭痰。晚期开始出现音哑，甚少引起呼吸困难。肿瘤侵犯下咽、会厌谷或舌根时，可出现吞咽困难。由于该区域淋巴组织丰富，早期可发生淋巴结转移，出现同侧颈淋巴结肿大。

（二）声门癌

早期可出现声嘶，持续存在，进行性加重，可有刺激性干咳，痰中带血，常伴呼吸困难。晚期亦可出现喉痛，肿瘤向声门上、声门下发展，可发生颈侧淋巴结或喉前、气管前淋巴结转移。

（三）声门下癌

该区病变较隐蔽，早期无症状，或仅有咳嗽，如累及环杓关节或声带，则产生音哑及呛咳，肿瘤溃烂则有血痰。癌肿向上发展侵犯声带深层组织，影响声带运动，可出现声嘶阻塞气管，产生呼吸困难。该型癌肿常有气管旁淋巴结转移。

四、实验室及其他检查

（一）间接、直接喉镜检查

间接、直接喉镜检查可见癌瘤部位、大小、形状（乳头状、结节样、菜花样或表面糜烂等），并可做活检。

（二）导光纤维喉镜检查

因镜体柔软可弯曲，检查时患者痛苦小，安全，适用于老年人，且可在直视下发现隐蔽微小病变，并可摄影及行活检。

（三）显微喉镜检查

显微镜由手术显微镜及支撑喉镜两部分组成，可很好地显露喉腔诸结构，发现早期病变，双手操作行显微手术，可以摄影及录像，但设备价值昂贵，且必须在全麻下进行，目前多用于早期声带病变的切除。

（四）X线检查

喉侧位片、断层摄片可辅助喉镜检查，观察肿瘤大小、形状等。

（五）CT检查

CT可以显示杓状软骨、环状软骨上界、前联合、声门下区等部位是否有病变。为临床选择治疗方案及能否保留发音和吞咽功能提供较为可靠的信息。

（六）B超检查

该检查简单而安全，可显示淋巴转移灶及颈部血管的解剖关系。

五、诊断

根据病史、临床表现及实验室及其他检查所见，诊断不困难，最后确诊取决于病理检查结果。

六、治疗

（一）手术治疗

手术治疗为喉癌的主要治疗手段，手术既要彻底切除癌肿组织，又要保留发声功能。手术指征为：确诊为喉癌的Ⅰ、Ⅱ期及Ⅲ期部分患者；患者愿意接受手术治疗；患者一般状况良好。常用手术方法有以下几种：

1. 喉部分切除术

喉部分切除术是在彻底切除肿瘤的基础上可基本保留喉功能的手术方法。常用的手术方法有如下3种：

1）垂直半喉切除术：适用于T_1、T_2的声门癌。

2）水平半喉切除术：适用于T_1、T_2的声门上癌。

3）水平加垂直喉切除术：主要适用于T_3、T_4的部分患者。

2. 喉全切除术

喉全切除术为将整个喉部切除，以此治疗晚期喉癌的有效手术方法，主要适用于Ⅲ、Ⅳ期病变患者。喉全切除术后，由于患者呼吸改道和丧失发声能力，在生活上、工作上会有很大的困难和痛苦，故应指导患者建立相应的生活和保健制度，并根据情况解决术后发声说话问题。

3. 颈淋巴结廓清术

颈淋巴结廓清术是治疗喉癌伴有颈部淋巴结转移的有效方法。若患者全身情况允许，应争取一期手术，即进行喉切除的同时行颈淋巴结廓清术，包括胸锁乳突肌、肩胛舌骨肌、二腹肌、颈内静脉、副神经和颌下腺等组织，与淋巴结一起切除。

（二）放射治疗

目前多采用^{60}Co或中子加速器照射，适宜于早期声门型、低分化癌；亦适于喉癌晚期不能手术者的姑息治疗。通常情况，放疗多是术后用于巩固疗效，或术前应用，以缩小肿瘤范围。

（三）化学治疗

对不适宜手术和放疗的喉癌患者，可选用化疗。常用药有平阳霉素（PYM）、CTX、DDP等。化疗也可作为手术和放疗综合治疗的一部分，可单一用药，也可联合化疗。

1. DF方案

DDP 80～100 mg/m²静脉滴注，水化，$d_{1,29}$；

5-FU 750～1 000 mg/m²静脉滴注，$d_{1～4}$，第4周重复；

6 周为 1 个疗程。

2. DMP 方案

DDP 20 mg/m² 静脉滴注，$d_{1\sim5}$；

MTX 200 mg/m² 静脉滴注，$d_{14,21}$ 加 CF；

PYM 每次 10 mg 肌内注射，每周 3 次，隔天用。

28 天为 1 个周期。

3. PVD 方案

PYM 10 mg 肌内注射，每周 3 次，隔天用；

VCR 1.4 mg/m² 静脉滴注，$d_{1,8}$；

DDP 80 mg/m² 静脉滴注，d_1；

每 4 周重复。

七、护理

1. 患者入院后热情接待

患者入院后热情接待，测量血压、脉搏、呼吸、体温每日 2～4 次，并记录，详细介绍病房环境、规章制度。

2. 向患者做好解释工作及应配合事项

向患者做好解释工作及应配合事项，注意有无感冒、局部炎症及女患者月经来潮等，如有异常应及时与医生联系。做好鼻、咽、口腔及外耳道卫生。

3. 加强心理安抚

加强心理安抚，喉癌患者入院后有复杂的心理反应，医护人员应安慰患者及其家属，使其消除顾虑，增强治病信心。

4. 术前准备

（1）向患者说明手术目的，手术后恢复的过程等，取得合作。教会其术后表达思想的方法。备好笔、纸，以备笔谈。

（2）清洁口腔，多漱口。

（3）备皮自下颌缘至第 3 肋水平，两侧至胸锁乳突肌后缘。男性剃须，女性洗头发。

（4）术晨放置鼻饲管。摘下义齿和饰物。

5. 术后处理

（1）全麻清醒后，给予半卧位。

（2）随时吸引口腔内积存的唾液及血性物。

（3）套管处理同气管切开术处理。

（4）饮食：鼻饲约 12 天，在此过程中应注意患者的营养状态，并根据病情适当调整饮食。鼻饲后期可练习经口进食，待进食顺利即可拔除鼻饲管。

（5）颈部皮肤切口缝线于 6～7 天拆除，造瘘口缝线 7～10 天拆除。

6. 康复指导

（1）加强卫生宣教，不吸烟、不嗜酒，不过量进食刺激性强的食品及过分热烫的饮食，避免发音疲劳，积极治疗咽喉慢性炎症。

（2）注意口腔卫生，积极治疗喉白斑病、喉角化症等喉癌前期病变，以防癌变。

（3）加强对工业生产、生活中烟雾及粉尘作业的管理，防止对环境的污染。

（4）对不明原因的声音嘶哑、咽部不适、异物感、刺激性干咳等症状，经消炎、对症治疗不见好转，应进一步检查。

（5）做好出院指导，指导患者锻炼身体，增强体质，忌吸烟和饮酒。教会患者更换气管套管方法及其注意事项。喉部有不适症状随时复查。

八、防控

普及防癌常识。提倡忌烟、戒酒、不吃太烫的饮食。积极治疗有可能引发喉癌的其他喉部疾病如喉乳突状瘤、声带息肉、喉白斑症、慢性咽喉炎、喉角化症等。注意口腔卫生。

（杜凤凯）

第三节 舌 癌

舌癌是口腔颌面部常见的恶性肿瘤，多发生于舌缘，其次为舌尖、舌背及舌根等处，临床表现为吞咽困难、舌炎、舌头上有长时间不愈溃疡、舌痛、进食困难、舌运动受限等。

舌癌绝大部分为鳞癌，在舌体属于口腔癌，在舌根属于口咽癌，舌体部癌远较舌根癌多见，在我国，相比颊癌、牙龈癌、腭癌、口底癌，为口腔癌中发病率最高的癌症。总的 5 年生存率为 31% ~66%。舌癌与其他肿瘤一样，其真正的致病因素不清，但其发生与烟酒嗜好有密切关系，与口腔内慢性炎症刺激及损伤密切相关，如牙的残根残冠及不良修复体的损伤，口内两种金属材料共存引起的微电流刺激，癌前病变如白斑、口腔黏膜下纤维性变、扁平苔藓等长期不愈的演变均可发生恶变导致舌癌。

舌癌发病年龄大多在 40 岁以上，但近年有年轻化趋势，11 ~97 岁均可发病，较多集中在中老年，男性多于女性。

一、病因

病因至今尚未完全认识，多数认为其发生与环境因素有关，热、慢性损伤、紫外线、X 线及其他放射性物质都可成为致癌因素，例如，舌及颊黏膜癌可发生于牙的残根、锐利的牙尖、不良修复体等的长期、经常刺激的部位。另外，神经精神因素、内分泌因素、机体的免疫状态以及遗传因素等都被发现与舌癌的发生有关。

长期吸烟、饮酒、嚼槟榔或戴着不合适的义齿等都会使口腔黏膜反复损伤、充血、增生，口腔黏膜细胞的反复损伤、增生，使细胞核的代谢逐渐增加，整个细胞增殖周期

中的 G_1 期细胞不断进入 S 期（DNA 合成期），促使 S 期细胞数增加。经过几年、几十年（口腔组织损伤达到数百万次，甚至更多），最终出现 DNA 含量异常增高，产生染色体异常、细胞多核，反复口腔组织损伤还使细胞质的成分丢失或严重抑制细胞质的生长，细胞质无法生长成熟，引起细胞幼稚，产生癌症。在分子水平上，这些损伤使组织细胞内 DNA 上的基因反复断裂、重组，导致基因突变，形成口腔癌症。因此，口腔癌高发于中年以上的男性尤其是吸烟者。

二、临床表现

（一）症状

1）多见于舌缘，其次为舌尖、舌背及舌腹等处，可有局部白斑病史或慢性刺激因素。

2）常为溃疡型、外生型、浸润型，生长快，疼痛明显，浸润性强。

3）可有舌运动受限，进食及吞咽困难。

4）常早期发生颈淋巴结转移。

（二）体征

舌癌早期可表现为溃疡、外生与浸润 3 种类型。有患者的第一症状仅为舌痛，有时可反射至颞部或耳部。外生型可来自乳头状瘤恶变。浸润型表面可无突起或溃疡，最易延误病情，患者常不能早期发现。舌癌常表现为溃疡及浸润同时存在，伴有自发性疼痛和程度不同的舌运动障碍。舌癌晚期可直接超越中线或侵犯口底，以及浸润下颌骨舌侧骨膜、骨板或骨质。向后则可延及舌根或咽前柱和咽侧壁，此时舌运动可严重受限、固定，涎液增多外溢，而不能自控，进食、吞咽、言语均感困难。疼痛剧烈，可反射至半侧头部。舌癌的淋巴结转移率较高，通常为 40% 左右。转移部位以颈深上淋巴结群最多。舌癌晚期，可发生肺部转移或其他部位的远处转移。

（三）蔓延与转移

以淋巴转移和血道转移为主。

三、实验室及其他检查

1. 实验室检查
实验室检查中血常规一般无异常，晚期患者常有红细胞减少、血沉加快等改变。

2. 影像学检查

1）常规 X 线检查
常规 X 线检查如下颌曲面断层片了解颌骨骨质破坏情况，胸片检查了解肺部有无转移灶。

2）B 超检查
评估转移淋巴结的大小、形态、数目及与颈部重要血管关系。声像图示转移淋巴结多呈圆形、低回声，有时回声不均。

3）CT 检查

CT 的软组织分辨率较低，较难显示小的或舌体部肿瘤，主要显示肿物浸润范围，是判断骨皮质受侵的最佳手段，表现为骨皮质中断或侵蚀。正常舌 CT 表现为以舌中隔、正中线、正中缝为中线，双侧结构对称、夹以斜纵行条带状低密度区，为舌肌间脂肪组织且位置大小均匀对称。舌癌 CT 典型表现为舌类圆形低或略高密度区，增强呈环形或不均匀性强化。增强扫描协助判断颈部转移淋巴结的内部结构、数目及是否侵犯颈动静脉，如有侵犯，术前应做动脉切除的准备。

4）MRI 检查

MRI 具有软组织分辨率高、多平面及多序列成像的特点，可显示软组织病变的全貌并能立体定位，可早期显示病变，并在对血管的侵犯以及肿瘤的分期方面优于 CT，是口咽部较好的影像学检查手段。

5）PET 检查

PET 可特异性鉴别肿瘤或炎症性淋巴结，检出颈部转移淋巴结的敏感度和特异性较 CT 和 MRI 为优，PET - CT 兼能提供病变精确定位。

3. 特殊检查

1）病理活检

舌癌定性的诊断标准。于阻滞麻醉下在正常组织与肿物交界处切取 0.5 ~ 1 cm 组织送检，缝合不用过紧，并需尽早拆除。病理确诊后尽快手术。

2）超声多普勒

对欲行血管吻合的游离组织瓣修复术后缺损患者，可行超声多普勒检查，探明供、受区的动、静脉分支走向、血流状况，确保手术成功。

四、诊断与鉴别诊断

（一）诊断

根据局部临床症状和 B 超发现颈部淋巴结肿大，可初步诊断。病理活检是舌癌定性的诊断标准。

（二）鉴别诊断

舌癌应与白斑、结核性溃疡、乳头状瘤、纤维瘤、口腔创伤性溃疡、重型复发性口疮及梅毒等鉴别。

1. 白斑

白斑为黏膜上皮增生和过度角化而形成的白色斑块，稍高于黏膜表面，患者自觉有粗涩感，可发生于颊部、唇、舌、龈、腭等部位。舌黏膜白斑则好发于舌侧缘及轮廓乳头前的舌背部。其发生主要与吸烟、残牙及不合适义齿的刺激、营养障碍及内分泌失调有关。

一般可分为 3 度：

Ⅰ度：白斑为浅白色，云雾状，质软，无自觉症状。

Ⅱ度：白斑略高于黏膜表面，边界清楚，往往有浅裂，可有轻度不适。

Ⅲ度：白斑应看作癌前病变，表现为白斑黏膜增厚，表面粗糙为颗粒状或乳头状，局部有异物感，甚至灼痛。

Ⅰ、Ⅱ度白斑可行去除病因治疗或局部用药等治疗，Ⅲ度白斑则需要手术切除并做组织病理检查。

2. 结核性溃疡

结核性溃疡病变多发生在舌背，偶尔在舌边缘和舌尖。常与活动性肺结核伴发或有肺结核病史。表现为溃疡表浅，边缘不齐不硬，表面不平，常有灰黄污秽渗出液，自觉疼痛，有时多发。胸片检查、抗结核诊断性治疗有助于鉴别诊断，必要时可做活组织检查。

3. 乳头状瘤

乳头状瘤多发生于舌尖边缘、舌背，舌后少见，黏膜表面有细小乳头，外突，2～4 cm，边缘清楚，周围组织软，基底无浸润，需要手术切除。

4. 纤维瘤

口腔各部位皆可发生纤维瘤，生长于黏膜下层，大小不等，硬度不一，边界清楚，活动，生长缓慢，需要手术切除并做组织病理检查。

5. 口腔创伤性溃疡

口腔创伤性溃疡多见于老年人，常由坏牙或不合适义齿易引起，好发于舌侧缘，溃疡的部位、外形与刺激物相对应。溃疡深在，周围组织软，有炎性浸润，无实质性硬块。如拔去坏牙或停用不合适义齿，多可短期自愈，如一周后未见好转者，需要做组织病理检查以确诊。

6. 重型复发性口疮

重型复发性口疮可发生于口腔各处黏膜。凹形溃疡，为圆形或椭圆形，边缘整齐，质地较硬。患者感烧灼样疼痛，饮食、语言亦受影响。病程反复，可以自愈。

7. 梅毒

本病表现极为复杂，几乎可侵犯全身各器官，造成多器官的损害。

一期梅毒主要损害为硬下疳或溃疡，是梅毒螺旋体最初侵入之处，并在此繁殖所致。典型的硬下疳为一无痛性红色硬结，触之硬如软骨样，基底清洁，表面糜烂覆以少许渗液或薄痂，边缘整齐。损害数目大都为单个，亦可为多个。通过接吻感染者，硬下疳可发生于唇、下颌部和舌等部位，常伴有局部淋巴结肿大。未经治疗，硬下疳持续 2～6 周便自行消退而不留瘢痕。

二期梅毒约 30% 的患者有口腔黏膜损害——黏膜斑：呈圆形或椭圆形之糜烂面，直径 0.2～1.0 cm，基底红润，表面有渗出液或形成灰白色薄膜覆盖，内含有大量梅毒螺旋体。二期梅毒的症状和体征一般持续数周后，便会自行消退。

三期梅毒亦可累及黏膜，主要见于口腔、舌等处，可发生结节疹或树胶肿。发于舌者可呈局限性单个树胶肿或弥漫性树胶浸润，后者易发展成慢性间质性舌炎，呈深浅不等沟状舌，是一种癌前期病变，应严密观察。

有不洁性史和血清学、组织病理检查以帮助确诊。

五、治疗

（一）手术治疗

1. 原发癌的处理

早期高分化的舌癌可考虑放疗、单纯手术切除或冷冻治疗。晚期舌癌应采用综合治疗。根据各自的条件，采用放疗加手术，或化疗、手术加放疗的综合治疗。

2. 颈淋巴结转移癌的处理

由于舌癌的转移率较高，除对 T_1 患者外，其他均应考虑同期行选择性颈部淋巴结清扫（简称颈清）术；临床颈淋巴结阳性者，更应同期行治疗性颈清术。鉴于舌癌颈淋巴结转移的部位较广，因此在手术范围上应一律采用根治性颈清术。功能性颈清术仅适用于 N_0 患者。

颈淋巴结根治术的适应证：由于中晚期舌癌患者即使临床触诊阴性，术后病理检查证实也有 30% ~50% 有转移，因而对舌癌的颈淋巴结根治术应持积极态度，除初次就诊为舌缘 1/3 部的 T_1 期、舌前 1/3 无明显肌肉浸润病变、白斑早期癌变患者颈部淋巴结阴性，可考虑局部广泛切除，术后严密观察颈部淋巴结变化外，其余患者即使颈淋巴结阴性者，也应行选择性颈淋巴结清扫术。对此有主张功能性颈清术，但由于舌癌常转移至颈深上淋巴结，保留颈内静脉及胸锁乳突肌的颈清术有碍其彻底性，因此对 N_0 舌癌患者行选择性颈清术时应采取功能性颈清术式，但常规切除颈内静脉有利于清除颈深上淋巴结及二腹肌后腹以上淋巴结。

双侧颈清术的原则：舌癌接近或超过中线；舌背 $T_{2~3}$ 期患者双侧颈淋巴结阳性，或一侧阳性但原发灶切除几近全舌者均应考虑双侧颈清术，双侧颈清术虽可分期进行，但考虑舌癌口底部分连续性，以同期进行为佳，为了避免双侧颈清术所致的急性颅内静脉回流障碍引起并发症的可能，通过保留双侧颈外静脉可有效地避免双侧颈清术后的颅内压波动引起的并发症。

舌切除后的修复：舌为咀嚼、吞咽、语言的重要器官，缺损 1/2 以上时，应进行同期舌再造术，以恢复舌的功能。方法有带蒂肌皮瓣（胸大肌瓣、胸锁乳突肌瓣、舌骨下肌皮瓣等）、血管吻合游离皮瓣（前臂游离皮瓣）等，具体情况依舌缺损的范围选用。

（二）放射治疗

放疗具有保存舌形态及功能的优点，一般对舌背、舌侧、舌腹原发灶 2 cm 左右病变施行放疗，可达到根治目的。近年来常用的有近距离后装治疗可根治舌体较小表浅病灶，该方法具有疗程短，不影响手术的优点。此外，对复发或手术残存者有较好的姑息疗效。

（三）化学治疗

对晚期患者应做术前诱导化疗，特别是使用术前颈动脉埋植泵化疗效果较好，有利于原发灶的切除，提高治愈率。化疗也可作为术后的辅助治疗。

1. 单药化学治疗

DDP为目前治疗头颈部恶性肿瘤最有效和最新的药物，其为广谱抗癌药。第二代铂类抗癌药卡铂由于其非血液学毒性如肾毒性、消化道反应、耳毒性及周围神经毒性较低，可以代替DDP。其他单药如THP、MTX、SP都是比较常用的单药化疗。

2. 联合化学治疗

联合化疗方案主要是含DDP和不含DDP的两大类。以DDP为基础的联合化疗方案在晚期舌癌的治疗中，目前认为是最为有效的。

1）MVP方案

DDP 30 mg/m^2，静脉滴注，第1、3天；VLB 5 mg/m^2，静脉注入，第1、8天；MTX 20 mg/m^2，静脉注入，第1、8天。每3周重复1次。

2）DDP + 5 - FU

DDP 30 mg/m^2，静脉注入，第1～3天；5 - FU 300～500 mg/m^2，静脉注入，第1～5天。第3周重复1次，共3次。

3）PMDF方案

DDP 50 mg/m^2，静脉滴注、静脉注入，第4天；PYM 5 mg/m^2，肌内注射，第3、10、17、24天；MTX 40 mg/m^2，静脉注射，第1、15天；5 - FU 600 mg/m^2，静脉滴注，第1、15天。第4周重复1次。共3次。

六、护理

1. 日常护理

加强口腔护理，预防口腔感染，吸烟患者应戒烟，术后伤口愈合后，指导患者进行舌功能锻炼。

2. 术后护理

1）去枕平卧、头偏向健侧、颈部制动，防止牵拉胸大肌血管蒂。术后24小时后可予以半坐卧位、拍背，勤翻身，防止坠积性肺炎和压疮的发生，保持室温在22～25℃。

2）严密观察生命体征的变化，尤其是呼吸，要保持呼吸道通畅，如有气管切开，注意及时吸痰，防止阻塞致窒息，做好气管套护理，予α-糜蛋白酶+氯霉素眼液滴套管2小时1次。超声雾化吸入治疗、拍背有利于痰液的咳出，指导患者有效咳痰。

3）观察引流管是否通畅，防止引流管脱落、扭曲、漏气。记录引流液的颜色、质、量，如有异常及时报告医生。

4）术后观察皮瓣存活情况，可用皮温计测量温度。若术后72小时发现皮瓣苍白，皮温低于正常皮温2～3℃为动脉供血不足；若皮瓣暗红，皮温低于正常皮温3～5℃，多为静脉回流障碍。应报告医生，予以低分子右旋糖酐500 ml静脉滴注，或复方丹参液静脉滴注，扩张血管，改善皮瓣供血。

3. 饮食护理

1）术前饮食

较为肥胖的患者术前要坚持高蛋白、低脂肪的膳食搭配，多补充维生素，储存部分蛋白质并消耗体内脂肪，以免体脂过多影响伤口愈合；比较消瘦的患者术前要搭配高热量、高蛋白、高维生素的膳食，使患者维持正常体重，能更好地耐受手术。

2）术后饮食

术后初期一般进食较困难，可以流质或半流质为主，慢慢过渡到普通膳食。可多喝牛奶，多吃奶制品和豆制品，多吃藕粉、鲜果、鱼、鸡蛋、牛肉等，补充蛋白质和维生素，促进营养，增强体质，提高免疫力。

适宜食物：油菜、菜花、菠菜。

忌吃食物：干腌菜、腌韭菜花、海白菜、辣椒（红、尖、干）。

3）饮食原则

（1）应以新鲜、易消化，富含优质蛋白质、维生素、矿物质的食物为主，新鲜蔬菜、水果每餐必备。

（2）多吃有一定防癌抗癌作用的食物，如菜花、卷心菜、西蓝花、芦笋、豆类、蘑菇类、海参等。

（3）选用具有软坚散结作用的食物：海蜇、紫菜、淡菜、鲍鱼、墨鱼、海带、甲鱼、赤豆、萝卜、荠菜、荸荠、香菇等，但此类食品性滞腻，易伤脾胃，食欲下降和发热时要少吃。

（4）不同体质选用不同食物。脾胃虚弱，中气不足可食用乳鸽、鹌鹑、鸡蛋、大枣、圆肉、生姜、大蒜等。

七、防控

本病的预防在于减少外来刺激因素，积极治疗癌前病变，提高机体抗病能力，目前随着现代治疗技术的完善，舌癌的治疗有了较好的效果，很多患者在得知患了舌癌后，常认为是不治之症而不积极进行治疗，或存在侥幸心理，寄希望于一些偏方验方进行治疗，以致延误病情，失去治疗机会，应强调早期发现及早期治疗，并以综合治疗为主，在手术治疗的基础上配合其他治疗手段进行全面系统的治疗，可望收到良好的治疗效果。另外，舌癌是口腔癌症中最易转移者，一般主张手术同期行选择性（预防性）颈清术（即临床上尚未发现有淋巴结转移症象即进行患侧颈清术），同时进行选择性颈清术者比发现有颈淋巴结转移后再进行的治疗性颈清术治愈率高。

（朱琳）

第十一章 颅内肿瘤

第一节 概 述

颅内肿瘤并不少见，人群发病率为（3.8～15）/10万，占全身肿瘤的2%，任何年龄均可发病，以20～40岁最多见。儿童发生率较高，约占其全身肿瘤的7%，占全部颅内肿瘤的20%～25%，男略多于女。

在颅内肿瘤中，以胶质细胞瘤（即神经上皮组织肿瘤）最常见，占颅内肿瘤的40%～51.8%；其后依次为三大良性肿瘤，脑膜瘤占15%～18%，垂体腺瘤占10%～12%，听神经瘤占8%～12%。

一、2021版WHO中枢神经系统（CNS）肿瘤完整分类

（一）胶质细胞瘤、胶质神经元肿瘤和神经元肿瘤

1. 成人型弥漫性胶质细胞瘤

1）星形细胞瘤，IDH① 突变型。

2）少突胶质细胞瘤，IDH 突变伴 1p/19q 联合缺失型。

3）胶质母细胞瘤，IDH 野生型。

2. 儿童型弥漫性低级别胶质细胞瘤

1）弥漫性星形细胞瘤，伴 *MYB* 或 *MYBLI* 改变。

2）血管中心型胶质细胞瘤。

3）青少年多形性低级别神经上皮肿瘤。

4）弥漫性低级别胶质细胞瘤，伴 MAPK 信号通路改变。

3. 儿童型弥漫性高级别胶质细胞瘤

1）弥漫性中线胶质细胞瘤，伴 H3K27 改变。

2）弥漫性大脑半球胶质细胞瘤，H3G34 突变型。

3）弥漫性儿童型高级别胶质细胞瘤，H3 及 IDH 野生型。

4）婴儿型半球胶质细胞瘤。

4. 局限性星形细胞胶质细胞瘤

1）毛细胞型星形细胞瘤。

2）具有毛细胞样特征的高级别星形细胞瘤。

3）多形性黄色星形细胞瘤。

4）室管膜下巨细胞星形细胞瘤。

5）脊索样胶质细胞瘤。

---

① IDH 为异柠檬酸脱氢酶。

6）星形母细胞瘤，伴 *MNI* 改变。

5. 胶质神经肿瘤和神经元肿瘤

1）节细胞胶质细胞瘤。

2）婴儿促纤维增生性节细胞胶质细胞瘤/婴儿促纤维增生性星形细胞瘤。

3）胚胎发育不良性神经上皮肿瘤。

4）具有少突胶质细胞瘤样特征及簇状核的弥漫性胶质神经元肿瘤。

5）乳头状胶质神经肿瘤。

6）形成菊形团的胶质神经肿瘤。

7）黏液样胶质神经肿瘤。

8）弥漫性软脑膜胶质神经肿瘤。

9）节细胞瘤。

10）多结节及空泡状神经元肿瘤。

11）小脑发育不良性神经节细胞瘤（Lhermitte – Duclos 病）。

12）中枢神经细胞瘤。

13）脑室外神经细胞瘤。

14）小脑脂肪神经细胞瘤。

6. 室管膜肿瘤

1）幕上室管膜瘤。

（1）幕上室管膜瘤，*ZFTA* 融合阳性。

（2）幕上室管膜瘤，*YAPI* 融合阳性。

2）颅后窝室管膜瘤。

（1）颅后窝室管膜瘤，PFA 组。

（2）颅后窝室管膜瘤，PFB 组。

3）脊髓室管膜瘤。

脊髓室管膜瘤，伴 *MYCN* 扩增。

4）黏液乳头性室管膜瘤。

5）室管膜下瘤。

（二）脉络丛肿瘤

1. 脉络丛乳头状瘤。
2. 不典型脉络丛乳头状瘤。
3. 脉络丛癌。

（三）胚胎性肿瘤

1. 髓母细胞瘤

1）髓母细胞瘤，分子分型

（1）髓母细胞瘤，WNT 活化型。

（2）髓母细胞瘤，SHH 活化/*TP53* 野生型。

（3）髓母细胞瘤，SHH 活化/TP53 突变型。

（4）髓母细胞瘤，非 WNT/非 SHH 活化型。

2）髓母细胞瘤，组织学分型。

2. 其他类型的 CNS 胚胎性肿瘤

1）非典型畸胎样/横纹肌样瘤。

2）筛状神经上皮肿瘤。

3）伴多层菊形团的胚胎性肿瘤。

4）CNS 神经母细胞瘤，FOXR2 激活型。

5）伴 BCOR 内部串联重复的 CNS 肿瘤。

6）CNS 胚胎性肿瘤。

（四）松果体肿瘤

1. 松果体细胞瘤。

2. 中分化松果体实质肿瘤。

3. 松果体母细胞瘤。

4. 松果体区乳头状肿瘤。

5. 松果体区促纤维增生型黏液样肿瘤，SMARCBI 突变型。

（五）脑神经和椎旁神经肿瘤

1. 神经鞘瘤。

2. 神经纤维瘤。

3. 神经束膜瘤。

4. 混合型神经鞘瘤。

5. 恶性黑色素型神经鞘瘤。

6. 恶性外周神经鞘瘤。

7. 副神经节瘤。

（六）脑（脊）膜瘤

脑（脊）膜瘤。

（七）间叶性、非脑膜上皮来源的肿瘤

1. 软组织肿瘤

1）纤维母细胞和肌纤维母细胞来源的肿瘤

孤立性纤维性肿瘤。

2）血管来源的肿瘤

（1）血管瘤和血管畸形。

（2）血管网状细胞瘤。

3）横纹肌来源的肿瘤

横纹肌肉瘤。

4）尚未明确的分类

（1）颅内间叶性肿瘤，*FET - CREB* 融合阳性。

（2）伴 *CIC* 重排的肉瘤。

（3）颅内原发性肉瘤，*DICERI* 突变型。

（4）Ewing 肉瘤。

2. 软骨及骨肿瘤

1）成软骨性肿瘤

（1）间叶性软骨肉瘤。

（2）软骨肉瘤。

2）脊索肿瘤

脊索瘤（包含差分化型脊索瘤）。

（八）黑色素细胞肿瘤

1. 弥漫性脑膜黑色素细胞肿瘤

脑膜黑色素细胞增多症和脑膜黑色素瘤病。

2. 局限性脑膜黑色素细胞肿瘤

脑膜黑色素细胞瘤和脑膜黑色素瘤。

（九）淋巴和造血系统肿瘤

1. 淋巴瘤

1）CNS 淋巴瘤

（1）CNS 原发性弥漫性大 B 细胞淋巴瘤。

（2）免疫缺陷相关的 CNS 淋巴瘤。

（3）淋巴瘤样肉芽肿。

（4）血管内大 B 细胞淋巴瘤。

2）CNS 各种罕见淋巴瘤

（1）硬脑膜 MALT 淋巴瘤。

（2）CNS 的其他低级别 B 细胞淋巴瘤。

（3）间变性大细胞淋巴瘤（ALK^+/ALK^-）。

（4）T 细胞或 NK/T 细胞淋巴瘤。

2. 组织细胞肿瘤

1）Erdheim - Chester 病。

2）Rosai - Dorfman 病。

3）幼年性黄色肉芽肿。

4）朗格汉斯细胞增生症。

5）组织细胞肉瘤。

（十）生殖细胞肿瘤

1. 成熟性畸胎瘤。
2. 未成熟性畸胎瘤。
3. 畸胎瘤伴体细胞恶变。
4. 生殖细胞瘤。
5. 胚胎性癌。
6. 卵黄囊瘤。
7. 绒毛膜癌。
8. 混合性生殖细胞肿瘤。

（十一）鞍区肿瘤

1. 造釉细胞状颅咽管瘤。
2. 乳头状颅咽管瘤。
3. 垂体细胞瘤，鞍区颗粒细胞瘤和梭形细胞嗜酸细胞瘤。
4. 垂体腺瘤/PitNET①。
5. 垂体母细胞瘤。

（十二）CNS 的转性肿瘤

1. 脑和脊髓实质的转移性肿瘤。
2. 脑膜的转移性肿瘤。

二、临床表现

（一）颅内压增高症状

颅内压增高的发生决定于以下因素：①肿瘤生长的速度，如肿瘤生长迅速，在很短期内就占领了较大的空间，使生理调节跟不上恶化的形势，症状就会很快出现，如恶性肿瘤，或虽为良性肿瘤，但肿瘤内发生了出血或囊变。②肿瘤的部位，颅后窝及中线的肿瘤，很容易引起静脉窦回流障碍和脑脊液循环通路阻塞，造成脑脊液的淤积，会较早出现颅内压增高的症状。③肿瘤的性质，发展迅速的恶性肿瘤，因都伴有明显的脑水肿，故常早期出现颅内压增高的症状。

颅内压增高的症状表现为：

1. 头痛

20% 的患者以头痛为发病的第一个症状。在整个病程中，有头痛者占 70%。头痛常是间歇的，晨间较重。头痛的部位、程度、性质变化很大。如头痛持续并局限于某一部位，便有定位价值。约 30% 的患者，其头痛位于肿瘤相应的表面。一般认为，头痛

---

① PitNET 为垂体神经内分泌肿瘤。

是由于某些对疼痛敏感的结构如大血管、静脉窦、脑神经受到牵伸所致。

2. 呕吐

10%的患者第一个症状是呕吐。在脑肿瘤病程中，有70%的患者有呕吐。与头痛一样，多在晨间，与饮食无关，吐前常无恶心，多呈喷射性。呕吐、头痛在4岁以下儿童中常呈间歇性。其原因是颅内压的增高被一时期的颅缝分离所缓解。

3. 视盘水肿

视盘水肿发生率为60%～70%，可见视盘色红、边缘不清、水肿高起、静脉扩张，视网膜有时见出血，晚期视盘㿠白，视物模糊以至失明。

4. 其他

可有头晕、耳鸣、烦躁、嗜睡、精神欠佳、复视、癫痫发作等。严重者可发生脑疝、昏迷，以致死亡。

（二）局灶症状及体征

若颅内肿瘤位于脑重要功能区及其附近，由于压迫或破坏，导致神经功能缺失，这时诊断定位有重要意义。

1. 大脑半球肿瘤

大脑半球肿瘤破坏性病灶者出现偏瘫、失语、肢体感觉障碍或精神障碍；刺激性病灶者出现癫痫发作、幻嗅、幻视等症。非功能区肿瘤患者通常无上述症状。

2. 小脑半球肿瘤

小脑半球肿瘤可引起眼球水平震颤、病侧共济失调、肌张力低下等，小脑蚓部肿瘤可引起躯干性共济失调，小脑半球肿瘤则出现同侧肢体共济失调。

3. 脑桥小脑角肿瘤

脑桥小脑角肿瘤以听神经瘤最常见。早期为病侧耳鸣和进行性听力减退。逐渐出现同侧第Ⅴ、Ⅶ对脑神经功能障碍和小脑症状。晚期可有舌咽神经和迷走神经受累。

4. 脑干肿瘤

脑干肿瘤产生交叉性感觉和（或）运动障碍，即病变侧出现脑神经受损，而病变对侧出现中枢性瘫痪。

5. 第Ⅲ脑室邻近病变

定位体征较少，主要表现为颅内压增高症状。影响下视丘时可出现睡眠障碍、体温异常、尿崩症和肥胖等。

6. 蝶鞍区肿瘤

蝶鞍区主要结构为视交叉和垂体，其病变典型表现是视觉和内分泌障碍。有双眼视力下降，双颞侧偏盲直至双目失明，视盘原发性萎缩。嫌色细胞瘤导致肥胖、生殖无能。嗜酸性细胞腺瘤表现为肢端肥大症或巨人症。ACTH细胞腺瘤可致ACTH综合征。

（三）远隔症状

远隔症状是由于肿瘤和颅内压增高引起脑组织移位，神经受牵拉和压迫而产生的一些局部症状。如展神经受压和牵拉而出现复视；一侧大脑半球肿瘤将脑干推向对侧，使对侧大脑脚受压产生病灶侧偏瘫等。

（四）各类不同性质颅内肿瘤的特点

1. 胶质细胞瘤

胶质细胞瘤来源于神经外胚叶及其衍生的各种胶质细胞，是颅内最常见的恶性肿瘤，占颅内肿瘤的 40% ~51.8%。其中髓母细胞瘤恶性程度最高，好发于儿童颅后窝中线部位，常占据第四脑室堵塞导水管引发脑积水，对放疗敏感；多形性胶质母细胞瘤，亦为极恶性，对放疗、化疗均不敏感；星形细胞瘤恶性程度较低，约占胶质细胞瘤的 40%，生长缓慢，常有囊性变，切除彻底者有望根治；室管膜瘤，约占胶质细胞瘤的 7%，亦有良、恶性之分，后者术后时有复发的可能。

2. 脑膜瘤

脑膜瘤发生率仅次于脑胶质细胞瘤，占颅内肿瘤的 15% ~18%，好发于中年女性，良性居多，病程长，多见于矢状窦旁和颅底部，瘤体供血丰富，多数颅内颅外双重供血，手术失血一般较多，如能全切，预后良好。

3. 垂体腺瘤

垂体腺瘤为来源于垂体前叶的良性肿瘤，发病率日渐增多，占颅内肿瘤的 10% ~12%，生长缓慢，好发于青壮年。根据瘤细胞分泌功能不同分为肽类激素（PRL）细胞腺瘤、生长激素（GH）细胞腺瘤、ACTH 细胞腺瘤及混合瘤等。瘤体较小限于鞍内者可经鼻—蝶窦入路行显微手术切除，肿瘤大者需经前额底部入路行剖颅手术切除，大部分患者术后需加放疗，术后垂体功能低下者，应给予相应激素的替代治疗，出现尿崩症者需投以适量的抗利尿激素。

4. 听神经瘤

听神经瘤系第Ⅷ对脑神经前庭支上所生长的良性脑肿瘤，一般位于脑桥小脑角，占颅内肿瘤的 8% ~12%，良性。直径小于 3 cm 者可用 γ 刀照射治疗，大者需剖颅手术。术后应注意面神经功能障碍的保护及后组脑神经的保护，特别是注意闭眼与吞咽功能有无障碍。

5. 颅咽管瘤

颅咽管瘤为先天性良性肿瘤，约占颅内肿瘤的 5%，位于鞍区，多见于儿童及青少年，男多于女。常为囊性，与周围重要结构的粘连较紧，难以全切，易复发。

三、实验室及其他检查

（一）X 线检查

常规摄正、侧位 X 线片，必要时摄特殊位头颅 X 线片。了解颅骨大小，骨缝有无分离，脑回压迹有无增多和加深，肿瘤内钙化斑点，蝶鞍扩大及前后床突的吸收和破坏、钙化，松果体的移位，视神经孔扩大（视神经胶质细胞瘤），内耳孔扩大（颅咽管瘤）等。

（二）脑电图检查

脑电图可发现表浅占位的慢波灶，对中线、半球深部和幕下占位病变的诊断帮助不大。

（三）X 线造影检查

气脑、脑室及脑血管造影术，对患者来说有一定的痛苦与潜在的危险，应慎重。

（四）CT 和 MRI 检查

两者可清晰地显示脑沟回和脑室系统。MRI 还可见脑血管，因无颅骨伪影，适用于颅后窝和脑干肿瘤。CT 或 MRI 增强检查时，富于血运或使血—脑屏障受损的肿瘤影像加强。功能 MRI 可揭示肿瘤与大脑皮质功能间的关系。肿瘤 CT 异常密度和 MRI 信号变化、脑室受压和脑组织移位、瘤周脑水肿范围，可反映肿瘤组织及其继发改变如坏死、出血、囊变和钙化等情况，并确定肿瘤部位、大小、数目、血供和与周围重要结构解剖关系，结合增强扫描对绝大部分肿瘤可作出定性诊断。

（五）正电子发射体层摄影检查

利用能发射正电子的 ^{11}C、^{13}N、^{15}O 等核素，测量组织代谢活性蛋白质的合成率以及受体的密度和分布等，反映人体代谢和功能的图像，帮助诊断肿瘤和心脑血管疾病。对早期发现脑肿瘤，研究脑肿瘤恶性程度，原发、转移或复发灶及脑功能有一定价值。

（六）放射性核素检查

放射性核素检查包括扫描、γ 闪烁照相和 ECT。对脑肿瘤的定位具有较高的价值。

（七）脑脊液检查

测量脑脊液压力及检查脑脊液可充分了解病情变化。如在脑脊液中查到肿瘤细胞有助于脑肿瘤的定性。为避免形成脑疝，有颅内压增高时应谨慎。

（八）头颅超声波检查

头颅中线波的移位以及有时见到的肿瘤波，可提示一侧大脑半球占位性病变存在，其可靠性在95%左右。

（九）活体组织检查

肿瘤定性困难影响选择治疗方法时，可应用立体定向和导航技术取活检行组织学检查确诊。

四、诊断和鉴别诊断

（一）诊断

1）慢性起病，进行性加重。
2）有颅内压增高症状，如头痛、呕吐、视盘水肿等。
3）有上述局灶症状及体征。
4）有上述实验室及其他检查结果。

（二）鉴别诊断

1. 视神经炎

视神经炎可被误认为视盘水肿而作为脑肿瘤的根据。视神经炎的充血要比视盘水肿明显，乳头的隆起一般不超过 2 个屈光度，早期就有视力减退。视盘水肿一般隆起较高，早期视力常无影响。

2. 脑蛛网膜炎

脑蛛网膜炎起病较急，病程进展缓慢，常有视力减退、颅内压增高和局灶性脑症状，易与脑肿瘤相混淆。但脑蛛网膜炎的病程较缓和，可多年保持不变，有条件可做 CT 或 MRI 检查，即可做出鉴别。

3. 良性颅内压增高

良性颅内压增高患者有头痛和视盘水肿，但除了颅内压增高的体征和放射线改变外，神经系统检查无其他阳性发现，各项辅助检查均属正常。

4. 硬脑膜下血肿

硬脑膜下血肿有明显外伤史者鉴别多无困难。患者可有头痛、嗜睡、视盘水肿和轻偏瘫。在没有明确头颅外伤病史，与颅内肿瘤鉴别困难时，可做 CT 检查确诊。

5. 癫痫

脑肿瘤患者常有癫痫发作，因此常需与功能性癫痫做鉴别。后者多数于 20 岁以前发病，病程长而不出现神经系统异常体征或颅内压增高症状。但对于可疑或不典型的患者，应随访观察，必要时做进一步检查。

6. 脑脓肿

脑脓肿具有与脑肿瘤同样的症状，因此容易与脑肿瘤相混淆。脑脓肿起病急，绝大多数有全身或局部感染史，如慢性中耳胆脂瘤、肺脓肿、化脓性颅骨骨髓炎、败血症、皮肤疮疖等。小儿患者常有发绀型先天性心脏病史。起病时有发热并有明显脑膜刺激征。周围血常规有白细胞增多，脑脊液内有炎性细胞。细心诊察多数不难区别。

7. 脑血管病

脑肿瘤患者常有偏瘫、失语等症状，可能与脑血管病混淆。但脑血管病患者年龄较大，有高血压史，起病急，颅内压增高不如脑肿瘤患者明显，如遇诊断困难，可做 CT 检查。

8. 内耳眩晕症

内耳眩晕症与脑桥小脑角肿瘤一样可引起耳鸣、耳聋、眩晕，但无其他脑神经症状，内耳孔不扩大，脑脊液蛋白质含量不增加，可资鉴别。

9. 先天性脑积水

小儿脑肿瘤的继发性脑积水需和先天性脑积水做鉴别。脑肿瘤很少于 2 岁以前发病，而先天性脑积水自小就有头颅增大，病程较长，并常伴有智力障碍。

10. 散发性脑炎

少数散发性脑炎患者可出现颅内压增高，但散发性脑炎发病较急，全脑症状突出，脑电图是弥散性高波幅慢波，CT 检查可鉴别。

11. 神经症

神经症无颅内压增高症状及体征，眼底无水肿，可以鉴别。

五、治疗

目前治疗脑肿瘤仍以手术治疗为主，辅以化疗和放疗，有颅内压增高者需同时行脱水治疗。

（一）降低颅内压

颅内压增高是脑肿瘤产生临床症状并危及患者生命的重要病理生理环节。降低颅内压在脑肿瘤治疗中处于十分重要的地位。常用的方法主要有：

1. 脱水治疗

脱水药物按其药理作用可分为渗透性脱水药及利尿性脱水药。前者通过提高血液渗透压使水分由脑组织向血管内转移，达到组织脱水的目的。后者通过将水分排出体外，血液浓缩，增加从组织间隙吸收水分的能力。脱水药物的作用时间一般为 4~6 小时。应用脱水药时应注意防止水、电解质平衡紊乱。

2. 脑脊液体外引流

1）侧脑室穿刺

侧脑室穿刺通常穿刺右侧脑室额角，排放脑脊液后颅内压下降，但排放脑脊液速度不可过快，以防止颅内压骤降造成脑室塌陷或桥静脉撕裂引起颅内出血。

2）脑脊液持续外引流

脑脊液持续外引流多用于开颅手术前、后暂时解除颅内压增高症状及监视颅内压变化。

3. 综合防治措施

1）低温冬眠或亚低温

低温冬眠或亚低温多用于严重颅脑损伤、高热、躁动并有去大脑强直发作的患者。

2）激素的治疗

肾上腺皮质激素可改善脑血管的通透性，调节血—脑屏障，增强机体对伤病的反应能力，可用于防治脑水肿。应用激素时应注意防治感染，预防水、电解质紊乱。持续用药时间不宜过久。

3）限制水、钠输入量

可根据生理需要补充水、钠，注意维持内环境稳定，防止水、电解质紊乱和酸碱平衡失调。

4）保持呼吸道通畅

昏迷患者应及时吸痰。必要时行气管插管或气管切开，以保持呼吸道通畅和保障气体交换。

5）合理的体位

避免胸腹部受压及颈部扭曲，条件允许时可将床头抬高15°~30°以利于颅内静脉回流。

（二）手术治疗

手术是治疗脑肿瘤最常用的方法，一旦诊断确立且定位可靠时，应及早手术治疗。良性肿瘤如能切除，可获得治愈。对于肿瘤生长在重要部位而不能被全部切除者，也应尽可能地多切除肿瘤组织以利于缓解由于肿瘤压迫脑组织而引起的症状，也可减轻其后放疗或化疗所针对的肿瘤负荷。总之，由于多数颅内肿瘤生长在中枢神经系统，手术难度较大，死亡率和致残率也较高，其手术方式应根据肿瘤部位、性质及术者技术条件来决定。一般包括肿瘤切除、内减压术、外减压术、姑息手术等。

（三）放射治疗

对手术无法彻底切除的胶质细胞瘤，在手术后可以辅以放疗，能延迟复发，延长生存期；对一些不能进行手术的肿瘤，如脑干或重要功能区的肿瘤，放疗成为主要治疗方法；对放射线敏感的肿瘤如髓母细胞瘤，放疗效果较手术佳；垂体瘤、松果体瘤可施以放疗。放疗采用的放射线有 X 线、β 射线、γ 射线及高能电子、中子和质子，使用的仪器有 X 线治疗机、^{60}Co 治疗机、感应和直线加速器等。放射剂量取决于肿瘤性质、脑组织耐受量及照射时间等因素。

（四）化学治疗

化疗药物品种不少，但许多药物因血—脑屏障的关系，进入脑内达不到有效浓度而归于无效。故成熟的经验很少。目前认为对脑肿瘤疗效较好，又能通过血—脑屏障的抗癌药物包括亚硝基脲类、VM - 26 等，如 BCNU125 mg 溶入葡萄糖液中静脉滴注，连续 2~3 天为 1 个疗程。用药后 4~6 周血常规正常可行第 2 个疗程。单用 BCNU 有效率为 31%~57%。CCNU 与 BCNU 作用大致相同，但可口服，对造血功能有明显的延迟性抑制作用。口服每次 80 mg，连续服用 2 天为 1 个疗程。近年来，中国人民解放军空军军医大学采用恶性脑肿瘤埋化疗囊治疗，先手术切除部分瘤体，然后把化疗囊埋进残瘤腔内，每月向化疗囊中注射一次 BCNU，药物转流至瘤体内杀灭肿瘤细胞，近期有效率达 90%。此法不产生全身不良反应，患者痛苦小，无须再进行放疗。

原发性脑肿瘤的联合化疗方案如下：

1. PCV 方案

PCZ：100 mg/m^2，po①，d$_{1,14}$。

CCNU：100 mg/m^2，po，d$_1$。

VCR：1.5 mg/m^2，iv②，d$_{1,14}$。

每 4 周重复 1 次。

2. CVM 方案

CCNU：100 mg/m^2，po，每 6 周 1 次。

VCR：2 mg/m^2，iv，每周 1 次，连用 4 周，以后每 4 周 1 次。

MTX：25 mg/m^2，用法同 VCR，在 VCR 用后 2 小时使用。

（五）生物学治疗

近年发现 IFN 具有多种生物活性，不仅对病毒，而且对某些脑肿瘤有抑制增殖的效果。

（六）其他治疗

1. 溴隐亭

溴隐亭为多巴胺能药物，该药可降低各种原因引起的 PRL 浓度升高，使之恢复正常。国外报道 12 例垂体腺瘤患者，其中 9 例为 PRL 细胞腺瘤，2 例为 GH 细胞腺瘤，1 例激素浓度正常。经口服单次剂量溴隐亭 2.5 mg，8 小时后 PRL 浓度即降至基线水平的 65%～95%，每日继 2.5～7.5 mg 后，有 7 例 PRL 细胞腺瘤患者血清 PRL 浓度降至正常范围，且一般情况改善，溴隐亭不仅可降低垂体腺瘤患者的血中 PRL 浓度，而且可使肿瘤体积缩小。一般报道肿瘤回缩需用药 3 个月，也有治疗 4～6 周即见明显效果者。另有人认为，对瘤体超出蝶鞍的 PRL 细胞腺瘤用溴隐亭的治疗效果优于手术。更大的侵犯海绵窦的肿瘤，用该药治疗可完全替代手术，对经手术和放疗失败的肿瘤，则溴隐亭就是患者的救星。一般用量 2.5 mg，从每日 1 次开始，渐增至每日 3 次，此后视病情需要再增大剂量，可为每日 10～30 mg。治疗肢端肥大症时，每日可用 10～60 mg。常见的不良反应有轻度恶心、呕吐、便秘、眩晕、体位性低血压和排尿性晕厥，多于开始治疗时出现，但很快消失，与食物同服可减少恶心症状。

2. 赛庚啶

赛庚啶通过拮抗 5‑HT 而使 ACTH 分泌减少，皮质醇降至正常，且昼夜节律及地塞米松抑制试验恢复正常，治疗垂体 ACTH 细胞腺瘤（又称库欣病）可使临床症状改善。国内有人用本药治疗 4 例库欣病患者（其中 1 例为垂体腺瘤术后），每日用量 12～20 mg，随访 6 个月至 1 年，症状稳定者 3 例，1 例病情加重。

3. 生长抑素

生长抑素（SS）及其类似物可抑制垂体腺瘤分泌 PRL 和 ACTH，并可抑制由促甲

---

① po 为口服。

② iv 为静脉注射。

状腺素释放激素（TRH）引起的 TSH 分泌和由纳尔逊（Nelson）综合征、库欣病引起的 ACTH 分泌，临床使用适当剂量的外源性 SS，可有针对性地治疗 GH 细胞腺瘤、ACTH 细胞腺瘤、TSH 细胞腺瘤和 PRL 细胞腺瘤等。尤其对手术、放疗或溴隐亭治疗失败的垂体腺瘤患者，单用或合用 SS 及促性腺激素释放激素更为适宜。有人治疗的 5 例 GH 细胞腺瘤患者，均为行垂体腺瘤切除术后，但术后血 GH 仍明显高于正常，用 SS 后血 GH 全部降至正常水平，且不良反应很小。

4. 激素类药物

已有脑膜瘤细胞体外培养试验证实，生理浓度的雌二醇和孕酮可以刺激肿瘤细胞生长，而孕酮受体拮抗剂或药理浓度的孕酮抑制其生长。但已有的临床试用报告尚未得到满意效果，可能与脑膜瘤生长缓慢，临床疗效难以观察，患者未经性激素受体测定筛选等有关。这类药物有：

他莫昔芬（TAM）：TAM 10 mg，口服，2 次/天，若 1 个月内无效剂量可加倍。

氨基导眠能（AG）：AG 为雌激素合成抑制剂。用 TAM 无效者该药仍可能奏效。用法：250 mg，口服，2 次/天，两周后改为 3~4 次/天，但日剂量不宜超过 1 000 mg，同时口服氢化可的松，开始每日 100 mg（早晚各 20 mg，睡前再服 60 mg），两周后减量至每天 40 mg（早晚各 10 mg，睡前 20 mg）。用 AG 有效者，一般在服药后 10 天左右症状缓解，如果治疗后 3 周症状无改善，则认为无效。

美服培酮（RU486）：RU486 系人工合成的孕激素拮抗剂。实验表明，对抑制体外培养脑膜瘤的生长有明显的作用，在动物体内也有抑制肿瘤作用，但合适的临床用量尚有待探索。

甲羟孕酮（MPA）：MPA 100 mg，口服，3 次/天，或 500 mg，口服，2 次/天。

甲地孕酮（MA）：MA 160 mg，口服，1 次/天。在用孕酮做临床用药时，应注意在体外试验中孕酮对脑膜瘤的作用是有争议的。

丙酸睾酮：50~100 mg，肌内注射，隔日 1 次，可用 2~3 个月。

类固醇激素：Gurcay 等在实验性脑肿瘤、Chen 和 Mealey 在人脑胶质细胞瘤的组织培养中观察到类固醇激素有细胞毒作用。以类固醇激素治疗原发性脑肿瘤或脑转移瘤，可使症状显著好转。一般认为，其治疗效果主要是消除脑水肿。当停用类固醇激素时，疗效消失，所以，一般需连续应用数天或数周以维持疗效。地塞米松是最常用的类固醇激素，剂量一般为 10~20 mg/d，但有时为获得疗效可采用更大剂量。

六、预后

颅内肿瘤的预后，主要取决于肿瘤的性质、部位和患者就诊时全身状态及治疗情况。

（一）良性肿瘤

位于浅表、非功能区，术前患者一般情况较好，如能及时全切，预后往往较好，有可能恢复甚至胜过手术前患者的体力及脑力情况，而且术后不复发。如果肿瘤已经侵犯、包围了重要神经、血管或其他重要结构（如颈内动脉、动眼神经、延脑呼吸中枢）

等，虽然肿瘤性质属于良性，但预后不佳，术后往往出现严重后遗症甚至危及生命；如果治疗不及时，则已经失明或接近失明的视力无法恢复。

（二）恶性肿瘤

虽然一般不向颅外转移，但预后不佳，即使给予手术、放疗及化疗，一般仅只延长生命。尽管如此，对于恶性肿瘤，近年来主张采用显微手术，尽可能做到"镜下全切"，然后给予放疗及化疗，包括多种药物化疗、支持营养治疗等，可以明显延长生存期，改善患者生存质量。在恶性肿瘤中，小脑星形细胞瘤的预后较大脑半球者好，伴有长期癫痫发作者较无癫痫者好。

（路敏）

第二节　胶质细胞瘤

胶质细胞瘤是指发生于神经外胚叶组织的肿瘤，也称神经胶质瘤，简称胶质细胞瘤。胶质细胞瘤属颅内肿瘤，是最常见的颅内肿瘤，占颅内肿瘤的40%~51.8%。其中星形细胞瘤和胶质母细胞瘤占66%，其次是髓母细胞瘤、少突胶质细胞瘤等。胶质细胞瘤的部位和类别与患者年龄有一定的关系，小脑及脑干胶质细胞瘤多见于儿童，大脑半球星形细胞瘤和多形性胶质母细胞瘤则多见于成人；成人的脑干肿瘤常为星形细胞瘤，儿童的脑干肿瘤常为极性成胶质细胞瘤。

胶质细胞瘤包括两类，一类由神经间质细胞形成的肿瘤，包括星形细胞瘤、星形母细胞瘤、间变性星形细胞瘤、少突胶质细胞瘤、松果体细胞瘤、室管膜瘤、脉络膜乳头状瘤、多形性胶质母细胞瘤、极性成胶质细胞瘤、髓母细胞瘤等；另一类是由神经元形成的肿瘤，包括神经节细胞瘤、神经节胶质细胞瘤、神经节母细胞瘤。

星形细胞瘤

星形细胞瘤起源于星形细胞，占神经上皮性肿瘤的21.2%~51.6%，颅内肿瘤的13%~26%，男:女约为3:2，发病高峰为31~40岁。星形细胞瘤可发生于中枢神经系统任何部位，成年人多位于大脑半球，以额叶、颞叶多见，顶叶次之，枕叶则少见。儿童多发生于小脑半球。WHO将星形细胞瘤分为Ⅰ级毛细胞型星形细胞瘤，Ⅱ级弥漫性星形细胞瘤，Ⅲ级间变性（恶性）星形细胞瘤，Ⅳ级多形性胶质母细胞瘤。其中Ⅰ、Ⅱ级组织学分化相对良好，Ⅲ、Ⅳ级分化不良，恶性程度高。

一、病理

星形细胞瘤是最常见的脑胶质细胞瘤，在成人多见于额、顶、颞叶，儿童常见于小脑半球。肿瘤没有明显的包膜，在脑白质内侵袭性生长是其特点。小脑星形细胞瘤常呈囊性，囊内有瘤结节，其中Ⅰ～Ⅱ级占90%。肿瘤由成熟的星形细胞构成，根据星形细胞瘤病理形态，分为原浆型、纤维型和肥胖细胞型。

二、临床表现

星形细胞瘤生长缓慢，平均病史2～3年，可为10余年；分化不良型肿瘤生长较快，病史较短。肿瘤占位效应或阻塞脑脊液循环引起颅内压增高。约1/3大脑半球星形细胞瘤以癫痫为首发症状。若肿瘤侵犯额叶、胼胝体或扩散到对侧额叶，表现为精神障碍、表情淡漠、情感异常、记忆力减退、性格改变、对周围事物不关心等。

三、实验室及其他检查

（一）CT检查

CT平扫星形细胞瘤的共同表现多为以低密度为主的混杂密度病灶，但亦可表现为均匀低密度、等密度或以低或等密度为主的混杂密度病灶，极少数患者可表现为高密度病灶。在这些病灶中，均匀低密度病灶多为实质性肿瘤，本身含水分较多，亦可为肿瘤大部或完全囊变所致。在混杂密度病灶中低密度区多为肿瘤本身所致。等密度区常为肿瘤的实质部分，而高密度者多与肿瘤内较新鲜出血或钙化有关。肿瘤内出血表现为不规则的高密度区，出血量较多者可在病灶囊变区形成高、低密度液平。肿瘤内钙化率约为20%，呈点状、斑片状或弧线状，可位于肿瘤内或囊壁上。多数肿瘤呈浸润性生长，造成肿瘤边界模糊不清。有时肿瘤浸润范围很广，一侧大脑半球内的肿瘤可沿胼胝体侵及对侧大脑半球，形成两侧大脑半球内病灶。如果这类肿瘤位于前额部，则可在CT横断面扫描上见病灶经胼胝体前部侵及对侧，双侧前额部病灶呈蝴蝶状生长；但在侧脑室体部附近的这类病灶，由于层次及部分容积效应的关系，CT横断面扫描对胼胝体受犯情况不能显示或显示较差，易误诊为两侧大脑半球内的多发病灶。此时，CT冠状面扫描可较清楚地显示两侧病灶在胼胝体处相连续。但必须注意，亦有少数星形细胞瘤（特别是恶性者）为颅内多发性病灶。

增强后扫描，多数肿瘤出现不同程度的强化，多为不均匀增强，少数可为均匀增强。在不均匀增强的病灶中，可表现为病灶大部增强，其内有斑片状不增强区或增强较弱区，亦可表现为明显单环状或多环状增强，增强环可不规则，厚薄不均呈花圈状，其环可连续或不连续，增强的环壁上有时可出现一增强的肿瘤结节。多数肿瘤增强后扫描边界仍不清楚，亦有部分肿瘤无明显增强效应。关于星形细胞瘤增强的机制，一般认为与肿瘤内血管情况有关，若肿瘤内血管丰富，且受到肿瘤侵蚀，其微血管的超微结构异常，内皮细胞之间连接出现空隙，则造影剂外溢，造成病灶增强；若肿瘤内血管受侵蚀较轻或未受侵蚀，其微血管内皮细胞结合紧密，无或仅轻微造影剂漏出，则不出现增强。

（二）MRI 检查

在 MRI 图像上该肿瘤的 T_1 和 T_2 弛豫时间均延长，后者延长更明显，因此，肿瘤在 T_1 加权图像上表现为略低信号灶，在 T_2 加权图像上表现为明显高信号灶。肿瘤的信号强度可均匀一致，亦可不均匀，造成信号不均匀的原因主要有肿瘤的坏死、囊变、出血、钙化和肿瘤血管供应等。其中，肿瘤内的坏死和囊变，可为斑点状，亦可涉及肿瘤大部或全部，由于其囊液内蛋白质含量较高，故 T_1 弛豫时间的延长不如正常脑脊液明显，因此，在 T_1 加权图像上其信号强度低于脑组织和肿瘤实质部分，但高于正常脑脊液；在 T_2 加权图像上其信号亦略高于肿瘤实质部分。肿瘤内出血的信号变化则依其出血时间的长短而不同，多数表现为 T_1 加权图像和 T_2 加权图像上的高信号。肿瘤钙化可出现在肿瘤实质内或囊壁，但 MRI 的显示不及 CT，只有较大钙化才能显示，表现为 T_1 加权图像和 T_2 加权图像不规则低信号区。此外，在 T_1 加权图像和 T_2 加权图像上常可见到粗短的条状低信号区，为部分恶性或偏恶性的肿瘤内部血管流空现象。注射 Gd－DTPA 后，多数良性或偏良性肿瘤无增强，但大多数恶性程度较高的肿瘤出现增强。其表现多样，可呈均匀一致性增强，亦可呈不均匀或环状增强。当一侧大脑半球肿瘤穿过胼胝体侵及对侧时，其穿越部分亦可增强。

四、治疗

大多数浸润生长的大脑半球星形细胞瘤无法手术治愈，尤其是老年患者。手术应以延长患者高质量生存时间为目标，在不增加神经功能损伤前提下，尽量切除肿瘤。术后行全脑加瘤床放疗。小脑半球星形细胞瘤完整切除后有望根治。

五、复发和预后

（一）疗效判定

星形细胞瘤疗效判定标准目前尚不统一，可参考增强 CT 影像：

1）显效：肿瘤病灶消失。

2）有效：肿瘤缩小 50% 以上。

3）微效：肿瘤缩小在 25% ~50%。

4）无变化：肿瘤缩小在 25% 以下，增大在 25% 以内者。

5）恶化：肿瘤增大超过 25% 或出现新病灶。

（二）肿瘤复发与再手术

1. 肿瘤复发

指原手术部位及其周围 2 cm 范围内重新发现肿瘤。根据临床表现判断肿瘤复发，主客观因素干扰多。术后 3 天内复查增强 CT 和 MRI，记录肿瘤切除程度，对日后判断肿瘤是否复发十分重要。术后数天，手术部位出血块及血性脑脊液显示高密度，充血脑组织被强化，都影响对残余肿瘤的观察。

2. 再手术指征

恶性星形细胞瘤复发，再手术的必要性及适应证存在争论。全身状态好、两次手术间隔 6 个月以上者，再手术效果可能良好。

（三）预后

40 岁以下低级别星形细胞瘤，手术全切肿瘤能使患者生存期延长。丘脑或脑室肿瘤，肿瘤直径≥5 cm，疗效差。分化不良的星形细胞瘤治疗困难，预后差，90% 于确诊后 2 年内死亡。

胶质母细胞瘤

胶质母细胞瘤占神经上皮性肿瘤的 22.3%，仅次于星形细脑瘤。好发年龄为 30 ~ 50 岁，男多于女，为（2 ~ 3）∶1，以大脑半球最常见，常累及数个脑叶，并可经胼胝体延至对侧大脑半球，向皮质深部侵犯丘脑、基底节等部位，脑干、颅后窝则极少见。肿瘤起源于白质，呈浸润性生长，肿瘤生长迅速，易产生坏死、囊变。组织学表现复杂，为明显多形性，同一肿瘤不同部位亦不一致，可由星形细胞瘤恶变而来。本病病程短，颅内高压严重者可出现意识障碍和脑疝。癫痫发生率较低。

一、临床表现

病程短，多数在 3 个月内就诊，个别患者因肿瘤卒中而就诊。头痛、呕吐、视力减退及视盘水肿等颅内压增高症状出现较早，这是因为肿瘤迅速增殖的同时引起严重脑水肿所致。成人的大脑半球多形性胶质母细胞瘤依肿瘤部位不同而临床表现各异，多有不同程度的偏瘫、失语或偏盲等。如肿瘤出血可出现脑膜刺激征。约 25% 的患者可表现为局限性或全身性癫痫发作。

二、MRI 和 CT 检查

MRI 与 CT 一样可显示病变的广泛性及病灶的囊变和坏死，病灶边缘不规则，占位征象明显，常累及胼胝体，使中线结构变形，脑室变小、封闭，向对侧移位。注射 Gd – DTPA 后显示广泛的病灶中有少许不规则的高强度信号增强影。

三、治疗

（一）手术治疗

与星形细胞瘤相似。肿瘤恶性程度高，呈浸润性生长，很难全切。

（二）术后治疗

辅以放疗或化疗，同时给予降低颅内压及抗癫痫治疗。

少突胶质细胞瘤

少突胶质细胞瘤是一种少见的胶质细胞瘤，占胶质细胞瘤的 6%～8%。30～50 岁多见。肿瘤大多数发生于大脑半球，好发于额叶白质，其次是顶叶、颞极等处。肿瘤常与星形细胞瘤共存，称混合性胶质细胞瘤。

一、病理

（一）肉眼观察

肿瘤开始生长于皮质灰质内，部位表浅，容易察觉。局部脑回扁平而呈弥散性肥大，脑沟变窄，切面见瘤与周围脑组织界限不清，较正常的脑灰质更加灰暗或灰红。体积大的肿瘤可向下波及白质，并有出血和囊性变发生，但坏死不常见。瘤内常有不同程度的钙化，故以刀切之有沙砾感。

（二）镜下观察

镜下最突出的特点是瘤细胞的蜂窝状结构和瘤细胞均匀一致的排列。瘤细胞颇似植物细胞，圆形，胞核为正圆形，浓染，位于中央。核周围呈透明状空泡间隙，称为蜂窝状或盒状结构，这种现象可用细胞内水肿或黏液样变解释。胞质边缘为一薄膜，有时与邻近的细胞相连接而构成网格状。在一个蜂窝盒内一般只有一个细胞核，偶可有两个以上。在金属浸染的切片上，细胞突稀少，胞核不浸染，而呈透亮的小点状。瘤细胞排列较丰富密集，均匀一致，细胞间的距离大体相等。间质稀少，仅有近乎正常或稍扩张的毛细血管，管壁薄，不增生，胶质纤维亦较少。钙化较其他胶质细胞瘤多见，成为本瘤诊断的特征之一。但仅就该瘤而言，只有 20% 左右的患者有钙化，所以其诊断价值不能过分强调。钙化常发生在血管壁内，亦可见于肿瘤的任何区域，甚至瘤外的脑组织内。钙化的大小不一，小者仅在镜下察见，大者可占瘤的大部分；其形成多呈不规则的斑块状，呈同心环状者极少见。囊性变较多见，坏死少见。

二、临床表现

肿瘤生长缓慢，病程长，从出现症状到就诊一般为 3～5 年。患者常以长时间的局灶性癫痫为首发症状，占 52%～80%，为胶质细胞瘤中最常见者。颅内高压症状出现迟。其他症状及体征与星形细胞瘤一样，并无特殊。

三、影像学检查

1. 颅骨 X 线检查
X 线可显示肿瘤钙化斑，呈条状或点、片状，肿瘤钙化率高达 70%。
2. CT 检查
少突胶质细胞瘤的 CT 多表现为等或稍低密度病灶，边缘不清楚，周围水肿甚轻或无脑水肿，轻度不均一强化或无增强效应，表浅的肿瘤可有局部颅骨受侵蚀变薄征象。特征性表现为病灶内出现明显钙化。恶性少突胶质细胞瘤内钙化不明显，常表现为稍低密度病灶伴少量钙化或不伴钙化，病灶多呈明显强化，瘤周水肿严重，占位征象明显。

3. MRI 检查

MRI 检查瘤体边界十分清楚，几乎无脑水肿，注射 Gd – DTPA 明显增强。MRI 不能可靠地显示钙化灶，小的斑点状钙化灶不能显示，大的钙化灶在 T_2 加权图像呈圆点状黑影。

四、诊断与鉴别诊断

少突胶质细胞瘤典型的 CT 表现为大脑半球（尤其是额叶）的略低或等密度病灶，边界不清，其内出现大而明显的条状或斑片状钙化，一般诊断不难。MRI 可帮助进一步了解肿瘤部位和范围。

在鉴别诊断方面，少突胶质细胞瘤主要应与颅内易出现钙化的疾病相鉴别。

（一）星形细胞瘤

其亦常出现肿瘤内钙化，但钙化多为斑点状，远不如少突胶质细胞瘤的钙化明显，且常出现肿瘤内囊变和环形增强，与少突胶质细胞瘤不同。

（二）脑膜瘤

其亦可发生钙化，易与脑表浅部少突胶质细胞瘤相混淆，但前者钙化多呈斑点状均匀散布，肿瘤边界清楚，平扫多为均匀稍高密度，常伴颅骨增生性改变，可资与少突胶质细胞瘤鉴别。

（三）颅内动静脉畸形

该病常出现条状明显钙化，与少突胶质细胞瘤相似。但前者无占位征象，增强扫描可见血管强化影，脑血管造影可帮助确诊。

（四）Sturge – Weber 综合征

其亦可出现颅内明显钙化，但钙化较广泛，沿大脑半球表面分布，且常伴患侧大脑半球的萎缩，有时尚可见沿三叉神经分布的颜面血管瘤。

（五）脑内结核瘤

脑内结核瘤常表现为脑内实质性占位病灶，伴小片状钙化，但病灶多较小，周围水肿较明显。

五、治疗

(一) 手术治疗

手术切除方式与星形细胞瘤相似，应尽可能全切肿瘤。

(二) 术后放疗或化疗

术后放疗或化疗可延长生存期。

髓母细胞瘤

髓母细胞瘤是儿童最常见的原发性肿瘤，多见于 5~15 岁，第二次发病高峰年龄为 20~25 岁。约占全部颅内肿瘤的 1.8%，占儿童颅内肿瘤的 10%。

一、病理

(一) 肉眼观察

肿瘤界限一般比较清楚。肿瘤富有细胞和血管，质脆软，呈紫红色或灰红色，似果酱，肿瘤有侵犯软脑膜的倾向。脑膜被浸润后引起增生，致使瘤组织具有弹性且较硬。浸润软脑膜的倾向又可带来蛛网膜下隙和脑室系统转移。肿瘤中心部发生坏死较少见。囊性变和钙化更罕见。

(二) 镜下观察

瘤细胞往往呈椭圆形、长圆形或胡萝卜形，细胞质非常稀少，或几乎看不到；细胞核多呈椭圆形，亦可呈圆形或略长形。核染色质丰富而深染，一般不易察见核膜和核仁；有时少数瘤细胞可以略大些，染色质较少而略显苍白，可见核膜和核仁，这种细胞曾被认为是瘤细胞向神经元分化的证据。有研究报道的 218 例髓母细胞瘤中，有 40 例（18.35%）见到向神经元过渡。

瘤细胞非常丰富，大小一致，排列密集，分布不均，无一定方向，倾向于成丛簇状集聚。本瘤可形成对诊断有意义的纤维心菊形团；一般认为 2/3 患者不见菊形团，但该报道的患者有 72.48% 观察到典型和不典型的菊形团结构。一部分患者的瘤细胞分化高，染色浅淡，出现胞突，排列也较疏松，这些表现被认为是髓母细胞瘤的瘤细胞向胶质过渡。报道的患者有 54.13% 出现此种过渡。瘤内不形成胶质纤维，亦不形成网状纤维。肿瘤几乎没有间质，血管亦不多，血管的管壁甚薄，管腔较小，大多属于毛细血管。大片坏死不常发生，多见个别瘤细胞的坏死。瘤边缘每可见到瘤细胞向正常脑组织浸润，往往首先浸润于小血管周围形成瘤细胞袖口，并借此再向远处蔓延。仔细检查可发现有软脑膜浸润。

二、临床表现

肿瘤高度恶性、生长快、病程短，平均病程 4 个月。主要症状有颅内压增高和小脑症状。肿瘤易阻塞第四脑室产生脑积水及颅内压增高症状，如头痛、恶心、呕吐、视盘水肿，晚期可出现强直性发作及慢性枕骨大孔疝。恶心、呕吐多较严重，这可由两方面原因引起：其一是肿瘤所致的脑脊液循环通路梗阻，引起颅内压增高；其二是肿瘤突入第四脑室刺激第四脑室底部的迷走神经核或慢性枕骨大孔疝压迫和刺激脑神经的一种保护性反射。

肿瘤主要破坏小脑蚓部，损害小脑、小脑蚓部与前庭脊髓之间的联系，表现为躯干性共济失调，身体平衡障碍，步态不稳，步履蹒跚，行走时双足间距加大，闭目站立试验（Romberg 征）向前倾倒为上蚓部受损的表现，向后倾倒者为下蚓部受损的表现。

三、影像学检查

1. CT 检查

小脑蚓部可见一边界相对较清楚的略高密度灶，密度常较均匀，少数呈等密度，周围脑水肿轻。肿瘤常突入、压迫或闭塞第四脑室，引起阻塞性脑积水。有时肿瘤可通过正中孔长入小脑延髓池，或通过侧孔长入脑桥小脑角池。增强后肿瘤呈明显均匀性强化，CT 值多数上升 10～20 Hu，少数为片状不均匀增强。

2. MRI 检查

呈长 T_1 或 T_2，T_1 加权图像上肿瘤呈低信号区，T_2 加权图像为等或高信号区。T_2 像呈等信号，可能与肿瘤细胞中细胞核所占比例大、细胞核含水比细胞质少有关。MRI 还可以显示髓母细胞瘤转移情况。

四、治疗

手术尽量切除肿瘤，术后放疗或化疗，一半患者可生存 5 年。术后 30%～40% 的患者需行侧脑室—腹腔分流术，分流可造成肿瘤种植。文献报告，5% 的患者发生颅外、骨、淋巴结和肺转移。

室管膜瘤

室管膜瘤占颅内胶质细胞瘤的 5%～6%，占儿童脑肿瘤的 9%。60%～70% 位于幕下，肿瘤常起源于第四脑室侵犯闩部，灰色似有边界，全切除不容易，可通过脑脊液"种植"播散，恶性程度不如髓母细胞瘤高，预后差。

一、临床表现

患者多伴有颅内压增高、共济失调、眩晕。幕上肿瘤会发生癫痫。室管膜下室管膜瘤常发生脑室室管膜下胶质细胞，分化好，生长缓慢，预后较好。如肿瘤起源第四脑室底，常伴脑积水。

二、影像学检查

1. MRI 检查

MRI T_1 加权像为混杂信号，T_2 加权像为显著高信号。

2. CT 检查

CT 有时可见钙化。

三、治疗

手术切除肿瘤，术后放疗。如脊髓转移，应行全脊髓小剂量照射。术后行脑脊髓放疗，5 年生存率为 41%，儿童预后差仅为 30%。

（路敏）

第三节　脑膜瘤

脑膜瘤一词由 Harvey Cushing 于 1922 年提出，用于描述中枢神经系统的脑膜、脊膜的良性肿瘤。脑膜瘤从神经外胚层发育而来，起源于蛛网膜内皮细胞，占脑肿瘤的 5%~18%。几百年来，脑膜瘤以它引人注目的外观形状，所能达到的巨大体积以及特别的临床表现吸引了外科医生、病理学家和解剖工作者的注意。正是由于脑膜瘤有一种使颅骨增厚的倾向，早在史前的人类颅骨上就留下了它的印记。脑膜瘤系良性肿瘤，早期表现不典型，且由于脑膜瘤血运丰富，常位于颅底及重要血管旁，手术难度大，所以对脑膜瘤的研究一直是神经外科的重要课题之一。

起源于脑膜的肿瘤有三大类，即脑膜细胞肿瘤（脑膜瘤）、间充质细胞肿瘤和原发性黑色素细胞肿瘤，其中以脑膜瘤最为多见。脑膜瘤是颅内常见肿瘤，其发病率仅次于胶质细胞瘤。脑膜瘤起自蛛网膜细胞，这些细胞常密集于静脉窦和硬脑膜反折等蛛网膜颗粒分布的部位。脑膜瘤偶尔也可起自异位于海绵窦、脑室及鼻腔的蛛网膜细胞。脑膜瘤可以根据部位进行分类，如矢状窦旁脑膜瘤、大脑凸面脑膜瘤、蝶骨翼脑膜瘤等；也可以根据组织病理学进行分类，如上皮细胞型脑膜瘤、成纤维细胞型脑膜瘤、血管母细胞型脑膜瘤等。恶性脑膜瘤常有脑或血管浸润、细胞增殖指数高或有特殊抗原标志物。

关于脑膜瘤的发病率在尸体解剖发现的肿瘤中，脑膜瘤约占 30%。一般来说，随着年龄增长其发病率有所增加。儿童发病率低于 0.3/10 万，成人则可高达 8.4/10 万。

脑膜瘤发病率女性高于男性，其比例为 2:1。随着 CT 及 MRI 技术的应用，脑膜瘤的发病率有明显增高，尤其是老年人，许多无症状的脑膜瘤常为偶然发现。多发性脑膜瘤占 1%~2%，但文献报道中有家庭发病史。

一、病因

脑膜瘤的发生与某些遗传因素和环境因素密切相关。头部外伤、病毒、高剂量或低剂量放射线照射、神经纤维瘤病Ⅱ型（BANF）都可能是脑膜瘤的致病因素。

（一）遗传因素

神经纤维瘤病是最常见的常染色体显性遗传性疾病，3 000个新生儿中大约有1例该病患儿。神经纤维瘤病Ⅰ型（VRNF）与BANF在临床上有显著区别，具有特定的遗传学异常。很早就发现BANF与脑膜瘤相关联。BANF患者往往在10多岁或20多岁就出现明显的听力障碍，影像学检查双侧听神经瘤的同时有时能发现多发性脑膜瘤。现在已知任何一型神经纤维瘤病都可伴发脑膜瘤，但更常见于BANF。

（二）环境因素

1. 外伤

Cushing和Eisenhardt曾经回顾分析了295例颅内脑膜瘤，发现93例（32%）有头部外伤史，Cushing因此认为头部外伤是脑膜瘤发生的重要致病因素。但是否在外伤的同时已有脑膜瘤的存在并不十分清楚，也许因为头部外伤引起医生对颅脑区域的重视，原先容易忽视的无症状性脑膜瘤才得以发现。至今诸多对照研究仍不支持头部外伤和脑膜瘤之间的关系。Ghoi等的回顾分析发现脑膜瘤患者和对照组在过去头部外伤的发生频率上并无差别。虽然头部外伤可能是一些脑膜瘤生长的辅助因素，但大多数研究表明外伤并非脑膜瘤发生的重要致病因素。

2. 放射线

放射线可诱导DNA单链和双链的断裂，引起基因缺失和易位。这种改变和肿瘤细胞的形成有关。放射线诱导性肿瘤的诊断标准包括：①在放射野出现新的肿瘤；②在放射线照射和新近出现的肿瘤之间存在较长的潜伏期；③新近出现的肿瘤与放疗前原有的肿瘤组织类型不同。

（三）病毒

在啮齿类和非人类的灵长类动物中，许多DNA和RNA病毒都能够在中枢神经系统诱发新生物（瘤）。有关病毒感染在脑膜瘤发生过程中的作用已经研究了20多年，这些研究大部分集中在DNA病毒上，特别是乳多空病毒，包括类人猿病毒40（SV40）、人类乳多空病毒（BK）和其他相似于SV40的病毒。虽然乳头瘤多瘤病毒T抗原在人类脑膜瘤中常可测出，但这些病毒在实验动物中从来没有产生过脑膜瘤。一项研究发现，采用不同病毒DNA探针的原位杂交技术发现7例脑膜瘤中，3例有与SV40有相关的核酸系列。从人的脑膜瘤中分离出来的SV40和自然发生的SV40调节和强化作用不同。类似的技术可被用作探测脑膜瘤相关腺病毒的RNA系列。虽然这些发现提供了在脑膜瘤发生中这些病毒的DNA起作用，然而确切的因果关系仍然不十分清楚。如果肿瘤发生是一个多步骤过程，那么正常蛛网膜细胞的病毒感染就可能起作用。

（四）基因、激素和生长因子受体

基因、激素和生长因子受体在脑膜瘤的发生过程中也起了一定的作用。

二、病理

肿瘤大都有完整包膜，多为结节状或颗粒状，表面常有迂曲而丰富的血管。质地常较坚韧，有时有钙化或骨化，很少有囊性变。大部分肿瘤为灰白色，少数由于有出血或坏死灶，瘤质变软，色暗红，剖面粗糙，有的呈鱼肉样改变。囊性脑膜瘤少见。所谓囊性脑膜瘤，不包括显微镜下的囊性变。

少数脑膜瘤界限不清，呈浸润性生长，甚至侵蚀颅骨，导致颅骨破坏或反应性骨质增生，严重者可侵犯头皮或颞肌。骨质增生显著的，可能被误诊为颅骨骨瘤，有时很像外生骨疣并突入眼眶和鼻腔。剖面可见骨板增厚，但仍可辨认出内外板的层次，骨小梁粗大，骨腔充血。镜下可见瘤细胞呈弥散性浸润。一般认为，骨质增生与瘤的浸润或肿瘤所造成的硬膜和血管的分离有关，但也有人认为与肿瘤细胞的化生有关。

显微结构：纤维型脑膜瘤的纤维成分多，由梭形狭长的成纤维细胞构成，细胞间有大量的胶原纤维成分，结构上呈典型的或不典型的旋涡状。内皮型脑膜瘤由蛛网膜上皮构成，胞质均匀，细胞核结构清晰，有时出现异形性，大小不一，无核分裂象，纤维成分少。砂粒型脑膜瘤是在纤维型或内皮型脑膜瘤的旋涡状或同心圆结构中发生透明变或钙化，形成砂粒体。血管型脑膜瘤以血管或血窦为基础。这些血管或血窦由极薄的血管内皮细胞构成，和蛛网膜细胞一起形成索状结构，容易发生液化囊变或瘤内出血。脑膜肉瘤为恶性脑膜瘤，呈浸润性生长，组织学上可见大量的细胞核分裂象，甚至失去典型的组织学结构。

三、临床表现

脑膜瘤生长缓慢，其临床表现取决于肿瘤起源部位、大小及其对邻近脑组织、脑神经以及脑脊液循环通路的影响。

（一）颅内高压症状

头痛、呕吐、视力进行性减退。

（二）癫痫

成年人幕上脑膜瘤的癫痫发生率较高，尤以位于中央沟区域及其附近者更为常见。癫痫常为单纯性部分性发作，多伴有对侧肢体的不全瘫痪。嗅沟脑膜瘤、额叶前份脑膜瘤可出现癫痫大发作。

（三）定位症状与体征

由于肿瘤生长部位的不同，产生与受累部位神经功能有关的临床表现也有不同：

1. 大脑镰旁及矢状窦旁脑膜瘤

因肿瘤生长的位置不同症状差别大：

1）肿瘤位于前 1/3

肿瘤位于前 1/3 可因肿瘤压迫额叶而出现精神障碍，表现为欣快感、不拘礼节、表情淡漠、性格改变等。

2）肿瘤位于中 1/3

肿瘤位于中 1/3，早期，由于中央前后回受到刺激，可能出现部分性癫痫（Jackson癫痫），发作后对侧上下肢出现暂时性瘫痪，称为一过性（Todd）瘫。晚期出现对称性上、下肢瘫。

3）肿瘤位于后 1/3

肿瘤位于后 1/3 一般只引起视野改变，晚期出现颅内压增高症状、同向偏盲等。

2. 嗅沟脑膜瘤

常长至较大时才出现症状。早期常有额部头痛，可放射至眼窝后部。可有一侧嗅觉减退或丧失，但不易被患者觉察。有时出现记忆力减退、注意力不集中或表情淡漠等精神症状，但很少发展至痴呆程度。肿瘤向后生长可压迫视神经，引起原发性视神经萎缩，单眼视力下降，还可因颅内压增高引起对侧视盘水肿，此即福斯特—肯尼迪综合征。巨大肿瘤也可同时侵犯两侧视神经，引起双眼的视力、视野障碍。少数患者有癫痫大发作，但出现肢体运动障碍者很少。

3. 鞍结节脑膜瘤

患者大多有隐匿性进行性发展的视力、视野障碍，而且常常是不对称的。约 80% 的患者以此为首发症状，少数为急性视力障碍或症状有波动。单侧视力障碍占 55%，双侧视力障碍占 45%。视野障碍以双颞偏盲或单眼失明最为常见，而另一眼颞偏盲多见，也可以表现为单眼视力基本正常，另一眼颞侧偏盲。怀孕有可能加重症状。眼底视盘原发性萎缩多见，高达 80%。还可以出现福斯特—肯尼迪综合征。头痛占 20% ~ 25%，大多表现为额部疼痛，也可以表现为眼眶、双颞部疼痛。

肿瘤侵及嗅神经时患者出现幻嗅、嗅觉减退或丧失；额叶受损患者可出现精神障碍，如嗜睡、记忆力减退、焦虑等；较少有动眼神经麻痹、三叉神经第一支功能障碍；极少数患者由于肿瘤经眶上裂侵入眶内出现眼球突出；个别患者可出现癫痫。

4. 蝶骨翼脑膜瘤

蝶骨翼脑膜瘤通常被称为蝶骨嵴脑膜瘤，但越来越多的文献称之为蝶骨翼脑膜瘤。由于该部位的脑膜瘤主要附着于蝶骨大小翼及其内侧的前床突，并非只附着于线状的蝶骨嵴上，因此，称之为蝶骨翼脑膜瘤更为合理。该瘤为颅中窝最常见的肿瘤，占颅内脑膜肿瘤的 10.9%。

Cushing 依据肿瘤附着部位将蝶骨翼脑膜瘤分为内 1/3 型（又称床突型）、中 1/3 型（小翼型）和外 1/3 型（大翼或翼点型）。McDermott 和 Wilson 在此基础上增加了扁平型。因中 1/3 型和外 1/3 型在临床表现上，特别是手术方法上有相似之处，因此，目前多数学者主张将蝶骨翼脑膜瘤分为外侧型（中 1/3 型和外 1/3 型）、内侧型（内 1/3型）和扁平型。Bonnal 等在 Cushing 分类的基础上对蝶骨翼脑膜瘤进行了全面细致的研究，将其分为 A ~ E 五组。

A 组：深部、前床突或蝶骨海绵窦球形脑膜瘤。附着于蝶骨翼内侧部分、前床突及海绵窦的硬脑膜上，向上长入颅腔，向下侵入海绵窦。与视神经、视束关系密切，常推移、拉长、包绕颈内动脉及其分支。

B 组：蝶骨翼侵袭性扁平形脑膜瘤。肿瘤广泛侵袭蝶骨大翼使之增厚，并常侵及蝶骨翼和海绵窦硬脑膜。颅内的颈内动脉及其分支未受累。视神经可因视神经管变狭窄而受压。肿瘤易于通过颅底向外侵袭，进入眼眶、颞窝、翼突上颌窝、咽旁间隙、咽鼓管、鼻筛腔隙、蝶窦、额窦、上颌窦等。

C 组：蝶骨翼侵袭球形脑膜瘤。兼有 A 组和 B 组的特点，侵袭性极强，可越过中线甚至抵达斜坡。

D 组：蝶骨嵴中部脑膜瘤。不同程度地向额叶和颞叶内生长。虽然硬脑膜附着点较深在，但附着点总是较小，与颈内动脉和视神经没有关系。

E 组：翼点或侧裂点球形脑膜瘤。肿瘤附着于蝶骨翼的外侧部分、颅底和穹隆部交界处，压迫额叶和颞叶，穹隆部骨质受累较颅底部明显。

A 组脑膜瘤类似于 Cushing 的内 1/3，B 组和 C 组是 Bonnal 分类的特点，但其附着点与 Cushing 的中间及外侧 1/3 相似。

不同类型的脑膜瘤有不同的临床特征：

A 组：表现为单侧视力下降和视神经萎缩，可伴有偏盲。出现动眼神经麻痹则表明海绵窦受累。肿瘤较大，压迫额、颞叶时，可引起癫痫，特别是颞叶癫痫，或偏瘫、失语。颅内压增高时，可出现福斯特—肯尼迪综合征。

B 组、C 组：由于蝶骨嵴增生，可早期出现单侧眼球突出、颞窝膨隆，然后出现单眼视力下降和视神经萎缩。肿瘤侵犯额筛窦或筛窦，可导致鼻出血，压迫耳咽管则引起单耳听力减退。C 组常伴有颅内压增高、癫痫等症状。

D 组：只表现为额、颞叶受压引起的癫痫和颅内压增高等症状。

E 组：除 D 组脑膜瘤的症状，尚可伴有额颞部膨隆的外观改变和局部疼痛。

5. 脑桥小脑角脑膜瘤

内听道前脑桥小脑角脑膜瘤病程较短，平均 1.1 年。临床症状以同侧三叉神经、展神经、面神经和前庭蜗神经损害常见。最多见的脑神经损害症状是早期出现耳鸣、眩晕，中晚期出现听力下降；其次是面肌抽搐、轻度的面瘫；再次是面部麻木，感觉减退，颞肌、咬肌萎缩等三叉神经损害的表现。内听道后脑桥小脑角脑膜瘤生长缓慢，早期症状不明显，因此，起病更为隐匿，病程较长，平均 2.7 年。临床上主要表现为小脑功能障碍，如步态不稳、粗大水平眼球震颤及患侧共济失调，瘤体巨大时可出现颅内压增高症状和后组脑神经损害症状，而三叉、面、听神经损害少见。

四、辅助检查

（一）头颅 X 线检查

脑膜瘤异常表现包括颅内压增高、松果体钙化斑移位、骨质改变、肿瘤钙化和血管压迹改变。单纯颅内压增高无定位、定性价值，松果体钙化斑移位诊断价值也有限，其余征象则有定位和（或）定性诊断价值。其中脑膜瘤经平片定位者占30%～75%，定性者占20%～30.5%。

（二）CT检查

平扫肿块呈等或略高密度，常见斑点状钙化。多以广基底与硬膜相连，类圆形，边界清楚，瘤周水肿轻或无，静脉或静脉窦受压时可出现中或重度水肿。颅板侵犯引起骨质增生或破坏。增强扫描呈均匀性显著强化。

（三）MRI检查

T_1 加权图像呈等或稍高信号，T_2 加权图像呈等或高信号，均一性强化，邻近脑膜强化称为"脑膜尾征"，具有一定特征。磁共振血管成像（MRA）能明确肿瘤对静脉（窦）的压迫程度及静脉（窦）内有无血栓。

（四）脑血管造影

利用数字减影血管造影（DSA）的脑血管影像，可以显示肿瘤血液循环不同时相的血管影像，对于了解肿瘤对静脉窦的影响有非常重要的意义。脑血管造影除见颅内肿瘤一般改变外，还可见下列特点：①颈内外动脉系统同时供血，即肿瘤血运不仅有颈内动脉、大脑前动脉、大脑中动脉等的供血，还有脑膜中动脉、颞浅动脉、枕动脉等的供血；②瘤周血管包围肿瘤，呈"手抱球"状；③晚期动脉相、毛细血管相或静脉相可见肿瘤染色。

五、诊断

根据进行性加重的头痛等颅内高压症状，局灶性及全身性大发作癫痫病史，偏瘫、失语等阳性体征，一般应考虑颅内占位性病变，通过头颅X线、CT及MRI检查，一般可明确诊断。

六、鉴别诊断

生长在大脑凸面、小脑凸面、矢状窦旁、大脑镰旁的脑膜瘤需与相应部位的结节型胶质细胞瘤、转移瘤及其他实质性肿瘤相区别。鞍区脑膜瘤应与垂体腺瘤、颅咽管瘤相区别；脑桥小脑角、岩尖斜坡区的脑膜瘤应分别与听神经瘤、三叉神经鞘瘤、表皮样瘤等相区别。根据各种病变相应的临床表现和典型的影像学改变，做出上述鉴别诊断并不困难。

七、治疗

（一）手术治疗

脑膜瘤为颅内良性肿瘤，约占颅内肿瘤的15%。其最佳的治疗方法为完整地切除肿瘤，但由于其血供丰富，增加了手术的难度。对脑膜瘤进行术前栓塞，对减少术中出血、缩短手术时间有很大的帮助。栓塞后肿瘤中心坏死、软化使得术中处理更加容易，可减少因手术操作而引起的周围脑实质的损伤并能减少术后肿瘤的复发。

1. 术前检查

术前检查包括全身情况和脑膜瘤本身的检查。全身检查包括心、肺、肝、肾、血液、内分泌、电解质酸碱平衡等方面的检查，评估患者对手术的耐受力。如果患者全身情况欠佳，手术耐受力不良，需做积极和细致的特殊准备后，方可施行手术。

脑膜瘤本身的检查有 CT、MRI 平扫加增强扫描，这些检查可以了解肿瘤的部位、形态、大小、性质及其与周围结构的关系等；脑血管造影〔包括冠状动脉造影（CAG）、CT 血管成像（CTA）、MRA、DSA〕能了解肿瘤的血供、肿瘤与大血管的关系，如动脉的移位、包裹、闭塞等，中央静脉大脑深静脉系统及静脉窦的通畅情况，以及确定是否有术前栓塞。球囊闭塞试验（BOT）可以观察了解颈内动脉系统的侧支循环情况，判断海绵窦等脑膜瘤术中能否牺牲颈内动脉；诱发电位检查（SSEPs、VEPs、听觉诱发电位等）可以了解皮质、脑干及脑神经受累情况。脑膜瘤本身的检查有助于肿瘤可切除性分析及手术方案的制订。

临床上，并不是所有颅内脑膜瘤患者都需要手术。决定是否手术要考虑到许多因素，如患者的年龄、全身情况、期望生存期（根据寿命表分析）、Karnofsky 评分和神经功能状况，以及肿瘤大小及部位、风险—利益比率等；如果全身健康状况不佳，有不能控制的高血压和糖尿病，会增加外科手术风险；还要考虑到影像学检查所见应与患者的症状和体征相符，如果影像学检查结果和临床病史和体征不一致，那么整个手术计划必须重新考虑，患者需要进一步检查，不能贸然手术。如果患者没有症状，脑膜瘤是因为某种其他原因行影像学检查时偶然发现的，是否手术可通过观察肿瘤是否生长而做出判断，如果肿瘤生长缓慢或不生长可暂不手术。

2. 术前用药及准备

1）激素

提高脑组织对手术创伤的耐受性和改善颅内顺应性。

2）抗惊厥药物

脑膜瘤患者术前、术后容易出现癫痫发作，大多数临床医生主张术前应用抗惊厥药物，直至血清内药物浓度达到治疗浓度后再手术。

3）抗生素

对手术复杂、手术时间长的颅底脑膜瘤手术，需在手术前一天及手术中预防性应用抗生素。

4）脱水剂

对严重颅内高压、中线结构移位及瘤周水肿明显者，术前可适当应用脱水剂。

5）镇静剂

保证患者手术前晚休息好，缓解其紧张情绪。

6）术前一般应留置导尿管。

3. 手术原则

手术原则是，在不造成神经功能损害的前提下尽可能全切除肿瘤，因此，手术中必须保护好脑皮质（特别是功能区脑皮质）、脑血管和脑神经。

4. 手术技巧

若脑膜瘤包膜完整，没有突破周围蛛网膜生长，没有包裹、侵犯邻近的动脉和神经，手术切除的一般方法是先处理肿瘤的基底部，阻断肿瘤血供，后做瘤体内切除肿瘤，然后沿蛛网膜界面分离肿瘤包膜，并将其牵离周围脑皮质和神经、血管结构，分块切除，最后处理附着硬脑膜和受累骨质。铲除肿瘤附着的方法是，一手拿吸引器，另一手拿双极电凝，用吸引器吸除出血、夹碎的或质软的肿瘤；用双极电凝烧灼供血血管和分离、夹碎肿瘤组织。若脑膜瘤已经突破周围蛛网膜生长，侵犯邻近的神经组织和动脉壁，甚至造成血供管腔闭塞，手术切除时首先要判断重要血管、神经在瘤体内的部位和走向，以免在做瘤体内切除时损伤这些结构。铲除肿瘤附着、阻断血供后，尽可能在肿瘤的近端或远端找到被肿瘤包裹的血管和神经，然后顺行或逆行追踪血管和神经，分离、切除肿瘤。

5. 手术注意事项

1）重视显微外科技术的应用。

2）注意利用蛛网膜界面来分离切除肿瘤。

3）尽量采用锐性分离，锐性分离是最安全的分离，永远不要用力牵拉任何脑组织。

4）保留、修补或重建血管非常重要，因为血管里流淌着的是维持生命和功能的血液。

5）应特别注意保护静脉，因为它更脆弱。

6）第 1 次手术时应以最大的热情和耐心来寻求全切除肿瘤，因为这是能治愈患者的最佳时机。

7）肿瘤会破坏正常解剖结构，因此要时刻警惕被移位的重要结构，不要在产生损伤后才意识到这是重要的结构。

8）要维持正常脑灌注压，避免低血压和过度牵拉脑组织。

9）开颅前就应想到关颅，切除前就应想到修补，保留就是最好的重建。

6. 术后处理

术后处理和其他颅脑手术相似。

1）体位

麻醉清醒后上身抬高 15°～30°，坐位手术者取半坐位 1～2 天。

2）生命体征监测

生命体征监测包括意识、瞳孔、血压、脉搏、呼吸等，每小时检查 1 次，平稳后改为每 2 小时 1 次、每 4 小时 1 次。

3）饮食

清醒患者，术后第 1 天可进流质；昏迷患者及有后组脑神经损伤、饮水呛咳者禁食，2 天后给鼻饲流质。

4）液体和电解质

术后每日补液 1 500 ~ 2 000 ml，定期监测电解质，如发现有低钠、低钾等情况应做相应补充。大剂量应用甘露醇及老年患者要定期监测肝、肾功能和血糖并做相应处理。

5）术后用药

酌情应用抗生素、激素、脱水剂。有皮质损伤者预防性应用抗癫痫药物，如无癫痫发作，1 年后逐渐减量停药。疑有脑血管痉挛者术后第 2 天开始应用扩血管药。有下丘脑或脑干缺血或挫伤者术后给予西咪替丁或奥美拉唑等预防消化道出血。术后高热、经脑脊液检验证实有颅内感染者要调整抗生素，必要时经鞘内给药控制感染。

6）切口

硬脑膜外引流管一般在术后 24 ~ 48 小时拔除。幕上切口缝线 5 ~ 7 天拆除，幕下及脊髓缝线 8 ~ 10 天拆除。糖尿病及营养不良者应适当推迟拆线。术后发生脑脊液漏者应缝合漏口，并做腰穿引流脑脊液 5 ~ 7 天，促使漏口愈合。

出院后 1 个月即开始随访，最好能复查 MRI 或 CT，了解有无肿瘤残留，以备日后复查对比。以后每隔 3 个月、6 个月随访 1 次，再后每年随访 1 次。

7. 手术并发症

1）出血和失血

出血和失血是脑膜瘤手术过程中突出的问题。术前栓塞可以减少颈外动脉分支供血，术中出血将明显减少。

2）皮质损伤

皮质损伤可以是由于手术造成的皮质挫伤、裂伤，也可以是由于皮质血管损伤造成的皮质微小梗死。临床表现为癫痫、偏瘫、失语等神经功能障碍。

3）脑神经损伤

脑神经损伤主要见于颅底脑膜瘤，如在海绵窦脑膜瘤、岩斜脑膜瘤和斜坡脑膜瘤手术过程中很容易出现脑神经损伤。

4）凝血功能异常

有出血倾向患者在术中、术后容易出现出血，术后出现颅内血肿，甚至脑疝形成；血液黏滞度增高引起高凝状态，加上术后应用止血剂均可以导致静脉血栓形成，引起肺栓塞。

5）年龄

高龄患者手术危险性明显较中、青年患者高，如术后肺栓塞在老年患者中更容易出现，是老年患者严重的术后并发症之一。

Karnofsky 计分高于 50 分、CT 显示肿瘤占位效应不明显、瘤周水肿轻微者并发症发病率低，预后良好。

脑膜瘤手术死亡率为 7% ~ 14.3%。术前一般情况差、临床症状明显（如癫痫）、高龄、肿瘤不能全切除以及并发症（如肺栓塞、颅内血肿等）的出现会使手术死亡率明显增加。

（二）放射治疗

1. 普通放射治疗

过去认为脑膜瘤对放疗较抗拒，主要是因为该肿瘤分化较完全，放疗肿瘤退缩很慢，甚至不退缩。近年来，国内外越来越多的临床资料证实放疗确有良效，可减轻头痛，改善视力和眼球运动，明显防止和延缓不完全切除者的术后复发，提高未手术者的局部控制率及生存率。因此通常认为，对确实完全切除的良性脑膜瘤可不做术后放疗，但必须在术后1年重复行影像学检查，如发现复发可再次手术，术后行放疗，如不宜手术者，可单纯放疗。对手术切除不彻底，特别是位于颅底、鞍旁、静脉窦旁者宜行术后放疗。对于非典型及恶性脑膜瘤，无论肿瘤位于何处，手术是否彻底，术后均应给予放疗。关于照射剂量，多数学者认为应加大局部剂量以期提高疗效。

2. 立体定向放射外科

立体定向放射外科（SRS）是指将高能射线（γ射线或X射线）三维非共面聚焦于某一局限性病灶的单次大剂量照射治疗，使受照病灶发生放射反应而凋亡，而病灶外周组织因剂量迅速递减而免受累及，从而在其边缘形成一如刀割样的界面，类似外科切除的效果。目前SRS主要是通过由直线加速器产生的高能X射线实施治疗的X刀系统和由 ^{60}Co为放射源产生的γ射线实施治疗γ刀系统完成的，由于高能X射线及γ射线均属于光子流，其放疗的生物效应是相似的，因此，放疗的效果及损伤也是很相近的。

脑膜瘤以下特性使其适合SRS治疗：

1）通常有完整的包膜。

2）除非是恶性脑膜瘤，一般不会侵犯脑组织。

3）SRS放射剂量在照射野外围迅速减小适合治疗边缘不规则的脑膜瘤。

4）能在增强CT和MRI上清楚地显示出来。

5）即使瘤体很小也能发现。

6）大剂量照射后硬脑膜血管会逐渐闭塞。

在适应证掌握方面要考虑到以下两方面：

1）病变本身因素

如病变的大小、部位及周边脑组织的移位和水肿情况等。病变太大，如大于3 cm，影像学上可以见到脑组织的明显移位及水肿，则放射本身即可加重原有的水肿，严重时可能会达到颅内高压的临界点，造成严重的后果；鞍区脑膜瘤和视神经、视交叉的距离小于4 mm，则应考虑边缘剂量对视神经的损害。

2）患者因素

如患者的体质、对手术的意愿和恐惧以及对术后可能出现并发症的接受程度等。

具体适应证为：

1）肿瘤直径小于3 cm，无明显的神经系统体征及颅内高压，无意手术者。

2）年龄偏大，不能耐受麻醉及手术创伤者。

3）体质较弱，全身情况比较差，内环境不稳定者。

4）病变位于颅底、矢状窦旁或松果体区，累及动脉、脑神经或长入静脉窦，手术风险大，可切除性低者等。

3. X 刀治疗

在计算机和医学影像学高速发展的今天，Betti 等（1983 年）首先提出将医用直线加速器应用于放射外科，其后，德国的 Sturm、意大利的 Colombo、美国的 Loeffer 等人相继应用直线加速器进行放射外科的临床探索，和 γ 刀采用^{60}Co 所产生的 γ 射线为放射源不同的是，X 刀将采用直线加速器产生 4 ~ 18 MeV 的 X 射线作为放射源，通过加速器机头多个等中心非共面弧形聚焦照射，一次性精确地聚焦于病灶，造成靶病灶的局灶性毁损或血管闭塞，而靶区以外的组织因放射锐减形成刀切样的边缘，达到 γ 刀一样的效果。故又将直线加速器放射外科称为 X 刀。

X 刀对于脑深部的小型肿瘤具有独特的疗效，但原则上肿瘤直径不宜大于 4 cm，肿瘤体积和总剂量具有相关性，肿瘤周边剂量应控制在各敏感区的耐受剂量之下。

4. γ 刀治疗

1951 年，瑞典神经外科专家 Lars Leksell 最早提出了"立体定向放射外科"的概念。他设想在不进行开颅手术的情况下，用一次性的高剂量放射线准确地聚焦后辐射并毁损颅内的靶点。他与同事设计安装了世界上第一台 γ 刀，并于 1967 年运用于临床治疗。

γ 刀治疗脑膜瘤的适应证包括：

1）生长在颅底或脑内深部的脑膜瘤。

2）肿瘤平均直径小于 30 mm。

3）肿瘤边缘距离视神经、视交叉和视束须大于 5 mm。

4）多发性脑膜瘤、手术后残留或复发的脑膜瘤。

5）高龄（＞70 岁）患者，且影像资料证实肿瘤持续生长者。

6）患有心肺肾疾病、血液系统疾病或糖尿病等手术禁忌或不能耐受手术情况的患者。

（三）化学治疗

虽然已有许多关于生物的和不同药物对培养的脑膜瘤细胞生长有抑制作用，并对载瘤裸体鼠模型瘤抑制的报道，但临床上却无药物治疗脑膜瘤的成功报道。细胞毒因子和激素受体阻断因子可以试用。

1. 细胞毒因子

使用抗代谢或者烷基化物因子进行细胞毒内化疗的成功报道事实上是不存在的。用 CTX、ADM、VCR 治疗的 11 例复发性恶性脑膜瘤的报道中，Wilson 发现 1 年内的失败率为 73%，2 年失败率为 100%。未来显然需对脑膜瘤的化疗进行研究。

2. 激素受体阻断因子

早期的实验室研究指出，在脑膜瘤细胞中存在低浓度的雌激素受体和高浓度孕酮受体，妊娠促进脑膜瘤生长的临床现象也提示雌激素刺激肿瘤生长。Markwalder 等采用抗雌激素因子 TAM 治疗 6 例复发性不宜手术的脑膜瘤患者。在 8 ~ 12 个月的治疗期内，1 例有初步肿瘤反应，2 例无肿瘤生长，2 例 CT 提示肿瘤有进展，1 例由于肿瘤生长需要再次手术。在一同类的研究中，美国西南肿瘤学组报道，用 TAM 治疗 21 例患者，随访

15.1 个月，22%有自觉改善，32%稳定在影像学上，53%影像学显示疾病进展。

（四）中医治疗

多年来，许多医生运用中医药治疗本病，总结了不少经验，取得了一定的疗效。有专家认为病因上应突出肝肾亏虚、风痰瘀毒阻脑，治疗上倡导标本兼顾、攻补并用，用药时注意虫类药物的使用，"巅顶之上，唯风药可到"。也重视化痰祛痰，习用僵蚕、水蛭、泽兰，主张以毒攻毒，常伍用马钱子散。另有专家以补阳还五汤治疗本病，认为有改善脑循环、增加心肌收缩力、增强机体免疫功能、加快神经损伤后恢复。用药以蜈蚣、地龙、全蝎、丹参、川芎、僵蚕、半夏为首选药，注意息风清热、化痰散结、祛瘀通络，佐以滋补肝肾。还有的专家认为治疗应首选化痰开郁，并用消肿软坚、滋补肝肾等法治疗。使用补益肝肾药物时，多用补而不腻之品，如细生地、白芍、山萸肉、稽豆衣、女贞子、杜仲、桑寄生等。

另外，在辨证用药的基础上，根据不同部位的病症，选择适当的循经药物，如前额加白芷、薄荷、升麻，巅顶加藁本，少阳经加川芎、细辛，可增加疗效。尚需注意，不少抗肿瘤药物有一定的毒性，应用不宜过量或太久。

（路敏）

第四节　颅内肿瘤的护理与防控

一、护理

（一）一般护理和治疗配合

1. 心理护理

颅脑手术对生命威胁大，护士应向患者解释手术的目的、意义，消除患者对手术的紧张、恐惧、绝望心理。同时做好家属的安慰工作，帮助患者克服悲观情绪，以乐观积极的心理状态配合治疗、护理，以利术后康复。

2. 生活护理

戒烟酒，保持大便通畅；有视力、听力障碍的患者，在住院期间服药、进食需给予特殊照顾；加强营养，预防电解质紊乱。

3. 手术前一日准备

1）根据医嘱配血或自体采血，以备术中用血。

2）做青霉素及普鲁卡因皮肤试验，以备术中、术后用药。

3）常规备皮：剃头或剪鼻毛。若要求在手术室剃头者，嘱患者术前一周每日洗头，保持头部清洁。检查头部是否有毛囊炎，头皮是否有损伤。

4）修剪指、趾甲，洗澡，更换清洁衣裤。

5）嘱患者术前晚10点开始禁食、禁水，包括次晨早饭，以免术中因呕吐而误吸。

6）对于术前一晚睡眠差及心理紧张的患者，按医嘱给予适当镇静剂，帮助其入睡。

4. 手术晨准备

1）测体温、脉搏、呼吸及血压，并绘制于体温单上。如有异常及时通知医生。

2）剃头完毕后，头部用0.1%苯扎溴铵酊溶液消毒头皮，并戴上手术帽。

3）嘱患者脱去内衣裤，换上干净的病服，除去身上贵重物品，取下义齿，并嘱患者排空膀胱。

4）若患者发生异常情况，如女患者月经来潮、体温异常（超过37.5℃），应及时与医生联系。

5）准备好病历、CT及MRI片等，以便带入手术室。

6）手术室工人来接患者时和当班护士共同查对床号、姓名以及交接贵重药品。

（二）手术后护理

1）术后患者应进监护室，进行特别护理。随时观察血压、脉搏、呼吸和体温的动态变化和意识、瞳孔及肢体活动情况，每1～2小时测试1次并记录。患者麻醉未完全清醒前或病情危重时应取侧卧位或仰卧位，头偏向一侧，避免舌后坠影响呼吸，防止口腔、咽部分泌物和呕吐物误吸入气管，造成窒息和吸入性肺炎。患者清醒、血压正常后可取头高（15°～30°）斜坡位，有助于颅内静脉回流，改善脑供血，缓解脑水肿和脑缺氧，从而减轻面部浮肿。

2）术后24小时内帮助患者翻身时动作应轻柔，避免头颅震动和过度扭动。嘱患者勿用力咳嗽或排便，以免发生术后继发性颅内出血和急性颅内高压。注意勿折压瘤腔内引流管，观察引流液的量和颜色，如引流量过多且呈血性，应警惕颅内出血。癫痫发作时，执行癫痫的护理常规。

3）术后常规静脉应用抗生素和脱水剂，预防感染和对抗脑水肿，有神经功能障碍症状时加用促神经代谢药物，以改善神经细胞代谢和促进神经功能的恢复。

（三）术后并发症的观察和护理

1. 出血

颅内出血是颅脑手术后最危险的并发症，多发生在术后24～48小时。患者往往有意识改变，表现为意识清醒后又逐渐嗜睡、反应迟钝甚至昏迷。大脑半球手术后出血常有幕上血肿表现，或出现小脑幕裂孔疝征象；颅后窝手术后出血具有幕下血肿特点，常有呼吸抑制甚至枕骨大孔疝表现；脑室内术后出血可有高热、抽搐、昏迷及生命体征紊乱。术后出血的主要原因是术中止血不彻底或电凝止血痂脱落，其他如患者呼吸道不畅、二氧化碳蓄积、躁动不安、用力挣扎等引起颅内压骤然增高也可造成再次出血。故术后应严密观察，避免增高颅内压的因素；一旦发现患者有颅内出血征象，应及时报告医生，并做好再次手术止血的准备。

2. 感染

颅脑手术后常见感染有切口感染、脑膜脑炎及肺部感染。切口感染多在术后3～5日发生，患者感到切口处再次疼痛，局部有明显的水肿、压痛及皮下积液表现。严重的切口感染可以影响骨膜甚至并发颅骨骨髓炎。脑膜脑炎因切口感染伴脑脊液外漏而导致颅内感染。肺部感染一般多在术后一周左右出现，常发生于意识不清的患者。护理中需保持呼吸道通畅，并加强营养及基础护理。

3. 中枢性高热

中枢性高热多于术后48小时内出现，常伴有意识障碍、瞳孔缩小、脉搏快速、呼吸急促等自主神经功能紊乱症状。对于中枢性高热用一般物理降温效果不佳，需及时采用冬眠低温治疗。

4. 尿崩症

术后尿崩症主要发生于鞍上手术后。若累及垂体柄、丘脑下部视上核到垂体后叶的纤维束，影响抗利尿激素的分泌则出现多尿、多饮、口渴，每日尿量在数千毫升，多者甚至可达10 L，比重通常在1.005以下。对尿崩症患者应准确记录出入量，根据尿量和血液电解质变化调整用药剂量。

5. 胃出血

下丘脑及脑干受损后可引起应激性胃黏膜糜烂、溃疡、出血。患者呕吐大量血性或咖啡色胃内容物，并伴有呃逆、腹胀及黑便等症状，出血量多时可发生休克。可给予雷尼替丁等药物预防，一旦发现胃出血，应立即放置胃管，抽净胃内容物后用少量冰水洗胃、经胃管或全身应用止血药物，必要时输血。

6. 顽固性呃逆

顽固性呃逆常发生在第三、四脑室或脑干手术后患者。膈肌痉挛导致的呃逆影响患者呼吸、饮食和睡眠，严重时可引起胃出血。对呃逆患者，应先检查上腹部，若有胃胀气或胃潴留，应安置胃管抽空胃内容物；其次，可通过压迫眼球或眶上神经、捏鼻，刺激患者咳嗽等强烈刺激以遏制呃逆。若效果不佳，可遵医嘱使用复方氯丙嗪50 mg或哌甲酯10～20 mg肌内注射或静脉注射。

7. 癫痫发作

多发生在术后2～4日脑水肿高峰期，系因术后脑组织缺氧及皮质运动区受激惹所致。当脑水肿消退、脑循环改善后，癫痫常可自愈。对拟做皮质运动区及其附近手术的患者，术前常规给予抗癫痫药物以预防。癫痫发作时，应及时给予抗癫痫药物控制，患者卧床休息，保证睡眠，避免情绪激动；吸氧，注意保护患者，避免意外受伤；观察发作时表现并详细记录。

二、防控

避免或减少蒽类化合物及亚硝基类化合物的摄入，消除不必要的放射线对人体的照射。注意微量元素的摄入，特别注意对锌的补充。有颅内肿瘤家族史和男性性欲亢进者，应定期到医院检查和治疗。

（高清翠）

第十二章　胸部肿瘤

第一节 食管癌

食管癌系指由食管鳞状上皮或腺上皮的异常增生所形成的恶性病变。其发展一般经过上皮不典型增生、原位癌、浸润癌等阶段。食管鳞状上皮不典型增生是食管癌的重要癌前病变，由不典型增生到癌变一般需要几年甚至十几年。

食管癌是常见的消化道肿瘤，全世界每年约有 30 万人死于食管癌。其发病率和死亡率各国差异很大。我国是世界上食管癌高发地区之一，每年平均病死约 15 万人。男多于女，发病年龄多在 40 岁以上。食管癌典型的症状为进行性吞咽困难，先是难咽干的食物，继而是半流质食物，最后水和唾液也不能咽下。

食管癌在中国有明显的地理聚集现象，高发病率及高病死率地区相当集中。其发病率在河北、河南、江苏、山西、陕西、安徽、湖北、四川等省的各种肿瘤中高居首位，其中河南省病死率最高，以下依次为江苏、山西、河北、陕西、福建、安徽、湖北等省。年平均病死率在 100/10 万以上的县市有 21 个，最高的是河北省邯郸市（303.37/10 万）。

对流行地区分布的深入分析发现，同一省的不同地区可以存在迥然不同的发病情况，高、低水平地区相距很近，而病死率水平却可相差几十倍到二三百倍。高病死率水平到低病死率水平常形成明显梯度，呈不规则同心圆状分布。主要的高病死率水平地区分布在：河南、河北、山西三省交界（太行山）地区，四川北部地区，鄂豫皖交界（大别山）地区，闽南和广东东北部地区，江苏北部以及新疆哈萨克族聚居地区。在世界范围内同样存在高发区，古里耶夫、土库曼斯坦等地区发病率均超过 100/10 万。

一、病因

食管癌的确切病因尚未完全清楚，但某些理化因素的长期刺激和食物中致癌物质，尤其是硝酸盐类物质过多是食管癌的重要病因，同时食物中微量元素和无机盐的缺乏、酗酒、抽烟、基因突变、遗传因素等，也可能导致本病发生。

（一）亚硝胺类化合物和真菌毒素

现已知有近 30 种亚硝胺能诱发实验动物肿瘤，国内已成功地用多种硝酸盐代谢产物诱发了大鼠的食管癌；同时，我国学者通过降低我国食管癌高发区内食物和饮水中硝酸盐类物质的含量来降低高发区内食管癌的发病率。真菌霉素的致癌作用早为人们所注意。我国林州食管癌的研究结果证明，当地居民喜食的酸菜中含有大量白地霉和高浓度硝酸盐、亚硝酸盐和二级胺，其中包括亚硝胺，食用酸菜量与食管癌的发病率呈正相关。

（二）饮食习惯

流行病学调查发现，粗糙或过硬的食物、过热的食物或液体、食用酸菜、饮用浓茶、饮酒、咀嚼槟榔、吸烟等似与食管癌的发生有一定的关系。生活习惯与食管癌的发病也有关，如新加坡华裔居民中讲福建方言者有喝烫饮料的习惯，其食管癌的发病率比无此习惯、讲广东方言者要高得多；哈萨克人爱嚼刺激性很强的含烟叶的"那司"，这也与其食管癌的高发有关；酗酒与食管鳞癌的发病有关，烈性酒的危害要大于葡萄酒和啤酒。

（三）营养因素和微量元素

饮食中缺乏动物蛋白、脂肪、新鲜蔬菜和水果等，可引起必需营养成分（如维生素 A、B、C、E 等）的缺乏，与食管癌的发生有关。水及食物中的钼、钴、锰、铁、镍、锌、氟、铝、铜等缺乏，直接或间接地与食管癌的发病有关。

（四）霉菌及其毒素

已知食用被串珠镰刀霉、白地霉、圆弧青霉、黄曲霉、交链孢霉等污染的食物，可能与亚硝胺有协同的促癌作用。霉变食物的致癌作用已在动物实验中被证实。实验研究发现，黄曲霉毒素以及圆弧青霉、交链孢霉、串珠镰刀霉的代谢产物，可能与食管癌的发生有关。HPV 也可能是食管癌的病因。

（五）食管损伤、食管疾病

在腐蚀性食管灼伤和狭窄、食管贲门失弛缓症、食管憩室或反流性食管炎患者中，食管癌的发病率较一般人群高，这可能与食管黏膜上皮长期受炎症、溃疡及酸性、碱性反流物的刺激导致食管上皮增生及癌变有关。研究资料表明，反流性食管炎患者的食管下端鳞状上皮有时可被柱状上皮替代而形成 Barrett 食管，Barrett 食管的癌变危险平均为 0.01/年，其癌变率比同龄对照组高 30～125 倍。

（六）遗传因素

食管癌的发病有明显的家族聚集现象，这与人群的易感性与环境条件有关。在食管癌高发区，连续 3 代或 3 代以上出现食管癌患者的家族屡见不鲜。在我国山西、山东、河南等省的调查发现，有阳性家族史的食管癌患者占 1/4～1/2，高发区内阳性家族史的比例以父系最高，母系次之，旁系最低。

（七）食管癌基因

近研究发现癌基因（如 $c-myc$、$EGFR$、$cyclineD$、$int-2$、$hst-1$ 等）的激活和抑癌基因（如 $P53$、RB、APC、MCC、DCC 等）的失活可能在食管癌的发病机制中起重要作用。

二、临床分期

食管癌可发生在下咽部到食管—胃接合部之间的食管任何部位。我国统计资料显示，食管中段最多，为 52.69% ～63.33%；下段次之，为 24.95% ～38.92%；上段最少，为 2.80% ～14.10%。

（一）临床病理分期

根据食管癌的组织学特点，可将其分为鳞癌、腺癌（包括腺棘癌）、未分化癌及癌肉瘤等 4 型。其中以鳞癌最多见，约占 90%，腺癌次之，占 7%，其他均少见。鳞癌又根据癌细胞分化程度分为以下 3 级：

Ⅰ级

癌细胞有明显角化或癌珠形成，癌细胞体积较大，胞质较多，呈多角形或圆形，多形性不明显，不典型核分裂不多见。

Ⅱ级

癌细胞角化或癌珠形成现象比较少，癌细胞多呈圆形、卵圆形或多角形，多形性比较明显，常见核分裂。癌细胞角化虽明显，但多形性比较明显的患者也属Ⅱ级。

Ⅲ级

癌细胞大部分呈梭形、长椭圆形或不规则形。体积较小，胞质较少，核分裂常见，而不见角化或癌珠形成，癌细胞的多形性明显，排列不规则。

（二）病理形态分型

1. 早期食管癌的病理形态分型

早期食管癌按其形态分为斑块型、糜烂型、隐伏型和乳头型。其中以斑块型为最常见，占早期食管癌的 1/2 左右，此型癌细胞分化较好。糜烂型占 1/3 左右，癌细胞的分化较差。隐伏型病变最早，均为原位癌，但仅占早期食管癌的 1/10 左右。乳头型病变较晚，虽癌细胞一般分化较好，但手术所见属原位癌者较少见。

2. 中、晚期食管癌的病理形态分型

中、晚期食管癌的病理形态可分为髓质型、蕈伞型、溃疡型、缩窄型、腔内型和未定型，其中髓质型恶性程度最高，占中、晚期食管癌的 1/2 以上，此型癌肿可侵犯食管壁的各层，并向腔内外扩展，食管周径的大部或全部，以及管周围结缔组织均可受累，癌细胞分化程度不一。蕈伞型占中、晚期食管癌的 1/6 ～1/5，癌瘤多呈圆形或卵圆形肿块，向腔内外呈蕈伞状突起，可累及食管壁的大部。溃疡型及缩窄型占中、晚期食管癌的 1/10 左右，溃疡型表面多有较深的溃疡，出血及转移较早，而发生梗阻较晚；缩窄型呈环形生长，且多累及食管全周，食管黏膜呈向心性收缩，故出现梗阻较早，而出血及发生转移较晚。腔内型和未定型比较少见。

（三）组织学分型

鳞癌最多见，约占 90%；腺癌较少见，又可分为单纯腺癌、腺鳞癌、黏液表皮样癌和腺样囊性癌等4个亚型；未分化癌和癌肉瘤少见，但恶性程度较高。发生于食管上、中段绝大多数为鳞癌，而下段则多为腺癌。

（四）临床分期

对食管癌进行分期临床上采用的是最新版的食管癌 TNM 分期，T 是指原发肿瘤的分期、N 主要是淋巴结转移的问题、M 主要是指有无其他远处转移。根据 TNM 分期可将食管癌分为 0 期、Ⅰ期、Ⅱ期、Ⅲ期、Ⅳ期，其中，0 ~ Ⅰ期为早期食管癌，Ⅱ ~ Ⅲ期为中期食管癌，Ⅳ期为晚期食管癌。

0 期：为早期食管癌，此时在食管最内层可以发现异形细胞，可能会发展成为癌细胞。

Ⅰ期：为早期食管癌，此时的食管癌没有区域的淋巴结转移，也没有远处转移，肿瘤病变局限于黏膜和黏膜下层。

Ⅱ期：为中期食管癌，此时的食管癌指的是肿瘤的病变侵犯到了食管肌层，但没有远处转移，有区域淋巴结转移。

Ⅲ期：为中期食管癌，此时期的病变已经侵犯到食管外膜或食管外的周围组织，但还没有远处转移，有区域淋巴结转移。

Ⅳ期：为晚期食管癌，此时期已发生远处转移的食管癌病变，包括淋巴结和周围器官。

食管癌的分期对食管癌的治疗以及预后有一定的提示作用，分期越早提示手术治疗、化疗、放疗、预后效果越好，分期越晚则提示治疗效果以及预后越差。因此如果怀疑有食管癌，进行胃镜检查后，应进行 CT 检查，需要进行全面的分期。

三、临床表现

（一）症状

吞咽困难是大多数患者的第一个症状，吞咽疼痛也可能会发生。液体和软性食物通常可接受，而较硬的固体食物（如面包或肉类）就会困难许多。体重下降可能同时是营养不足合并癌症活动的一个表现。常见症状为疼痛，特别是灼烧样痛，可为剧痛伴随吞咽加重，或为阵痛。

癌肿可能扰乱正常的胃蠕动，导致恶心、呕吐和食物逆流。由此还会导致咳嗽和发生窒息的危险。癌肿表面可能易破裂出血，临床表现为呕血。晚期食管癌因癌肿压迫局部组织，还可能引发上腔静脉综合征等症状。另一个并发症是食管和气管之间发生瘘管。异物经瘘管入肺导致的肺炎常表现为咳嗽、发热或肺吸入。

已经出现远端转移的食管癌还会在转移部位引起其他症状，例如肝脏转移导致黄疸、腹水，肺转移导致呼吸困难等。

1. 早、中期症状

1）咽下哽噎感

咽下哽噎感最多见，可自行消失和复发，不影响进食。常在患者情绪波动时发生，故易被误认为功能性症状。

2）胸骨后和剑突下疼痛

胸骨后和剑突下疼痛较多见。咽下食物时有胸骨后或剑突下痛，其性质可呈烧灼样、针刺样或牵拉样，以咽下粗糙、灼热或有刺激性食物为著。初时呈间歇性，当癌肿侵及附近组织或有穿透时，就可有剧烈而持续的疼痛。疼痛部位常不完全与食管内病变部位一致。疼痛多可被解痉剂暂时缓解。

3）食物滞留感染和异物感

食物滞留感染和异物感，咽下食物或饮水时，有食物下行缓慢并滞留的感觉，以及胸骨后紧缩感或食物黏附于食管壁等感觉，食毕消失。症状发生的部位多与食管内病变部位一致。

4）咽喉部干燥和紧缩感

咽喉部干燥和紧缩感，咽下干燥粗糙食物尤为明显，此症状的发生也常与患者的情绪波动有关。

5）其他症状

少数患者可有胸骨后闷胀不适、心前区痛和嗳气等症状。

2. 晚期症状

1）咽下困难

进行性咽下困难是绝大多数患者就诊时的主要症状，但却是本病的较晚期表现。因为食管壁富有弹性和扩张能力，只有当约 2/3 的食管周径被癌肿浸润时，才出现咽下困难。因此，在上述早期症状出现后，在数月内病情逐渐加重，由不能咽下固体食物发展至液体食物亦不能咽下。如癌肿伴有食管壁炎症、水肿、痉挛等，可加重咽下困难。阻塞感的位置往往符合癌肿部位。

2）食物反流

食物反流常在咽下困难加重时出现，反流量不大，内含食物与黏液，也可含血液与脓液。

3）其他症状

当癌肿压迫喉返神经可致声音嘶哑；侵犯膈神经可引起呃逆或膈神经麻痹；压迫气管或支气管可出现气急和干咳；侵蚀主动脉则可产生致命性出血。并发食管—气管或食管—支气管瘘或癌肿位于食管上段时，吞咽液体时常可产生颈交感神经麻痹综合征。

（二）体征

早期体征不明显。晚期可出现呃逆、吞咽困难，并且由于患者进食困难可导致营养不良而出现消瘦、贫血、失水或恶病质等体征。当癌肿转移时，可触及肿大而坚硬的浅表淋巴结，或肿大而有结节的肝脏。还可出现黄疸、腹水等。其他少见的体征尚有皮肤、腹白线处结节，腹股沟淋巴结肿大。

（三）转移

1. 食管壁内扩散

食管癌旁上皮的底层细胞癌变是肿瘤的表面扩散方式之一。癌细胞还常沿食管固有膜或黏膜下层的淋巴管浸润。

2. 直接浸润邻近器官

食管上段癌可侵入喉部、气管及颈部软组织，甚至侵入甲状腺；中段癌可侵入支气管，形成食管—支气管瘘，也可侵入胸导管、奇静脉、肺门及肺组织，部分可侵入肺动脉，形成食管—主动脉瘘，引起大出血致死；下段癌可累及心包。受累脏器的频度依次为肺和胸膜、气管和支气管、脊柱、心及心包、主动脉、甲状腺及喉等。

3. 淋巴转移

中段癌常转移至食管旁或肺门淋巴结；下段癌常转移至食管旁、贲门旁、胃左动脉及腹腔等淋巴结，偶可至上纵隔及颈部淋巴结。淋巴转移的频度依次为纵隔、腹部、气管及气管旁、肺门及支气管旁。

4. 血行转移

血行转移多见于晚期患者。常见的转移部位依次为肝、肺、骨、肾、肾上腺、胸膜、网膜、胰腺、心、甲状腺和脑等。

食管壁因缺少浆膜层，因此食管癌主要以直接浸润为主。另外，最近的资料显示，肿瘤一旦侵入黏膜下组织，56%的患者已有血行转移，32%的患者已有淋巴转移；还有资料显示，癌组织侵犯至黏膜固有层时已发现有12%的患者有血管内浸润，40%的患者有淋巴结转移；癌组织一旦侵及黏膜下层时，73.3%的患者血管内有浸润，31.7%的患者有淋巴结转移。

四、实验室及其他检查

（一）X线检查

X线检查简便，患者容易接受。由于早期食管癌的病变多局限于黏膜层，此种细微病变X线虽难查明，但仔细观察食管黏膜皱襞的改变和管腔的舒张度，对于确认早期食管癌具有重要意义；再辅以纤维食管镜或胃镜结合细胞学检查，对于提高早期食管癌的诊断率有帮助。早期食管癌不易显示病变，检查时必须调好钡餐，令患者分次小口吞咽，多轴细致观察才不易漏诊。中晚期食管癌均可在食管X线钡餐检查时发现明显充盈缺损等典型的X线征象。

利用食管X线造影检查、X线电视透视或录像可检查食管上端口咽部及食管下端贲门部的吞咽功能、食管腔内外病变、食管造影轴向变化，可用于良恶性肿瘤鉴别及食管癌切除可能的估计。为使造影对比清晰，可将钡剂与发泡剂混合在一起检查，利于观察食管黏膜及舒张度的改变、食管癌形态及合并的溃疡。在贲门癌中显示食管、贲门端的舒张度，胃底是否有软组织肿块。在X线透视下用呃气检查，令患者在钡造影时自己呃气，使钡与气体在管腔内混合达到双重造影的目的。

1. X 线钡餐检查

X 线钡餐检查常规在空腹时进行，多采取立位多轴透视，必要时取卧位。服钡剂后，通过 X 线详细观察食管的充盈、通过及排空的情况，重点注意黏膜的改变。在显示病变最佳的位置摄片，可摄充盈像及黏膜像。检查前应详细询问病史，若梗阻严重，可用稀薄钡剂，以免造成堵塞影响检查；若梗阻较轻，可用较稠钡剂以利观察，如疑有食管气管瘘，可用碘油或少量稀钡检查；如病变在颈部，为防止钡剂快速流过食管，可取头低脚高位，使钡剂在颈段食管停留时间延长。

1）早期食管癌影像

X 线钡餐检查在早期患者中的阳性率约 70%。早期食管癌的病变为局限于黏膜固有层或已侵入黏膜下层，但食管肌层完好。故 X 线所见为浅表癌的表现。

（1）乳头状充盈缺损：X 线显示食管乳头状或息肉状充盈缺损，肿块边界清楚，但不完整，肿块表面黏膜不整或消失，可有小龛影，但食管舒张度尚正常。

（2）局限浅在充盈缺损：食管壁可见小的充盈缺损或锯齿样改变。

（3）黏膜不整：食管黏膜皱襞不整、增粗、扭曲或中断、消失。在双对比造影片中见病变处有不规则的小斑片影或局部黏膜迂曲、增粗，或在不整的黏膜中见到小颗粒样、斑块样充盈缺损。

（4）小龛影及黏膜破坏：局部黏膜破坏、不整，有小龛影。

2）中晚期食管癌影像

因癌组织已侵入肌层，甚至穿透食管纤维膜，累及食管周围组织和器官而有不同的表现。

（1）髓质型：病变显示为不规则的充盈缺损，有不同程度的管腔狭窄，病变的上、下缘与正常食管交界处呈斜坡状，病变区黏膜消失或破坏，常有大小不等的龛影，常见软组织肿物阴影，钡剂通过有梗阻，病变上部食管多有较明显的扩张。

（2）蕈伞型：有明显的充盈缺损，其上下缘呈弧形，边缘锐利，与正常食管分界清楚，可有浅表溃疡，病变区黏膜破坏、紊乱，伴明显软组织阴影者少见。钡流部分受阻，上部食管有轻度至中度扩张。

（3）溃疡型：显示大小和形状明显不同的龛影，在切线位可见龛影深入食管壁内，甚至突出于管腔轮廓之外。溃疡边缘隆凸者，X 线显示半月征。钡剂通过无明显阻塞，或管腔仅呈轻度狭窄，上部食管亦多无扩张。

（4）腔内型：病变部位管腔明显增宽，呈梭形扩张。病变大多数呈大的息肉样充盈缺损。病变部位的食管边缘有缺损，不连贯。病变部位的黏膜不整齐，钡剂分布呈不规则斑片状，不均匀。少数患者有龛影。虽然多数患者肿块巨大，但管腔梗阻并不严重，故上部食管扩张不明显。

（5）缩窄型：病变为短的环状狭窄，通常累及全周，长度不超过 5 cm，表面糜烂，多无溃疡，缩窄上方高度扩张。

以上分型以髓质型最常见，蕈伞型次之，其他各型较少见。此外还有少数患者从 X 线上不能分型。

2. 腹部加压法

患者取仰卧位，用加压带紧压左上腹部，使患者感到不能耐受为止。颈段食管采取仰卧头低位，胸段食管取平卧位，腹段食管可用立位。因腹部加压，服钡剂后食管可显示极度扩张，钡剂下行缓慢，利于透视检查。对于甚小的病变亦能清晰可见。

3. 纵隔充气造影

方法为在胸骨柄上气管旁注入氧气或空气 800 ~ 1 000 ml，视纵隔内压力而定。注气后以气管隆突为中心，拍正位及矢状面断层，断层间隔越密越好。根据肿瘤周围气体的分布来推测肿瘤周围有无粘连和粘连的轻重程度。本法对判断胸段食管癌能否手术切除有一定的帮助。

（二）生化检查

1. 食管脱落细胞学检查

食管脱落细胞学检查有确诊价值，方法简便，受检者痛苦小，假阳性率低。主要为拉网细胞学检查，检查者吞下双腔管带网气囊，当气囊通过病变后将空气注入气囊，逐步拉出气囊并使其表面细网与病变摩擦，直到距门齿 15 cm 刻度时抽尽空气取出网囊，去除网囊前端的黏液后将网囊表面的擦取物涂片并行巴氏染色细胞学检查。采用气囊拉网法采取脱落细胞标本直接涂片，用巴氏染色细胞学检查是普查时发现及诊断早期食管癌、贲门癌的重要方法，其诊断阳性率可在 95% 以上。为了避免发生误差，每例至少要获两次阳性才能确诊。若要确定肿瘤部位可行分段拉网。食管脱落细胞学检查结合 X 线钡餐检查可作为食管癌诊断依据，使大多数人免去食管镜检查。但全身状况较差，或有高血压、心脏病、晚期妊娠及出血倾向者不宜做此检查。若有食管狭窄不能通过脱落细胞采集器时，应行食管镜检查。

2. 肿瘤标志物

食管鳞癌尚未发现此种具有一定准确性的标志物。最敏感的免疫标志物 SCC 在良性食管瘤中常为阴性，而在食管癌患者血清阳性率为 40% ~ 52%，并随病变的进一步侵袭、淋巴结转移、病期变晚，以及肿瘤体积加大而增高，可惜在早期癌中很少出现阳性，且不论何期的低分化癌中也是阴性。另一免疫指标为 EGF 受体。用 ^{125}I EGF 结合测试发现高结合率者淋巴结转移多，预后差。其他肿瘤标志物如 CEA、CA50、CA19 - 9 等经过研究，无一能提供可靠的预后指标。

3. DNA 倍体

DNA 倍体与肿瘤的组织学关系密切，但与临床病期无关。在非整倍体患者中发现较高的淋巴结转移率及较多的食管外扩散，非整倍体与双倍体相比，在 12 个月内肿瘤复发率高达 83%（双倍体仅为 17%），中数生存较短，5 年生存率较低。但此种相关性仅适用于进展期患者。

（三）CT、MRI 检查

1. CT 检查

1）CT 检查方法

常规空腹检查。患者取仰卧位，连续扫描，在扫描时吞咽 1～2 口造影剂或空气，以便显示病变部位的食管腔。CT 检查前肌内注射解痉剂，有助于正常段的食管扩张及明确病变范围。再静脉注射造影剂行增强扫描，以显示纵隔血管及淋巴结。扫描范围从胸骨切迹到脐水平，以显示肝及腹部淋巴结。可照局部放大像以最好地显示食管和其周围组织。上段食管癌应自食管入口开始扫描，扫描间隔 1 cm。

2）食管癌 CT 影像

食管癌 CT 影像显示管壁呈环状或不规则增厚，可形成肿块突向腔内或腔外，管腔变小而不规则，或偏向一侧。CT 能发现气管、支气管、心包及主动脉有无受侵，CT 对判断纵隔器官受侵的灵敏度均很高，侵及主动脉检出率为 88%，气管支气管为 98%，心包为 100%。若管壁外轮廓不清，相邻组织脂肪层消失，表明肿瘤已蔓延到管壁之外；相邻的胸主动脉、气管或主支气管、肺静脉或心包与食管分界不清、变形，提示肿瘤广泛浸润。如 CT 见食管癌向腔外扩展，肿块与降主动脉、椎前软组织粘连在一起不能分开，或前壁与隆突及两侧主支气管后壁分界不清，则提示食管癌可能已侵及这些组织器官而不能手术切除。X 线钡餐检查怀疑不能手术切除的患者，可行 CT 检查以显示癌肿与周围的关系，对估计能否手术有一定帮助。

2. MRI 检查

食管癌的 MRI 检查表现为软组织肿块，在 T_1 加权图像上病变呈中等信号，T_2 加权图像上信号有增强，内信号不均。因可做横断、冠状及矢状三维成像，故显示肿物的大小、外侵的程度、是否侵及邻近器官等十分清楚。能显示是否侵及气管、支气管、肺门、肺动脉、心包及降主动脉等。此外，显示纵隔淋巴结肿大较 CT 检查为优，因此 MRI 检查在食管癌的分期及估计癌瘤能否手术切除，以及随诊观察方面均很有用。但设备及检查费用昂贵，限制了它的使用。

（四）腔镜和 B 超检查

1. 胸腔镜检查

胸腔镜检查对于胸部淋巴结的评价有重要的作用，还可以观察癌肿有无穿透食管外膜或侵犯邻近脏器。与腹腔镜联用可以得到比较准确的 TNM 分期。但对于胸膜粘连严重、凝血机制障碍及心肺功能不全者不宜行此项检查。

2. 腹腔镜检查

腹腔镜与胸腔镜联合使用可以得到比较准确的食管癌分期。腹腔镜能够直接观察肝脏、腹膜有无转移性病灶及检查胃周淋巴结。Bryan 在腹腔镜下进行腹腔灌洗用以判断患者的预后，方法是镜下用 200 ml 生理盐水冲洗腹腔，然后回吸 100 ml 行脱落细胞学检查，结果发现脱落细胞学检查阳性者平均存活时间为 122 天，而脱落细胞学检查阴性者平均存活时间为 378 天。Bryan 进一步指出，脱落细胞学检查阳性者只宜做姑息治疗而不宜手术切除。

3. B 超检查

B 超检查对食管癌的诊断无帮助，但腹部 B 超检查能发现腹膜后淋巴结转移、肝转移等。如有颈部淋巴结肿大的患者可行摘除做病理检查，以确定有无远处转移。

五、诊断与鉴别诊断

（一）诊断

1. 食管功能的检查

1）食管运动功能试验

（1）食管压力测定，适用于疑有食管运动失常的患者。

（2）酸清除试验，用于测定食管体部排出酸的蠕动效率。

2）胃食管反流测定

（1）食管的酸灌注试验。

（2）24 小时食管 pH 值监测。

（3）食管下括约肌测压试验。

2. 影像学诊断

1）X 线钡餐检查

X 线钡餐检查是诊断食管及贲门部肿瘤的重要手段之一，可为研究早期食管癌提供可靠资料，结合细胞学和食管内镜检查，可以提高食管癌诊断的准确性。食管癌 X 线钡餐检查不但要确定病灶部位、长度及梗阻程度，还需判断食管病灶有无外侵及外侵范围。

2）CT 检查

CT 检查可以清晰显示食管与邻近纵隔器官的关系，但难以发现早期食管癌。将 CT 与 X 线检查相结合，有助于食管癌诊断和分期水平的提高。

3. 食管脱落细胞学检查

食管脱落细胞学检查方法简便，操作方便、安全，患者痛苦小，准确率在 90% 以上，是食管癌大规模普查的重要方法。但对食管癌有出血及出血倾向者，或伴有食管静脉曲张者应禁忌行食管拉网细胞学检查；对食管癌 X 线片上见食管有深溃疡或合并高血压、心脏病及晚期妊娠者，应慎行食管拉网脱落细胞检查；对全身状况差，过于衰弱的患者应先改善患者一般状况后再行检查；合并上呼吸道及上消化道急性炎症者，应先控制感染再行检查。结合 X 线钡餐检查可作为食管癌的诊断依据，使大多数患者免受食管镜检查痛苦。但食管狭窄有梗阻时，不能使用此法，应进行食管镜检查。

4. 食管镜检查

食管镜检查已经广泛用于食管癌的诊断。食管镜检查可以直接观察肿瘤大小、形态和部位，为临床医生提供治疗的依据，同时也可在病变部位做活检或镜刷检查。食管镜检查与脱落细胞学检查相结合，是食管癌理想的诊断方法。

（二）鉴别诊断

1. 食管良性肿瘤

最常见食管良性肿瘤为平滑肌瘤，可发生于食管的各个部位，以下段多见。病程较长，无特异的临床症状与体征。X 线钡餐检查显示突向管腔内的光滑圆形的附壁性充盈缺损，表面无溃疡。局部管腔扩张度正常。其内镜表现常为一隆起型肿物，表面覆盖着光滑、完整的黏膜。偶尔在其中央由于没有充分的血供而有溃疡形成。触及肿物有滑动感。超声内镜检查术（EUS）的特征为有边界明确的均质低回声或弱回声，偶呈无回声病变，少数患者有不均质回声和小规则的边缘。表面为超声扫描正常表现的黏膜，其通常位于黏膜下固有肌层。平滑肌瘤可压迫，但不侵犯到周围组织。若伴有不均质回声、边缘不清晰或不规则的黏膜下肿瘤多考虑平滑肌肉瘤。CT 征象有突入腔内或腔外的软组织密度的圆形肿块，有时呈新月状，表面光滑，内部密度均匀，管壁局灶性增厚，体积较大的肿块可使周围组织受压、移位。MRI 多呈中等 T_1 和 T_2 的肌肉信号，边缘光整的肿块影。确诊需靠获得组织病理学证据。

2. 食管结核

食管结核比较少见，多为继发性，常位于食管中段。其缺乏特异性症状，临床表现主要取决于病理类型和侵犯的范围，可有不同程度的吞咽困难或疼痛、阻塞感、体重减轻等。病程进展慢，多见于青壮年，常有结核病史。X 线钡餐检查无特异性表现，可见病变部位缩窄僵硬、黏膜溃疡充盈缺损或破坏、瘘管、食管旁淋巴结肿大、食管移位等。内镜可见浅表、不规则、基底灰白色的溃疡，边缘黏膜有黄色结核小结节。增殖型见黏膜水肿、增厚、管腔狭窄。粟粒型见黏膜黄色粟粒样结节。活检标本发现结核性肉芽肿和抗酸杆菌可确诊。

3. 贲门失弛缓症

贲门失弛缓症病程较长，吞咽困难时轻时重，多呈间歇性发作，常伴胸骨后疼痛、反流症状，多在进餐后发作。服用硝酸甘油类、钙通道阻滞剂、解痉剂等常能使症状缓解。X 线钡餐检查典型的表现为食管下段呈光滑鸟嘴状或漏斗状狭窄，食管体部不同程度地扩张。食管腔内压力测定发现患者食管下括约肌压力升高，食管下括约肌长度大于正常，吞咽后食管下括约肌松弛障碍等。内镜可见食管腔呈同心圆狭窄，黏膜光滑，色泽正常或有充血、水肿、增厚，有时可见黏膜糜烂或浅小溃疡等。黏膜活检病理检查有助鉴别诊断。EUS 可发现胃食管连接处和远端食管壁同心增厚，尤其是固有肌层增厚，但更常见所有组织层均有受累。若是肿瘤浸润引起的假性失弛缓症时，EUS 表现为管壁偏心增厚，伴有不规则外缘与低回声不对称的病变，正常层次结构破坏，常侵犯邻近组织。

4. 食管静脉曲张

食管静脉曲张患者常有肝硬化、门静脉高压症的体征和症状，诉有吞咽困难。X 线钡餐检查可见食管下段黏膜皱襞增粗迂曲或呈串珠样充盈缺损、管壁柔软、管腔扩张不受限。内镜可见曲张的静脉，或呈直行、略迂曲，或呈蛇行迂曲、隆起于黏膜面，或呈串珠结节状隆起、部分阻塞管腔。EUS 表现为圆形无回声、蛇形盘旋状管样结构，可行于壁内或壁外，多位于黏膜下层。

5. Barrett 食管

Barrett 食管主要症状与反流性食管炎及其伴随病变有关。最常见的症状为吞咽不适、胸骨后疼痛、烧心、反胃等。X 线钡餐检查可见滑动性裂孔疝，食管下段局限性环状狭窄、溃疡、黏膜网格状或颗粒状微细结构改变等。内镜是最常用、最可靠的方法，可见食管贲门交界的齿状线上移，呈全周型、舌型、岛型；黏膜充血水肿、糜烂、狭窄或溃疡。确诊靠组织学检查。从内镜活检孔向可疑部位喷洒卢戈碘液，柱状上皮不着色，在此取活检有助于提高诊断率。EUS 可显示食管壁局灶性增厚。由于 EUS 可获得食管壁高分辨率的影像，因此可能是在 Barrett 食管患者中发现早癌的有用方法。

6. 食管良性狭窄

食管良性狭窄者多有化学灼伤史（吞服强碱、强酸、某些药物等）。患者常于吞服后立即发生严重的灼伤及不同程度的胸痛、吞咽困难、作呕与流涎。由瘢痕狭窄所致咽下困难，多有明确的诱因。X 线钡餐检查可见食管狭窄、黏膜消失、管壁僵硬等。内镜能在直视下评估食管灼伤的部位、范围及严重程度，但操作务必慎重，避免食管穿孔。

六、治疗

（一）治疗原则

应强调早期发现、早期诊断及早期治疗，其治疗原则是以手术为主的综合性治疗。主要治疗方法有手术、放疗、化疗、免疫治疗等。

（二）治疗方法

1. 手术治疗

1）大型手术治疗

外科手术是治疗早期食管癌的首选方法。食管癌患者一经确诊，身体条件允许即应采取手术治疗。根据病情可分姑息手术和根治性手术两种。姑息手术主要对晚期不能根治或放疗后的患者，为解决进食困难而采用食管胃转流术、胃造瘘术、食管腔内置管术等。根治性手术根据病变部位和患者具体情况而定，原则上应切除食管大部分，食管切除范围至少应距肿瘤 5 cm。下段癌手术切除率在 90%，中段癌切除率在 50%，上段癌手术切除率在 56.3% ~92.9%。

手术的禁忌证：

（1）临床 X 线等检查证实食管病变广泛并累及邻近器官，如气管、肺、纵隔、主动脉等。

（2）有严重心肺或肝肾功能不全或恶病质不能耐受手术者。

2）小型手术治疗

一般临床建议晚期患者（几乎不能下咽的患者）放支架，这是一个小型手术，把一个很小的支架放入病灶部位，撑开，扩充食管（瞬间撑开会很疼），以达到能让患者可以进食，不过这个只能短期地延续生命，适合已经不能做手术切除的患者。

2. 放射治疗

食管癌放疗的适应证较宽，除了食管穿孔形成食管瘘，远处转移，明显恶病质，严重的心、肺、肝等疾病外，均可行放疗。

1）适应证

（1）患者一般情况在中等以上。

（2）病变长度不超过 8 cm 为宜。

（3）无锁骨上淋巴结转移，无声带麻痹，无远处转移。

（4）可进半流质或普食。

（5）无穿孔前征象，无显著胸背痛。

（6）应有细胞学或病理学诊断，特别是表浅型食管癌。

食管癌穿孔前征象：

（1）尖刺突出：病变处尖刺状突出，小者如毛刺，大者如楔形。

（2）龛影形成：为一较大溃疡。

（3）憩室样变：形成与一般食管憩室相似，多发生在放疗后。

（4）扭曲成角：食管壁失去正常走行，似长骨骨折后错位。

（5）纵隔炎：纵隔阴影加宽，患者体温升高，脉搏加快，胸背痛。

穿孔后预后很差，大部患者于数月内死亡。

2）照射剂量

通常肿瘤照射量为 60～70 Gy/6～7 周。

3）外照射的反应

（1）食管反应：肿瘤照射量在 10～20 Gy/1～2 周时，食管黏膜水肿，可以加重咽下困难，一般可不作处理，照射量在 30～40 Gy/3～4 周，可产生咽下痛及胸骨后痛，宜对症处理。

（2）气管反应：咳嗽，多为干咳，痰少。

4）并发症

（1）出血：发生率约为 1%。应在选择患者时，对那些有明显溃疡，尤其是有毛刺状突出的较深溃疡者，应特别谨慎，减少每次照射剂量，延长总治疗时间，在放疗过程中，应经常行 X 线钡餐观察。

（2）穿孔：发生率约为 3%，可穿入气管，形成食管气管瘘或穿入纵隔，造成纵隔炎症。

（3）放射性脊髓病：放射性脊髓病是头、颈、胸部恶性肿瘤放疗的严重并发症之一。潜伏期多在照射后 1～2 年。

3. 综合治疗

1）术前放射治疗

常规法为 40～50 Gy/4～5 周，结束后 2～4 周手术。

2）术前放化疗

临床分期Ⅲ期有潜在可能切除肿瘤的患者。

4. 中医治疗

中医认为，食管癌病机的根本为阳气虚弱，机体功能下降，治疗宜温阳益气，扶助正气，提高机体功能，所以治疗主要体现这一中医治疗原则。关于食管癌的分证各有不同，立法用药亦随之而异。但治法总不离疏肝理气、活血化瘀、软坚散结、扶正培本、生津润燥、清热解毒、抗癌止痛、温阳益气等。

七、护理

（一）心理护理

患者有进行性吞咽困难，日益消瘦，对手术的耐受能力差，对治疗缺乏信心，同时对手术存在着一定程度的恐惧心理。因此，应针对患者的心理状态进行解释、安慰和鼓励，建立充分信赖的护患关系，使患者认识到手术是彻底的治疗方法，使其乐于接受手术。

加强情志护理，安慰患者，消除紧张、恐惧、抑郁、颓丧等心理，耐心做好治疗解释工作。有脱发者，可配置发套，病情允许的情况下，可以组织患者散步及参加娱乐活动，尽量使患者在接受化疗过程中处于最佳身心状态。

（二）加强营养

尚能进食者，应给予高热量、高蛋白、高维生素的流质或半流质饮食。不能进食者，应静脉补充水分、电解质及热量。低白蛋白血症的患者，应输血或血浆白蛋白给予纠正。

（三）重视饮食调护

治疗期间应给予清淡、营养丰富、易于消化的食物，并应注重食物的色、香、味、形，以增进食欲，保证营养；治疗间歇阶段则宜多给具有补血、养血、补气作用的食品，以提高机体的抗病能力。

1）当患者出现哽噎感时，不要强行吞咽，否则会刺激局部癌组织出血、扩散、转移和疼痛。在哽噎严重时应进流质或半流质。

2）避免进食冷流质，放置较长时间的偏冷的面条、牛奶、蛋汤等也不能喝。因为食管狭窄的部位对冷食刺激十分明显，容易引起食管痉挛，发生恶心、呕吐、疼痛和胀麻等感觉。所以进食以温食为好。

3）不能吃辛、辣、臭、腥的刺激性食物，因为这些食物同样能引起食管痉挛，使患者产生不适。对于完全不能进食的食管癌患者，应采取静脉高营养的方法输入营养素以维持患者机体的需要。

（四）术后护理

食管癌术后并发症的处理在食管癌治疗中具有重要的意义，食管癌术后往往会伴有不同程度的并发症，除吻合口瘘外，患者还可出现腹泻、反流性食管炎、功能性胸胃排空障碍及呼吸道感染等，对于食管癌术后并发症的处理主要表现在以下几个方面：

1. 功能性胸胃排空障碍

食管癌切除术后，常易出现胃运动失常，引起功能性胸胃排空障碍而导致大量胃内容物潴留，这是食管癌术后的并发症之一。

处理措施：根据具体情况遵医嘱积极予以倒置胃管引流、胃管胃肠减压、空肠造瘘或胃液回输等治疗，并给予肠内、肠外营养支持和药物调理胃肠道功能等处理，改善恶心、呕吐症状，促进患者胸胃功能的恢复，提高生活质量。

2. 反流性食管炎

反流性食管炎是食管癌术后常见的并发症，主要表现为每餐后身体前屈或夜间卧床睡觉时有酸性液体或食物从胃食管反流至咽部或口腔，伴有胸骨后灼烧感或疼痛感、咽下困难等症状。

处理措施：食管癌术后患者进食应取半卧位或坐位，可选用流质、半流质，宜少量多餐，吞咽动作要慢，忌烟酒、辛辣等刺激性较强的食物；避免餐后立即平卧，卧时床头抬高 20～30 cm，裤带不宜束得过紧，避免各种引起腹压增高的行为。

3. 食管癌术后呼吸道感染

食管癌术后呼吸道感染表现为咳嗽、胸闷、呼吸困难等症状，为食管癌术后常见的并发症之一。

处理措施：可应用抗生素至体温正常时止。加强呼吸道护理，协助鼓励患者排痰，作呼吸运动。

4. 严重腹泻

食管癌切除术后胃肠功能紊乱导致腹泻，目前临床多认为与迷走神经切断、胃泌素浓度增高有关。假膜性肠炎是一种少见的并发症，发病急，处理不及时可导致死亡。

处理措施：确诊假充膜性肠炎后，应立即停止一切正在使用的抗生素，可使用万古霉素等，补充水分和电解质，重建正常之肠道菌群。加强护理，记 24 小时出入量。

八、防控

预防食管癌的发生无疑是控制食管癌的最根本措施，根据食管癌发生发展的多阶段性，即从启动、促进、演进阶段，从病因学、发病学和临床医学演进的观点出发，将预防食管癌的发生发展分为三级：

（一）一级预防

一级预防即病因学预防，是降低食管癌发病率的根本途径，与流行病学研究和病因学研究的进展密切相关，这是最理想的方法，但困难很大，目前还很难全面开展。

1. 改变喜食霉变食物、酸菜的习惯

目前已有充分证据说明食用霉变食物特别是食用霉窝窝头和鱼露是食管癌发病的重要因素之一，因此应大力宣传这类食品对人体健康的危害，使群众少吃或不吃，同时鼓励多吃蔬菜和水果，以补充维生素 C。霉变的食物，一方面产生霉菌毒素或代谢产物，一方面促进亚硝胺的内合成，是导致食管癌的主要病因，多吃新鲜蔬菜或补充维生素 C

可阻断体内亚硝胺的合成，可使胃内亚硝胺含量降低，从而降低胃内亚硝胺的暴露水平。另外，林县的营养预防试验发现，补充核黄素和烟酸能降低食管癌的发病率。同时也应积极研究科学的酸菜制作和保存方法，以满足当地居民世代以来养成的传统饮食习惯。

改变不良饮食习惯，不吃霉变食物，少吃或不吃酸菜。改良水质，减少饮水中亚硝酸盐含量。推广微量元素肥料，纠正土壤缺钼等微量元素状况。应用中西药物和维生素 B_2 治疗食管上皮增生，以阻断癌变过程。积极治疗食管炎、食管白斑、贲门失弛缓症、食管憩室等与食管癌发生相关的疾病。监测易感人群，普及防癌知识，提高防癌意识。

2. 预防粮食霉变

霉变的粮食含有多种致癌的毒素，因此，积极开展粮食的防霉去毒工作非常重要，特别是应宣传家庭储粮防霉的重要性。一般粮食的含水量在 13% 以下可达到防霉的要求，一旦发现粮食已经霉变，勤晒，食用时挑拣，多次清洗并加碱处理，可有效减少霉菌毒素的摄入。

3. 加强饮用水的卫生管理

现已发现食管癌高发区水中的亚硝胺含量明显高于低发区。因此，搞好环境卫生，防止水源污染十分重要，逐渐减少饮用沟塘水，推广自来水。对食用的沟塘水进行漂白粉消毒，可明显降低水中亚硝胺含量和杀灭其他传染病菌。

4. 预防遗传致病因素

食管癌具有较普遍的家族聚集现象，表明食管癌家族史的患癌易感性确实存在，应加强同代人群的监测工作。患者为男性，就加强男性监测，特别是 49 岁以上的人群；若患者是女性，应加强女性监测，特别是 50~69 岁的人群；并且应把 3 代人中发生过 2 例或 2 例以上食管癌死亡的家庭当作高危家庭，把这些家庭中 40~69 岁的成员当作高风险人群，定期体检，提供预防性药物或维生素，劝导改变生活习惯等，对降低食管癌发病率具有一定的积极意义。

（二）二级预防

对于食管癌，当前要完全做到一级预防是不可能的。由于食管癌的发生、发展时间较长，如能做到早期发现、早期诊断并予以及时治疗，特别是阻断癌前病变的继续发展，是当前现实可行的肿瘤预防方法。

1. 普查

将高发区年龄在 35 岁以上，有食管癌家族史，或存在食管上皮增生的患者定为高危人群，予以重点监测，并且对食管癌高发区 35 岁以上居民尽量予以普查。普查以食管拉网细胞学检查为主，发现可疑患者，应尽快进行内镜检查，以达到早期诊断的目的。对食管癌的早期表现，如"吞咽不适感"应使高发区广大人群所熟知，可使患者的就诊时间提前，以便早日诊断和治疗。

2. 癌前病变的药物预防

食管癌的癌前病变主要指食管上皮重度增生，用抗癌乙Ⅲ片（山豆根、败酱草、白鲜皮、黄药子、夏枯草、草河车六味药组成的抗癌乙片内加 2 mg 5 - FU）、抗癌乙片和太洛龙治疗食管上皮重度增生，未治疗组癌变率为 7.4%；治疗组癌变率，抗癌乙Ⅲ片组为 2.5%，抗癌乙片组为 1.4%，太洛龙组为 2.3%，均较未治疗组有显著差异且恢复正常者亦多于未治疗组。

（三）三级预防

对食管癌患者经各种方法治疗后应进行康复工作，使其减少并发症，提高生存率和生存质量。对晚期患者施行止痛和临终关怀。对患者应该从生理、心理等各方面予以关怀。现各地先后成立了俱乐部、抗癌协会、学校等组织，邀请医务人员对治疗后患者进行定期随访、复查，指导他们的饮食、卫生、劳动、生活，劝阻吸烟、酗酒，纠正不良生活饮食习惯，对他们的各方面的问题给予咨询，及时给予必要的治疗，以提高他们的生存质量，延长生存时间。

（田玉姝）

第二节 肺 癌

肺癌是最常见的肺原发性恶性肿瘤，绝大多数肺癌起源于支气管黏膜上皮，故亦称支气管肺癌。肺癌的分类较多，可从解剖学、组织学分类，分类是因为各种肺癌的病理特点、治疗及预后不甚相同。

肺癌是发病率和死亡率增长最快，对人群健康和生命威胁最大的恶性肿瘤之一。近 50 年来许多国家都报道肺癌的发病率和死亡率均明显增高，男性肺癌发病率和死亡率均占所有恶性肿瘤的第一位，女性发病率占第二位，死亡率占第二位。肺癌的病因至今尚不完全明确，大量资料表明，长期大量吸烟与肺癌的发生有非常密切的关系。此外，吸烟不仅直接影响本人的身体健康，还对周围人群的健康产生不良影响，导致被动吸烟者肺癌患病率明显增加。城市居民肺癌的发病率比农村高，这可能与城市大气污染和烟尘中含有致癌物质有关。因此，应该提倡不吸烟，并加强城市环境卫生工作。

一、病因

肺癌的病因至今尚不完全明确，大量资料表明肺癌的危险因子包含吸烟（包括二手烟）、石棉、氡、砷、电离辐射、卤素烯类、多环性芳香化合物、镍等。

1. 吸烟

肺癌的病因比较复杂。其发生与吸烟有密切关系。长期吸烟可引致支气管黏膜上皮细胞增生，鳞状上皮化生诱发鳞状上皮癌或未分化小细胞癌，无吸烟嗜好者虽然也可患肺癌，但以腺癌较常见，纸烟燃烧时释放致癌物质。烟草的组成成分及燃烧时的烟雾中含有苯丙芘、砷、亚硝胺类多种致癌和促癌物质。据统计，70% ~ 80% 的肺癌是由长期吸烟引起的，吸烟人群肺癌死亡率比不吸烟人群高 10 ~ 20 倍，吸烟时间越长、吸烟的支数越多和开始吸烟的年龄越小，患肺癌的机会越大。妇女配偶吸烟肺癌的发病率较配偶不吸烟者高 2 倍以上。

2. 职业因素

职业因素指从事石棉、砷、铬、镍、煤焦油以及放射性元素有关的职业，由于长期接触致癌物质，肺癌的发病率高。例如云南个旧锡矿作业环境中砷和放射性氡的浓度高，是肺癌发病率高的重要因素。

3. 大气污染

已知工业废气、煤和汽油燃烧造成的大气污染，是城市较农村肺癌发病率高的因素之一。

4. 肺部慢性疾病

肺结核、硅肺、尘肺等可与肺癌并存，这些患者肿瘤的发病率高于正常人。此外肺支气管慢性炎症以及肺纤维瘢痕病变在愈合过程中可能引起鳞状上皮化生或增生，在此基础上部分患者可发展成为癌症。

5. 人体内在因素

如免疫功能降低、代谢活动及内分泌功能失调等易发生肺癌。

6. 营养状况

维生素 E、维生素 B_2 的缺乏及不足在肺癌患者中较为突出。食物中长期缺乏维生素 A、维甲类、β 胡萝卜素和微量元素（锌、硒）等易发生肺癌。

7. 遗传等因素

家族聚集、遗传易感性也可能在肺癌的发生中起重要作用。许多研究证明，遗传因素可能在对环境致癌物易感的人群和（或）个体中起重要作用。

二、分型

肺癌的组织学分型如下所示：

（一）小细胞肺癌

小细胞肺癌占肺癌的 30%。近 20% 的肺癌患者属于这种类型；小细胞肺癌肿瘤细胞倍增时间短，进展快，常伴内分泌异常或类癌综合征；由于患者早期即发生血行转移且对放化疗敏感，故小细胞肺癌的治疗应以全身化疗为主，联合放疗和手术为主要治疗手段。综合治疗系治疗小细胞肺癌成功的关键。

（二）非小细胞肺癌

约 80% 的肺癌属于这种类型。这种区分是相当重要的，因为对这两种类型的肺癌的治疗方案是截然不同的。小细胞肺癌患者主要用化疗治疗，外科治疗对这种类型肺癌患者并不起主要作用。外科治疗主要适用于非小细胞肺癌患者。

1. 鳞癌

鳞癌占肺癌的 45%。可分为高分化、中分化与低分化鳞癌。鳞癌多为中心型肺癌，瘤内常见大块坏死及空洞形成。

2. 腺癌

腺癌占肺癌的 10% 以上。女性多于男性。3/4 的腺癌为周围型肺癌。易发生转移及血性胸腔积液。

3. 腺鳞癌

腺鳞癌为一种具有鳞癌、腺癌两种成分的癌，其生物学行为与腺癌相似。

4. 类癌

类癌是一种内分泌系统肿瘤，常为中心型肺癌。嗜银细胞染色呈阳性。肿瘤可多发，属低度恶性，瘤体小，较少向外转移。

三、分期

分期是定义癌症扩散程度的方法。分期非常重要，这是因为恢复和治疗可能的概况取决于癌症的分期。例如，某期的癌症可能最好手术治疗，而其他期的最好采用化疗和放疗联合治疗。小细胞肺癌和非小细胞肺癌的分期体系不一样。肺癌患者的治疗和预后（存活可能概况）在很大程度上取决于癌症的分期和细胞类型。CT、MRI、骨髓活检、纵隔镜和血液学检查等可用于癌症的分期。

（一）TNM 分期

1. 原发肿瘤（T）

T_x：未发现原发肿瘤。

T_0：无原发肿瘤的证据。

T_{is}：原位癌。

T_1：肿瘤最大直径 ≤3 cm。

T_{1a}：肿瘤最大直径 ≤1 cm。

T_{1b}：1 cm < 肿瘤最大直径 ≤2 cm。

T_{1c}：2 cm < 肿瘤最大直径 ≤3 cm。

T_2：3 cm < 肿瘤最大径 ≤5 cm；侵犯主支气管（侵犯限于支气管壁时，虽可能侵犯主支气管，仍为 T_1），但未侵及隆突；侵及脏胸膜；有阻塞性肺炎或者部分肺不张。符合以上任何一个条件即为 T_2。

T_{2a}：3 cm < 肿瘤最大直径 ≤4 cm。

T_{2b}：4 cm < 肿瘤最大直径 ≤5 cm。

T_3：5 cm < 肿瘤最大径 ≤7 cm；侵袭胸壁、膈神经、心包；全肺肺不张肺炎；同一肺叶出现孤立性癌结节。符合以上任何一个条件即为 T_3。

T_4：肿瘤最大径 >7 cm；侵袭纵隔、心脏、大血管、隆突、喉返神经、主气管、食管、椎体、膈肌；同侧不同肺叶内出现孤立癌结节。

2. 区域淋巴结转移（N）

N_x：无法评估。

N_0：无区域淋巴结转移。

N_1：同侧支气管周围和（或）同侧肺门淋巴结以及肺内淋巴结有转移。

N_2：同侧纵隔内和（或）隆突下淋巴结转移。

N_3：对侧纵隔、对侧肺门、同侧或对侧前斜角肌及锁骨上淋巴结转移。

3. 远处转移（M）

M_x：无法判断。

M_0：无远处转移。

M_1：有远处转移。

（二）TNM 分期与临床分期的关系

隐性癌：$T_x N_0 M_0$。

0 期：$T_{is} N_0 M_0$。

I_A 期：$I A_1$，$T_{is} N_0 M_0$；　$I A_2$，$T_{1b} N_0 M_0$；　$I A_3$，$T_{1c} N_0 M_0$。

I_B 期：$T_{2a} N_0 M_0$。

II_A 期：$T_{2b} N_0 M_0$。

II_B 期：$T_3 N_0 M_0$；$T_{1a \sim 2b} N_1 M_0$。

III_A 期：$T_4 N_0 M_0$；$T_{3 \sim 4} N_1 M_0$；$T_{1a \sim 2b} N_2 M_0$。

III_B 期：$T_{3 \sim 4} N_2 M_0$；$T_{1a \sim 2b} N_3 M_0$。

III_C 期：$T_{3 \sim 4} N_3 M_0$。

IV_A 期：$T_{1 \sim 4} N_{0 \sim 3} M_{1a \sim 1b}$。

IV_B 期：$T_{1 \sim 4} N_{0 \sim 3} M_{1c}$。

四、临床表现

肺癌的临床表现比较复杂，症状和体征的有无、轻重以及出现的早晚取决于肿瘤发生部位、病理类型、有无转移及有无并发症，以及患者的反应程度和耐受性的差异。肺癌早期症状常较轻微，甚至可无任何不适。中央型肺癌症状出现早且重，周围型肺癌症状出现晚且较轻，甚至无症状，常在体检时被发现。肺癌的症状大致分为：局部症状、全身症状、肺外症状、外侵和转移症状。

（一）局部症状

局部症状是指由肿瘤本身在局部生长时刺激、阻塞、浸润和压迫组织所引起的症状。

1. 咳嗽

咳嗽是最常见的症状，以咳嗽为首发症状者占 35% ~ 75%。肺癌所致的咳嗽可能与支气管黏液分泌的改变、阻塞性肺炎、胸膜侵犯、肺不张及其他胸内并发症有关。肿瘤生长于管径较大、对外来刺激敏感的段以上支气管黏膜时，可产生类似异物样刺激引起的咳嗽，典型的表现为阵发性刺激性干咳，一般止咳药常不易控制。肿瘤生长在段以下较细小支气管黏膜时，咳嗽多不明显，甚至无咳嗽。对于吸烟或慢性支气管炎的患者，如咳嗽程度加重，次数变频，咳嗽性质改变如呈高音调金属音时，尤其是老年人，要高度警惕肺癌的可能性。

2. 痰中带血或咯血

痰中带血或咯血亦是肺癌的常见症状，以此为首发症状者约占 30%。由于肿瘤组织血供丰富，质地脆，剧咳时血管破裂而致出血，咯血亦可能由肿瘤局部坏死或血管炎引起。肺癌咯血的特征为间断性或持续性、反复少量的痰中带血丝，或小量咯血，偶因较大血管破裂、大的空洞形成或肿瘤破溃入支气管与肺血管而导致难以控制的大咯血。

3. 胸痛

以胸痛为首发症状者约占 25%。常表现为胸部不规则的隐痛或钝痛。大多数情况下，周围型肺癌侵犯壁胸膜或胸壁，可引起尖锐而断续的胸膜性疼痛，若继续发展，则演变为恒定的钻痛。难以定位的轻度的胸部不适有时与中央型肺癌侵犯纵隔或累及血管、支气管周围神经有关，而恶性胸腔积液患者有 25% 诉胸部钝痛。持续尖锐剧烈、不易为药物所控制的胸痛，则常提示已有广泛的胸膜或胸壁侵犯。肩部或胸背部持续性疼痛提示肺叶内侧近纵隔部位有肿瘤外侵可能。

4. 胸闷、气急

约有 10% 的患者以胸闷、气急为首发症状，多见于中央型肺癌，特别是肺功能较差的患者。引起呼吸困难的原因主要包括：

1）肺癌晚期，纵隔淋巴结广泛转移，压迫气管、隆突或主支气管时，可出现气急，甚至窒息症状。

2）大量胸腔积液压迫肺组织并使纵隔严重移位，或有心包积液时，也可出现胸闷、气急、呼吸困难，但抽液后症状可缓解。

3）弥漫性细支气管肺泡癌和支气管播散性腺癌，使呼吸面积减少，气体弥散功能障碍，导致严重的通气/血流失调，引起呼吸困难逐渐加重，常伴有发绀。

4）其他：包括阻塞性肺炎，肺不张，淋巴管炎性肺癌，肿瘤微栓塞，上气道阻塞，自发性气胸以及合并慢性肺疾病［如慢性阻塞性肺疾病（COPD）］。

5. 声音嘶哑

有 5% ~18% 的肺癌患者以声嘶为第一主诉，通常伴随有咳嗽。声嘶一般提示直接的纵隔侵犯或淋巴结长大累及同侧喉返神经而致左侧声带麻痹。声带麻痹亦可引起程度不同的上气道梗阻。

（二）全身症状

1. 发热

以此为首发症状者占 20% ~30%。肺癌所致的发热原因有两种：

1）炎性发热

中央型肺癌生长时，常先阻塞段或支气管开口，引起相应的肺叶或肺段阻塞性肺炎或不张而出现发热，但多在 38℃ 左右，很少超过 39℃，抗生素治疗可能奏效，阴影可能吸收，但因分泌物引流不畅，常反复发作，约 1/3 的患者可在短时间内反复在同一部位发生肺炎。周围型肺癌多在晚期因肿瘤压迫邻近肺组织引起炎症而发热。

2）癌性发热

多由肿瘤坏死组织被机体吸收所致，此种发热用抗炎药物治疗无效，激素类或吲哚类药物有一定疗效。

2. 消瘦和恶病质

肺癌晚期由于感染、疼痛所致食欲减退，肿瘤生长和毒素引起消耗增加，以及体内肿瘤坏死因子（TNF）、瘦素（Leptin）等细胞因子水平增高，可引起严重的消瘦、贫血、恶病质。

（三）肺外症状

由于肺癌所产生的某些特殊活性物质（包括激素、抗原、酶等），患者可出现一种或多种肺外症状，常可出现在其他症状之前，并且可随肿瘤的消长而消退或出现，临床上以肺源性骨关节增生症较多见。

1. 肺源性骨关节增生症

临床上主要表现为杵状指（趾），长骨远端骨膜增生，新骨形成，受累关节肿胀、疼痛和触痛。长骨以胫腓骨、肱骨和掌骨，关节以膝、踝、腕等大关节较多见。杵状指（趾）发生率约为29%，主要见于鳞癌；增生性骨关节病发生率为1%～10%，主要见于腺癌，小细胞肺癌很少有此种表现。确切的病因尚不完全清楚，可能与雌激素、GH或神经功能有关，手术切除癌肿后可获缓解或消退，复发时又可出现。

2. 与肿瘤有关的异位激素分泌综合征

约10%患者可出现此类症状，可作为首发症状出现。另有一些患者虽无临床症状，但可检测出一种或几种血浆异位激素增高。此类症状多见于小细胞肺癌。

1）异位 ACTH 分泌综合征

异位 ACTH 分泌综合征是由于肿瘤分泌 ACTH 或 CRH 活性物质，使血浆皮质醇增高。临床症状与库欣综合征大致相似，可有进行性肌无力、周围性水肿、高血压、糖尿病、低钾性碱中毒等，其特点为病程进展快，可出现严重的精神障碍，伴有皮肤色素沉着，而向心性肥胖、多血质、紫纹多不明显。该综合征多见于腺癌及小细胞肺癌。

2）异位促性腺激素分泌综合征

异位促性腺激素分泌综合征是由于肿瘤自主性分泌 LH 及人绒毛膜促性腺激素（HCG）刺激性腺类固醇分泌所致。多表现为男性双侧或单侧乳腺发育，可发生于各种细胞类型的肺癌，以未分化癌和小细胞癌多见。偶可见阴茎异常勃起，除与激素异常分泌有关外，也可能因阴茎血管栓塞所致。

3）异位甲状旁腺激素分泌综合征

异位甲状旁腺激素分泌综合征是由于肿瘤分泌甲状旁腺激素或一种溶骨物质（多肽）所致。临床上以高血钙、低血磷为特点，症状有食欲减退、恶心、呕吐、腹痛、烦渴、体重下降、心动过速、心律不齐、烦躁不安和精神错乱等。多见于鳞癌。

4）异位胰岛素分泌综合征

异位胰岛素分泌综合征临床表现为亚急性低血糖症候群，如精神错乱、幻觉、头痛等。其原因可能与肿瘤大量消耗葡萄糖、分泌类似胰岛素活性的体液物质或分泌胰岛素释放多肽等有关。

5）类癌综合征

类癌综合征是由于肿瘤分泌 5 – HT 所致。表现为支气管痉挛性哮喘、皮肤潮红、阵发性心动过速和水样腹泻等。多见于腺癌和燕麦细胞癌。

6）类重症肌无力综合征

类重症肌无力综合征（Eaton – Lambert 综合征）是因肿瘤分泌箭毒性样物质所致。表现为骨骼肌力减退和极易疲劳。多见于小细胞未分化癌。其他尚有周围性神经病、脊根节细胞与神经退行性变、亚急性小脑变性、皮质变性、多发性肌炎等，可出现肢端疼痛无力、眩晕、眼球震颤、共济失调、步履艰难及痴呆。

7）异位 GH 综合征

异位 GH 综合征表现为肥大性骨关节病，多见于腺癌和未分化癌。

8）抗利尿激素分泌异常综合征

抗利尿激素分泌异常综合征由于癌组织分泌大量的抗利尿激素或具有抗利尿作用的多肽物质所致。其主要临床特点为低钠血症，伴有血清和细胞外液低渗透压（<270 mOsm/L）、肾脏持续排钠、尿渗透压大于血浆渗透压（尿比重 > 1. 200）和水中毒。多见于小细胞肺癌。

3. 其他表现

1）皮肤病变

黑棘皮病和皮肤炎多见于腺癌，皮肤色素沉着是由于肿瘤分泌黑素细胞刺激素（MSH）所致，多见于小细胞癌。其他尚有硬皮病、掌跖皮肤过度角化症等。

2）心血管系统

各种类型的肺癌均可造成凝血机制异常，出现游走性静脉栓塞、静脉炎和非细菌性栓塞性心内膜炎，可在肺癌确诊前数月出现。

3）血液学系统

可有慢性贫血、紫癜、红细胞增多、类白血病样反应。可能为铁质吸收减少、红细胞生成障碍及红细胞寿命缩短、毛细血管性渗血性贫血等原因所致。此外，各种细胞类型的肺癌均可出现弥散性血管内凝血（DIC），可能与肿瘤释放促凝血因子有关。鳞癌患者可伴有紫癜。

（四）外侵和转移症状

1. 淋巴结转移

最常见的是纵隔淋巴结和锁骨上淋巴结，多在病灶同侧，少数可在对侧，多为较坚硬，单个或多个结节，有时可为首发的主诉而就诊。气管旁或隆突下淋巴结肿大可压迫气管，出现胸闷、气急甚至窒息。压迫食管可出现吞咽困难。

2. 胸膜受侵和（或）转移

胸膜是肺癌常见的侵犯和转移部位，包括直接侵犯和种植转移。临床表现因有无胸腔积液及胸腔积液的多寡而异，胸腔积液的成因除直接侵犯和转移外，还包括淋巴结的阻塞以及伴发的阻塞性肺炎和肺不张。常见的症状有呼吸困难、咳嗽、胸闷与胸痛等，亦可完全无任何症状；查体时可见肋间饱满、肋间增宽、呼吸音减低、语颤减低、叩诊实音、纵隔移位等；胸腔积液可为浆液性、浆液血性或血性，多数为渗出液，恶性胸腔积液的特点为增长速度快，多呈血性。罕见的肺癌可发生自发性气胸，其机制为胸膜的直接侵犯和阻塞性肺气肿破裂，多见于鳞癌，预后不良。

3. 上腔静脉综合征

肿瘤直接侵犯或纵隔淋巴结转移压迫上腔静脉，或腔内的栓塞，使其狭窄或闭塞，造成血液回流障碍，出现一系列症状和体征，如头痛、颜面部浮肿、颈胸部静脉曲张、压力增高、呼吸困难、咳嗽、胸痛以及吞咽困难，亦常有弯腰时晕厥或眩晕等。前胸部和上腹部静脉可代偿性曲张，反映上腔静脉阻塞的时间和阻塞的解剖位置。上腔静脉阻塞的症状和体征与其部位有关。若一侧无名静脉阻塞，头面、颈部的血流可通过对侧无名静脉回流至心脏，临床症状较轻。若上腔静脉阻塞发生在奇静脉入口以下部位，除了上述静脉扩张，尚有腹部静脉怒张，血液以此途径流入下腔静脉。若阻塞发展迅速，可出现脑水肿而有头痛、嗜睡、激惹和意识状态的改变。

4. 肾脏转移

死于肺癌的患者约35%发现有肾脏转移，肾脏亦是肺癌手术切除后1月内死亡患者的最常见转移部位。大多数肾脏转移无临床症状，有时可表现为腰痛及肾功能不全。

5. 消化道转移

肝转移可表现为食欲减退、肝区疼痛，有时伴有恶心，血清 γ - 谷氨酰转肽酶（γ - GT）常呈阳性，碱性磷酸酶（AKP）呈进行性增高，查体时可发现肝脏肿大，质硬、结节感。小细胞肺癌好发胰腺转移，可出现胰腺炎症状或阻塞性黄疸。各种细胞类型的肺癌都可转移到肝脏、胃肠道、肾上腺和腹膜后淋巴结，临床多无症状，常在查体时被发现。

6. 骨转移

肺癌骨转移的常见部位有肋骨、椎骨、髂骨、股骨等，但以同侧肋骨和椎骨较多见，表现为局部疼痛并有定点压痛、叩痛。脊柱转移可压迫椎管导致阻塞或压迫症状。关节受累可出现关节腔积液，穿刺可能查到癌细胞。

7. 中枢神经系统症状

1）脑、脑膜和脊髓转移发生率约10%，其症状可因转移部位不同而异。常见的症状为颅内压增高表现，如头痛、恶心、呕吐以及精神状态的改变等，少见的症状有癫痫发作、脑神经受累、偏瘫、共济失调、失语和突然晕厥等。脑膜转移不如脑转移常见，常发生于小细胞肺癌患者中，其症状与脑转移相似。

2）脑病和小脑皮质变性脑病的主要表现为痴呆、精神病和器质性病变，小脑皮质变性表现为急性或亚急性肢体功能障碍，四肢行动困难、动作震颤、发音困难、眩晕等。有报道肿瘤切除后上述症状可获缓解。

8. 心脏受侵和转移

肺癌累及心脏并不少见，尤多见于中央型肺癌。肿瘤可通过直接蔓延侵及心脏，亦可以通过淋巴管逆行播散，阻塞心脏的引流淋巴管引起心包积液，发展较慢者可无症状，或仅有心前区、肋弓下或上腹部疼痛。发展较快者可呈典型的心包填塞症状，如心悸、颈面部静脉怒张、心界扩大、心音低远、肝肿大、腹水等。

9. 周围神经系统症状

癌肿压迫或侵犯颈交感神经引起霍纳综合征，其特点为病侧瞳孔缩小、上睑下垂、眼球内陷和颜面部无汗等。压迫或侵犯臂丛神经时引起臂丛神经压迫症，表现为同侧上肢烧灼样放射性疼痛、局部感觉异常和营养性萎缩。肿瘤侵犯膈神经时，可造成膈肌麻痹，出现胸闷、气急，X线透视下可见有膈肌矛盾运动。压迫或侵犯喉返神经时，可致声带麻痹出现声音嘶哑。肺尖部肿瘤（肺上沟瘤）侵犯颈 8 和胸 1 神经、臂丛神经、交感神经节以及邻近的肋骨，引起剧烈肩臂疼痛、感觉异常，一侧臂轻瘫或无力、肌肉萎缩，即所谓肺尖肿瘤（Pancoast）综合征。

（五）转移

1. 直接扩散

靠近肺外围的肿瘤可侵犯脏胸膜，癌细胞脱落进入胸腔，形成种植转移。中央型肺癌或靠近纵隔面的肿瘤可侵犯脏壁胸膜、胸壁组织及纵隔器官。

2. 血行转移

癌细胞随肺静脉回流到左心后，可转移到体内任何部位，常见转移部位为肝、脑、肺、骨骼、肾上腺、胰等器官。

3. 淋巴转移

淋巴转移是肺癌最常见的转移途径。癌细胞经支气管和肺血管周围的淋巴管，先侵入邻近的肺段或叶支气管周围淋巴结，然后到达肺门或隆突下淋巴结，再侵入纵隔和气管旁淋巴结，最后累及锁骨上或颈部淋巴结。

五、实验室及其他检查

（一）X 线检查

X 线检查为诊断肺癌最常用的手段，其阳性检出率可在90%以上。肺癌较早期的 X 线表现有：

1）孤立性球形阴影或不规则小片浸润。

2）透视下深吸气时单侧性通气差，纵隔轻度移向患侧。

3）呼气相时出现局限性肺气肿。

4）深呼吸时出现纵隔摆动。

5）如肺癌进展堵塞段或叶支气管，则堵塞部远端气体逐渐吸收出现节段不张，这种不张部位如并发感染则形成肺炎或肺脓肿。较晚期肺癌可见：肺野或肺门巨大肿物结节，无钙化，分叶状，密度一般均匀，边缘有毛刺、周边血管纹理扭曲，有时中心液化，出现厚壁、偏心、内壁凹凸不平的空洞。倍增时间短，当肿物堵塞叶或总支气管出现肺叶或全肺不张，胸膜受累时可见大量胸液，胸壁受侵时可见肋骨破坏。

（二）生化检查

1. 痰脱落细胞学检查

该检查简便易行，但阳性检出率在 50% ~ 80%，且存在 1% ~ 2% 的假阳性。此方法适合于在高危人群中进行普查，以及肺内孤立影或是原因不明咯血的确诊。

2. 经皮肺穿刺细胞学检查

经皮肺穿刺细胞学检查适应于外周型病变且由于种种原因不适于开胸患者，其他方法又未能确立组织学诊断。目前倾向与 CT 结合用细针，操作较安全，并发症较少。阳性率在恶性肿瘤中为 74% ~ 96%，良性肿瘤则较低，为 50% ~ 74%。并发症有气胸（20% ~ 35%，其中约 1/4 需处理），小量咯血（3%），发热（1.3%），空气栓塞（0.5%），针道种植（0.02%）。胸外科因具备胸腔镜检、开胸探查等手段，应用较少。

3. 胸腔穿刺细胞学检查

怀疑或确诊为肺癌的患者，可能会有胸腔积液或胸膜播散转移，胸腔穿刺抽取胸腔积液的细胞分析可明确分期，对于某些患者，还可提供诊断依据。对于伴有胸腔积液的肺癌来说，支气管腺癌有最高的检出率，其细胞学诊断的阳性率在 40% ~ 75%。如果穿刺获得的胸腔积液细胞学分析不能做出诊断，可考虑选择进一步的检查手段，如胸腔镜检查等。

4. 血清肿瘤标志

已发现很多种与肺癌有关的血清肿瘤标志，这些标志物可能提示致癌因素增强，或解读某些致癌原的程度。肺癌血清肿瘤标志物可能成为肿瘤分期和预后分析的有价值的指标，并可用于评价治疗效果。肿瘤标志物检测结果必须综合其他检查结果，不能单独用于诊断癌症。

5. 单克隆抗体扫描

采用单克隆抗体普查、诊断和分期是目前的一个试验领域，用放射物质标记的抗 CEA 单克隆抗体的免疫荧光影像已有报道，分别有 73% 的原发肿瘤和 90% 的继发肿瘤吸收放射性标记的抗体，抗体的吸收还受肿瘤大小和部位的影响。

（三）CT、MRI 等检查

1. CT 检查

在肺癌的诊断与分期方面，CT 检查是最有价值的无创检查手段。CT 可发现肿瘤所在的部位和累积范围，也可大致区分其良、恶性。以往认为钙化是良性病变的影像学特征，但在 <3 cm 的肺阴影中，7% 的恶性肿瘤也有钙化。CT 还可以清晰显示肺门、纵隔、胸壁和胸膜浸润，用于肺癌的分期。腹部 CT 对于观察腹内诸脏器如肝、肾、肾上腺等有无转移非常有帮助。

2. MRI 检查

MRI 在肺癌的诊断和分期方面有一定价值，其优点在于可以在矢状和冠状平面显示纵隔的解剖，无须造影清晰地显示中心型肿瘤与周围脏器血管的关系，从而判断肿瘤是否侵犯了血管或压迫包绕血管，如超过周径的 1/2，切除有困难，如超过周径的 3/4

则不必手术检查。肿瘤外侵及软组织时 MRI 也能清晰显示，对肺上沟瘤的评估最有价值。在检查肺门和纵隔淋巴结方面，MRI 与 CT 相似，可清晰显示肿大的淋巴结，但特异性较差。

3. 支气管镜检查

支气管镜检查阳性检出率为 60% ~80%，一般可观察到 4 ~5 级支气管的改变，如肿物、狭窄、溃疡等，并进行涂刷细胞学、咬取活检、局部灌洗等。这种检查，一般比较安全，也有报告称 9% ~29% 活检后并发出血。遇见疑似类癌并直观血运丰富的肿瘤应谨慎从事，最好避免活检创伤。

4. ECT 检查

ECT 骨显像比普通 X 线片提早 3 ~6 个月发现病灶，可以较早地发现骨转移灶。如病变已达中期骨病灶部脱钙含量的 30% ~50% 及以上，X 线片与骨显像都有阳性发现，如病灶部成骨反应静止，代谢不活跃，则骨显像为阴性 X 线片为阳性，二者互补，可以提高诊断率。

5. 纵隔镜检查

当 CT 可见气管前、旁及隆突下淋巴结肿大时应全麻下行纵隔镜检查。在胸骨上凹部做横切口，钝性分离颈前软组织到达气管前间隙，钝性游离出气管前通道，置入观察镜缓慢通过无名动脉的后方，观察气管旁、气管支气管角及隆突下等部位的肿大淋巴结，用特制活检钳解剖剥离取得活组织。临床资料显示总的阳性率为 39%，死亡率约占 0.04%，1.2% 发生并发症，如气胸、喉返神经麻痹、出血、发热等。

6. PET 检查

PET 可以发现意想不到的胸外转移灶，能够使术前定期更为精确。胸外转移患者中无假阳性率，但是在纵隔内肉芽肿或其他炎性淋巴结病变中 PET 检查有假阳性发现需经细胞学或活检证实。

六、诊断与鉴别诊断

（一）诊断

原发性肺癌的诊断依据包括：症状、体征、影像学表现以及痰脱落细胞学检查。

（二）鉴别诊断

1. 肺结核病

1）肺结核球

肺结核球易与周围型肺癌混淆。肺结核球多见于青年患者。病变常位于上叶尖、后段或下叶背段，一般增长不明显，病程较长，在 X 线片上块影密度不均匀，可见到稀疏透光区，常有钙化点，边缘光滑，分界清楚，肺内常另有散在性结核病灶。

2）粟粒性肺结核

粟粒性肺结核的 X 线征象与弥漫型细支气管肺泡癌相似，粟粒性肺结核常见于青年，发热、盗汗等全身毒性症状明显，经抗结核药物治疗可改善症状，病灶逐渐被吸收。

3）肺门淋巴结结核

肺门淋巴结结核在 X 线片上的肺门块影可能误诊为中央型肺癌。肺门淋巴结结核多见于青少年，常有结核感染症状，很少有咯血，结核菌素试验常为阳性，抗结核药物治疗效果好。

值得提出的是少数患者肺癌可以与肺结核合并存在，由于临床上无特殊表现，X 线征象又易被忽视，临床医生常易满足于肺结核的诊断而忽略同时存在的癌肿病变，往往延误肺癌的早期诊断。因此，对于中年以上的肺结核患者，在肺结核病灶部位或其他肺野内呈现块状阴影，经抗结核药物治疗肺部病灶未见好转、块影反而增大或伴有肺段或肺叶不张、一侧肺门阴影增宽等情况时，都应引起肺结核与肺癌并存的高度怀疑，必须进一步做痰细胞学检查和支气管镜检查等。

2. 肺部炎症

1）支气管肺炎

早期肺癌产生的阻塞性肺炎易被误诊为支气管肺炎。支气管肺炎一般起病较急，发热、寒战等感染症状比较明显，经抗菌药物治疗后症状迅速消失，肺部病变也较快吸收。如炎症吸收缓慢或反复出现，应进一步深入检查。

2）肺脓肿

肺癌中央部分坏死液化形成癌性空洞时，X 线征象易与肺脓肿混淆。肺脓肿患者常有吸入性肺炎病史。急性期有明显的感染症状，痰量多，呈脓性，有臭味。X 线片上空洞壁较薄，内壁光滑，有液平面，脓肿周围的肺组织或胸膜常有炎性病变。支气管造影时造影剂多可进入空洞，并常伴有支气管扩张。

3. 其他胸部肿瘤

1）肺部良性肿瘤

肺部良性肿瘤有时须与周围型肺癌相鉴别。肺部良性肿瘤一般不呈现临床症状，生长缓慢，病程长。在 X 线片上显示接近圆形的块影，可有钙化点，轮廓整齐，边界清楚，多无分叶状。

2）肺部孤立性转移性癌

肺部孤立性转移性癌很难与原发性周围型肺癌相区别。鉴别诊断主要依靠详细病史和原发癌肿的症状和体征。肺部孤立转移性癌一般较少呈现呼吸道症状和痰血，痰细胞学检查不易找到癌细胞。

3）纵隔肿瘤

中央型肺癌有时可能与纵隔肿瘤混淆。诊断性人工气胸有助于明确肿瘤所在的部位。纵隔肿瘤较少出现咯血，痰细胞学检查未能找到癌细胞。支气管镜检查和支气管造影有助于鉴别诊断。纵隔淋巴瘤较多见于年轻患者，常为双侧性病变，可有发热等全身症状。

七、治疗

（一）化学治疗

化疗对小细胞肺癌的疗效无论早期或晚期均较肯定，甚至有少数根治的报告；对非小细胞肺癌也有一定疗效，但仅为姑息，作用有待进一步提高。近年化疗在肺癌中的作用已不再限于不能手术的晚期肺癌患者，而常作为全身治疗列入肺癌的综合治疗方案。化疗会抑制骨髓造血系统，主要是白细胞和血小板的下降，联合中医药及免疫治疗效果佳。

1. 小细胞肺癌的化学治疗

由于小细胞肺癌所具有的生物学特点，目前公认除少数充分证据表明无胸内淋巴结转移者外，应首选化疗。

1）适应证

（1）经病理学或细胞学确诊的小细胞肺癌患者。

（2）KS 记分在 50~60 分及以上者。

（3）预期生存时间在一个月以上者。

（4）年龄≤70 岁者。

2）禁忌证

（1）年老体衰或恶病质者。

（2）心肝肾功能严重障碍者。

（3）骨髓功能不佳：白细胞在 $3 \times 10^9/L$ 以下，血小板在 $80 \times 10^9/L$（直接计数）以下者。

（4）有并发症和感染发热出血倾向等。

2. 非小细胞肺癌的化学治疗

虽然对非小细胞肺癌有效的药物不少，但有效率低且很少能达到完全缓解。

1）适应证

（1）经病理学或细胞学证实为鳞癌、腺癌或大细胞癌但不能手术的Ⅲ期患者，以及术后复发转移者或其他原因不宜手术的Ⅲ期患者。

（2）经手术探查、病理检查有以下情况者：①有残留灶；②胸内有淋巴结转移；③淋巴管或血栓中有癌栓；④低分化。

（3）有胸腔或心包积液者需采用局部化疗。

2）禁忌证

禁忌证同小细胞肺癌。

（二）放射治疗

1. 治疗原则

放疗对小细胞肺癌最佳，鳞癌次之，腺癌最差。但小细胞肺癌容易发生转移，故多采用大面积不规则照射，照射区应包括原发灶、纵隔双侧锁骨上区，甚至肝脑等部位，同时要辅以药物治疗。鳞癌对射线有中等度的敏感性，病变以局部侵犯为主，转移相对较慢，故多用根治治疗。腺癌对射线敏感性差，且容易发生血行转移，故较少采用单纯放疗。

2. 放射治疗并发症

放疗并发症较多，甚至引起部分功能丧失。对于晚期肿瘤患者，放疗效果并不好。同时患者体质较差，年龄偏大不适合放疗。

3. 放射治疗的适应证

根据治疗的目的分为根治治疗、姑息治疗、术前放疗、术后放疗及腔内放疗等。

1）根治治疗

（1）有手术禁忌或拒做手术的早期患者，或病变范围局限患者。

（2）心、肺、肝、肾功能基本正常，白细胞计数大于 $3 \times 10^9/L$，血红蛋白大于 100 g/L者。

（3）事前要周密地制订计划，严格执行，不要轻易变动治疗计划，即使有放射反应亦应以根治肿瘤为目标。

2）姑息治疗

其目的差异甚大。有接近根治治疗的姑息治疗，以减轻患者痛苦、延长生命、提高生存质量；亦有仅为减轻晚期患者症状，甚至起安慰作用的减症治疗。姑息治疗的照射次数可自数次至数十次，应根据具体情况和设备条件等而定。但必须以不增加患者的痛苦为原则，治疗中遇有较大的放射反应或 KS 分值下降时，可酌情修改治疗方案。

（三）手术治疗

肺癌的治疗方法中除ⅢB及Ⅳ期外应以手术治疗或争取手术治疗为主，依据不同期别和病理组织类型酌加放疗、化疗和免疫治疗的综合治疗。关于肺癌患者手术术后的生存率，国内有报道3年生存率为40%～60%；5年生存率为22%～44%；手术死亡率在3%以下。

1. 手术指征

具有下列条件者一般可行外科手术治疗：

1）无远处转移者，包括实质脏器，如肝、脑、肾上腺、骨骼、胸腔外淋巴结等。

2）癌组织未向胸内邻近脏器或组织侵犯扩散者，如主动脉、上腔静脉、食管和癌性胸液等。

3）无严重心肺功能低下或近期内心绞痛发作者。

4）无重症肝肾疾患及严重糖尿病者。

具有以下条件者一般应该慎做手术或需做进一步检查治疗。

1）年迈、体衰、心肺功能欠佳者。

2）小细胞肺癌除Ⅰ期外宜先行化疗或放疗，而后再确定能否手术治疗。

3）X 线所见除原发灶外，纵隔亦有几处可疑转移者。

目前，学术界对于肺癌外科手术治疗的指征有所放宽，对于一些侵犯到胸内大血管以及远处孤立转移的患者，只要身体条件许可，有学者也认为可以手术，并进行了相关的探索和研究。

2. 剖胸探查术指征

凡无手术禁忌，明确诊断为肺癌或高度怀疑为肺癌者可根据具体情况选择手术，若术中发现病变已超出可切除的范围但原发癌仍可切除者宜切除原发灶，这称为减量手术，但原则上不做全肺切除以便术后辅助其他治疗。

3. 肺癌术式的选择

Ⅰ期、Ⅱ期和部分经过选择的ⅢA期的肺癌患者，凡无手术禁忌证者皆可采用手术治疗。手术切除的原则为：彻底切除原发灶和胸腔内有可能转移的淋巴结，且尽可能保留正常的肺组织，全肺切除术宜慎重。

1）局部切除术

局部切除术是指楔形癌块切除和肺段切除，即对于体积很小的原发癌、年老体弱肺功能差或癌分化好恶性度较低者等均可考虑行肺局部切除术。

2）肺叶切除术

对于孤立性周围型肺癌、局限于一个肺叶内无明显淋巴结肿大可行肺叶切除术。若癌肿累及两叶或中间支气管可行上中叶或下中叶两叶肺切除。

3）袖状肺叶切除

这种术式多应用于右肺上中叶肺癌，如癌肿位于叶支气管且累及叶支气管开口者可行袖状肺叶切除。

4）全肺切除

凡病变广泛，用上述方法不能切除病灶时可慎重考虑行全肺切除。

5）隆突切除和重建术

肺瘤超过主支气管累及隆突或气管侧壁但未超过 2 cm 时，可行隆突切除重建术或袖式全肺切除；若还保留一叶肺时，则力争保留。术式可根据当时情况而定。

4. 再发或复发性肺癌的外科治疗

手术固然能切除癌肿，但还有残癌，或区域淋巴结转移，或血管中癌栓存在等，复发转移概率非常高。

1）原发性肺癌的处理

凡诊断为多原发性肺癌者其处理原则按第二个原发灶处理。

2）复发性肺癌的处理

所谓复发性肺癌是指原手术瘢痕范围内发生的癌灶或是与原发灶相关的胸内癌灶复发，称为复发性肺癌。其处理原则应根据患者的心肺功能和能否切除来决定手术范围。

八、护理

（一）压疮预防

肺癌晚期患者营养状况一般较差，有时合并全身水肿，极易产生压疮，且迅速扩展，难以治愈，预防压疮发生尤为重要。减轻局部压力，按时更换体位，身体易受压部位用气圈、软枕等垫起，避免长期受压。保持皮肤清洁，尤其对于大小便失禁的患者，保持床铺清洁、平整，对已破溃皮肤应用烤灯照射，保持局部干燥。

（二）缓解症状

发热为肺癌的主要症状之一，应嘱患者注意保暖，预防感冒，以免发生肺炎；对于刺激性咳嗽，可给予镇咳剂；夜间患者持续性咳嗽时，可饮热水，以减轻咽喉部的刺激；如有咯血应给止血药，大量咯血时，立即通知医生，同时使患者头偏向一侧，及时清除口腔内积血防止窒息，并协助医生抢救。

（三）病情观察及护理

肺癌晚期患者常有肿瘤不同部位的转移，引起不同症状，应注意观察给予相应的护理。如肝、脑转移者，可出现突然昏迷、抽搐、视物不清，护理人员应及时发现给予对症处理。骨转移者应加强肢体保护，腹部转移常发生肠梗阻，应注意观察患者有无腹胀、腹痛等症状，由于衰弱、乏力、活动减少等原因，患者常出现便秘，应及时给予开塞露或缓泻药通便。因营养不良、血浆蛋白低下均可出现水肿，应通过增加营养、抬高患肢等措施以减轻水肿。

（四）术后护理

肺癌手术后，要禁止患者吸烟，以免复发。有肺功能减退的，要指导患者逐步增加运动量。术后要注意患者恢复情况，嘱患者若有复发，应立即到医院请医生会诊，决定是否行放疗或化疗。要经常注意患者有无发热、剧咳、咯血、气急、胸痛、头痛、视力改变、肝痛、骨痛、锁骨上淋巴结肿大、肝肿大等，发现上述症状，应及时去医院就诊。同时，患者应定期去医院做胸透视检查，并留新鲜痰液查癌细胞。

（五）饮食护理

1. **肺癌患者无吞咽困难时**

肺癌患者无吞咽困难时应自由择食，在不影响治疗的情况下，应多吃一些含蛋白质、碳水化合物丰富的食品，提高膳食质量，为手术创造良好的条件。如果营养状况较差，很难耐受手术的创伤，术后愈合慢，易感染，对手术康复不利。

2. **要求饮食中含有人体必需的各种营养素**

要求饮食中含有人体必需的各种营养素在足够热量供应时，可以补充蛋白质营养，促进肌肉蛋白的合成，在热量供应不足时，支链氨基酸也能提供更多的热能。要素膳的种类很多，应用时，要从低浓度开始，若口服应注意慢饮，由于要素膳为高渗液，饮用过快易产生腹泻和呕吐。

3. **术后饮食调配**

术后饮食调配术后根据病情来调配饮食。因为手术创伤会引起消化系统的功能障碍，所以在食物选择与进补时，不要急于求成。都要多吃新鲜蔬菜和水果，果蔬中含有丰富的维生素 C，是抑癌物质，能够阻断癌细胞的生成，另外，大蒜也含有抗癌物质。养成良好的生活和饮食习惯，定期体格检查，及时诊断和治疗。

（六）心理疏导

晚期肺癌患者心理较脆弱，特别是刚刚确诊时，患者及家属难以接受，入院时护士应主动关心安慰患者，向其介绍病室环境，介绍主管医生、主管护士，消除患者的生疏感和紧张感，减轻患者对住院的惧怕心理，帮助患者结识病友，指导家属在精神上和生活上给予患者大力支持，及时把握患者的心理变化，采取各种形式做好患者心理疏导。

九、防控

肺癌是可以预防的，也是可以控制的。已有的研究表明：西方发达国家通过控烟和保护环境后，近年来肺癌的发病率和死亡率已明显下降。肺癌的预防可分为三级，一级预防是病因干预；二级预防是肺癌的筛查和早期诊断，达到肺癌的早诊早治；三级预防为康复预防。

（一）禁止和控制吸烟

国外的研究已经证明戒烟能明显降低肺癌的发生率，且戒烟越早，肺癌发病率降低越明显。因此，戒烟是预防肺癌最有效的途径。

（二）保护环境

已有的研究证明：大气污染、烟雾、苯并芘等暴露剂量与肺癌的发生率呈正相关关系，保护环境、减少大气污染是降低肺癌发病率的重要措施。

（三）职业因素的预防

许多职业致癌物增加肺癌发病率已经得到公认，减少职业致癌物的暴露就能降低肺癌发病率。

（四）科学饮食

增加食物中蔬菜、水果的摄入量，多食富含胡萝卜素、维生素 C、维生素 E、叶酸、微量元素硒等的食品，可以降低肺癌的发病率。同时，规律的生活、愉快的心情、劳逸结合的生活环境、持之以恒地锻炼身体，都能增加防病抗病的能力。中年以上市民应定期检查身体，当出现刺激性干咳、痰中带血丝等症状时，应及时到医院检查，如家中有人曾患肺癌，其他成员应引起注意，须定期检查。

（路敏）

第十三章　腹部肿瘤

第一节 胃 癌

胃部肿瘤，不论良性或恶性，大多源于上皮。在恶性肿瘤中，95%是腺癌，即通常所称的胃癌。胃癌是我国常见的恶性肿瘤之一，居消化道肿瘤死亡原因的首位。男女发病之比为（2~3）:1。任何年龄均可发生，多发生于中年以后，以40~60岁最多，30岁以前较为少见。早期多无明显症状，病情进展期可出现酷似胃炎或胃溃疡的症状。本病以进行性胃痛、消瘦、便血等为常见症状。

一、病因和发病机制

胃癌的病因尚不完全清楚，它的世界性地理分布有明显的差异。在同一国家的不同地区和不同人群之间，胃癌的分布也有很大不同。普遍认为和以下因素有关。

（一）饮食因素

世界范围的流行病学资料认为在环境因素中，饮食因素是胃癌发生的最主要原因。通过大量人群的回顾性调查并对许多因素进行分析研究之后，发现胃癌与多吃腌酸菜、咸鱼、咸肉及烟熏食物有密切关系。相反，牛乳、新鲜蔬菜、水果、维生素C以及冷藏食物能降低发生胃癌的危险性。过多摄入食盐也可能与胃癌发病有关，流行区调查示患者每日盐摄入量大多超过10g。引起胃癌的致癌物质可能是亚硝胺。

（二）遗传因素

通过流行病学调查，发现A型血的人胃癌的发病率较高。胃癌者的亲属中，胃癌的发病率比对照组高4倍。美国黑人比白人胃癌的发病率高。因此推测胃癌的发生可能与遗传有关。

（三）免疫因素

近年来发现，免疫功能低下的人胃癌发病率较高。从而表明机体的免疫功能障碍，对癌肿的免疫监督作用降低，是发生癌肿的因素之一。

（四）环境因素

高纬度地区胃癌发病率高。我国及世界各地都有胃癌高发地区，这可能与地区的水质、土壤、微量元素（如镍、硒和钴）的含量有关。

（五）与胃部其他疾病有关

萎缩性胃炎及肠上皮化生被认为可能是最主要的癌前病变，腺瘤样息肉虽并不认为是主要的癌前疾病，但患此症者胃癌发病率较高。良性胃溃疡与胃癌的关系，是一个经常有争议的问题，虽然可观察到良性溃疡的边缘有癌发生，但也有不少人认为两者之间无病因上的联系。也有报道称胃溃疡的癌变率为 1% ~ 5%。

（六）精神因素

长期处于忧虑、焦急、紧张等心理状态的人易患胃癌。

二、病理

（一）胃癌的部位

胃癌可发生在胃的任何部位，好发部位依次为幽门（48.8%）；贲门（20.6%）；体部（14%）；广泛性（7.8%）。

（二）大体分型

胃癌的分型方法较多，按病期分为两期。

1. 早期胃癌

早期胃癌又称为黏膜内癌或表浅扩散性癌，指癌浸润局限于黏膜或黏膜下层。通常分为三型：①隆起型；②浅表型；③凹陷型。

2. 进展期胃癌

进展期胃癌又分为中期胃癌和晚期胃癌，指癌肿已浸及肌层及浆膜者，分三型：①肿块型；②溃疡型；③浸润型。

（三）组织学分型

1. 腺癌

腺癌最多见，由胃腺细胞转化而来，癌细胞呈立方形或柱形，排列成腺管，称管状腺癌，排列成乳头状者，称乳头状腺癌。此型分化较好，预后也较好。

2. 黏液癌

本型恶性程度高，预后较差。由黏液细胞转化而来，癌细胞呈圆形，含大量黏液；有时癌细胞含黏液过多，把胞核压扁，挤在一旁呈印戒状，称印戒细胞癌。

3. 低分化癌

此型较少见，分化程度差，发展快，转移早，预后差。癌细胞形状不一，胞质少，核大而形态多样色深，少有腺管。

4. 未分化癌

细胞体积小，呈圆形，胞质少，核深染，细胞呈弥漫分布。

（四）转移途径

1. 淋巴转移

淋巴转移是主要转移途径，最常见，且发生较早。最初多局限于邻近癌肿的胃壁旁浅组淋巴结，如胃大小弯、幽门上下、贲门旁等淋巴结。进一步则向深组淋巴结转移，甚至通过胸导管转移至左锁骨上窝淋巴结（Virchow 淋巴结），并由此进入血液循环。

2. 直接蔓延

浸润到胃壁浆膜后的癌组织，可直接与周围组织粘连并转移，如直接转移至肝脏、胰腺、结肠、网膜、腹膜等。脱落的癌细胞可种植于直肠膀胱陷凹或直肠子宫陷凹。

3. 血行转移

晚期胃癌可经门静脉转移至肝脏，并经肝静脉转移至肺、脑、骨骼及其他脏器。

4. 腹腔内癌移植

癌细胞脱落入腹腔，可种植于某些器官，常见部位为直肠膀胱陷凹或直肠子宫陷凹，也可在壁腹膜上形成许多种植性结节，并产生大量腹水，多呈血性。

三、分期

（一）TNM 分期

1. 原发肿瘤（T）

T_X：对原发肿瘤不能确定。

T_0：未发现原发肿瘤。

T_{is}：原位癌，肿瘤侵犯黏膜层，但未侵犯固有膜。

T_1：侵犯固有膜或黏膜下层。

T_2：侵犯肌层或浆膜下层。

T_3：肿瘤穿透浆膜（脏层浆膜），但未侵犯邻近组织。

T_4：肿瘤侵犯邻近组织。

2. 淋巴结（N）

N_X：对区域淋巴结转移不能确定。

N_0：无区域淋巴结转移（组织学检查 15 个以上淋巴结）。

N_1：有 1~6 个区域淋巴结转移。

N_2：有 7~15 个区域淋巴结转移。

N_3：有 15 个以上区域淋巴结转移。

3. 远隔转移（M）

M_X：对远处转移不能确定。

M_0：无远处转移。

M_1：有远处转移。

（二）临床分期

0 期：$T_{is}N_0M_0$。

I_A 期：$T_1N_0M_0$。

I_B 期：$T_1N_1M_0$，$T_2N_0M_0$。

II 期：$T_1N_2M_0$，$T_2N_2M_0$，$T_3N_0M_0$。

Ⅲ$_A$ 期：$T_2N_2M_0$，$T_3N_1M_0$，$T_4N_0M_0$。

Ⅲ$_B$ 期：$T_3N_2M_0$。

Ⅳ期：T_4N_1，N_2，N_3M_0；T_1，T_2，$T_3N_3M_0$；任何 T，任何 N，M_1。

四、临床表现

（一）早期胃癌

约 1/3 患者无任何症状和体征，而有症状者也只是轻度的非特异性消化不良，如上腹部不适、饱胀、隐痛、食欲下降等。此期无特殊体征发现，因此，有上述表现者应及早进行胃镜检查，以免延误诊断时机。

（二）中、晚期胃癌

其主要症状为上腹痛、消瘦、食欲减退及黑便等。

1. 上腹痛

上腹痛是胃癌最常见的症状，也是最无特异性而易被忽视的症状。该症状出现较早，即使在表浅型胃癌的患者，除少数临床上无症状者外，大部分也均有上腹痛。初起时仅感上腹胀、沉重感，常被认为胃炎。胃窦部胃癌也常可引起十二指肠功能的改变，而出现节律性疼痛，类似溃疡病的症状，予以相应的治疗，症状也可暂时缓解。直到病情进一步发展，疼痛发作频繁，症状持续，甚至出现黑便或发生呕吐时，才引起注意，此时往往已是疾病的中、晚期，治疗效果也就较差。所以必须重视上腹痛这一常见而又无特异性的症状，及时做进一步检查。

2. 食欲减退、消瘦、乏力

食欲减退、消瘦、乏力有时可作为胃癌的首发症状，在早期即出现。不少患者常因在饱餐后出现饱胀、嗳气而自动限制饮食，体重逐渐减轻。

3. 恶心、呕吐

早期可能仅有食后饱胀及轻度恶心感，此症状常因肿瘤引起梗阻或胃功能紊乱所致。贲门部癌开始时可出现进食不顺利感，以后随着病情进展而发生吞咽困难及食物反流。胃窦部癌引起幽门梗阻时可呕吐有腐败臭味的隔宿饮食。

4. 出血和黑便

此症状也可在早期出现，早期表浅型胃癌有此症状者约为 20%。凡无胃病史老年人一旦出现黑便必须警惕有胃癌的可能。

体检：早期无阳性发现，晚期往往可触及上腹部肿块，多在上腹偏右近幽门处，大小不一，多呈结节状，质坚硬，有压痛，可移动。胃癌转移至肝时则有肝大，可触到坚硬结节伴黄疸。腹膜转移时可发生腹水，多呈血性，少数可找到癌细胞。淋巴转移可引起左锁骨上淋巴结肿大、质硬，肛门指检在直肠周围可触到结节状壁，提示癌已有远处转移。

五、实验室及其他检查

（一）胃液分析

胃液外观可见混有血液或呈咖啡色样沉渣。胃酸降低或缺乏，乳酸浓度大多增高。

（二）粪便隐血试验

多持续性阳性，经内科治疗很少转阴。

（三）癌胚抗原检测

大量资料表明，癌胚抗原水平升高与胃肠癌发生密切相关。在胃癌施行各种治疗后，疗效好、无复发者血清癌胚抗原值下降，反之则保持较高水平。

（四）X 线钡餐检查

X 线钡餐检查是诊断胃癌的主要方法之一。但早期胃癌 X 线征常较难发现，仅表现有局部黏膜僵直，呈毛刷状等非特征改变。中、晚期胃癌 X 线钡餐检查阳性率可达90%。其主要 X 线征有：胃壁强直、皱襞中断、蠕动消失、充盈缺损、胃腔缩小及不整齐的癌性溃疡性龛影等，浸润性胃癌如累及全胃则呈"革袋状胃"。

（五）内镜检查

纤维胃镜检查结合刷取的脱落细胞和钳取的活组织检查，是诊断胃癌的最可靠手段，三者联合起来确诊率可达95%。早期胃癌可呈现为一小片变色黏膜，或颗粒状，或轻度隆起，或凹陷，或僵直等轻微变化，经脱落细胞和活检可获确诊。中、晚期的病变大多可从肉眼观察做出拟诊，表现为凹凸不平、表面污秽的肿块，常有出血和糜烂；或为不规则的较大溃疡，其底部为秽苔所覆盖，可有出血，溃疡边缘隆起，常呈结节状，质硬，无聚合皱襞。

（六）B 超检查

饮水后行 B 超检查，可观察胃肿块大小及部位，了解腹腔淋巴及脏器有无转移。

（七）CT 及 MRI 检查

CT 及 MRI 检查可在术前估价癌肿浸润胃壁深度和范围，了解腹腔转移情况。

六、诊断和鉴别诊断

（一）诊断

1. 早期上腹部不适，重压感

早期上腹部不适，重压感，逐渐出现疼痛或进食发堵甚至呕吐、呕血或便血。

2. X 线胃钡餐造影

X 线胃钡餐造影出现胃黏膜改变，龛影或软组织影，充盈缺损，胃壁僵硬等。

3. 实验室检查

①胃镜检查及活组织病理证实；②胃细胞学检查癌细胞阳性及免疫学检查；③颈部淋巴结活检阳性。

（二）鉴别诊断

大多数胃癌患者经过外科医生初步诊断后，通过 X 线钡餐或胃镜检查都可获得正确诊断。在少数情况下，胃癌需与胃良性溃疡、胃肉瘤、胃良性肿瘤及慢性胃炎相鉴别。

1. 胃良性溃疡

胃良性溃疡与胃癌相比较，胃良性溃疡一般病程较长，曾有典型溃疡疼痛反复发作史，抗酸剂治疗有效，多不伴有食欲减退。除非并发出血、幽门梗阻等严重的合并症，多无明显体征，不会出现近期明显消瘦、贫血、腹部肿块甚至左锁骨上窝淋巴结肿大等。更为重要的是 X 线钡餐和胃镜检查，胃良性溃疡直径常 < 2.5 cm，圆形或椭圆形龛影，边缘整齐，蠕动波可通过病灶；胃镜下可见黏膜基底平坦，有白色或黄白苔覆盖，周围黏膜水肿、充血，黏膜皱襞向溃疡集中。癌性溃疡与此有很大的不同，详细特征参见胃癌诊断部分。

2. 胃良性肿瘤

胃良性肿瘤多无明显临床表现，X 线钡餐为圆形或椭圆形的充盈缺损，而非龛影。胃镜则表现为黏膜下肿块。

七、治疗

治疗原则：

1）手术是目前唯一有可能治愈胃癌的方法，应按照胃癌的严格分期及个体化原则制订治疗方案，争取及早手术治疗。

2）对中、晚期胃癌，因其有较高的复发及转移率，必须积极地辅以术前、后的化疗、放疗及免疫治疗等综合治疗以提高疗效；治疗方法应根据胃癌的病期、生物学特性以及患者的全身状况选择。

3）如病期较晚或主要脏器有严重合并症而不能做根治性切除，也应视具体情况争取做原发灶的姑息性切除，以利进行综合治疗。

4）对无法切除的晚期胃癌，应积极采用综合治疗，多能取得改善症状、延长生命的效果。

（一）手术治疗

胃癌手术的根治程度分为 A、B、C 三级，A 级手术必须符合以下 2 个条件：

1）D > N 即清除的淋巴结站别，需超越已有转移的淋巴结的站别。

2）胃切除标本的切缘 1 cm 内无癌细胞浸润。

切缘 1 cm 内有癌细胞浸润，或淋巴结清扫范围等同于有转移的淋巴结站别，即 D＝N，则为 B 级手术。仅切除原发病灶和部分转移病灶，尚有肿瘤残留者为 C 级手术。

A、B 两级手术均为根治性切除手术，但 B 级手术的根治程度及疗效较 A 级手术差。C 级手术为非根治性切除手术。原发病灶未能切除，为减轻梗阻、出血、穿孔等并发症的症状而采用的胃空肠吻合等各种短路手术，以及肿瘤排外、穿孔缝合、空肠造瘘等手术为姑息性手术。

手术治疗包括胃切除和胃周淋巴结清除。

1. 胃周淋巴结清除

胃周淋巴结清除范围以 D 表示，如胃切除、第一站淋巴结（N_1）未完全清除者为 D_0 胃切除，N_1 已全部清除者称 D_1 胃切除术，N_2 完全清除者为 D_2，依次为 D_3。

2. 胃切除手术方式

1）胃部分切除术

胃部分切除术常用于年老体弱患者或胃癌大出血、穿孔病情严重不能耐受根治性手术者，仅行胃癌原发病灶的局部姑息性切除。

2）胃近端大部切除、胃远端大部切除或全胃切除

胃近端大部切除、胃远端大部切除或全胃切除前两者的胃切断线均要求距肿瘤肉眼边缘 5 cm，而且均应切除胃组织的 3/4 ~4/5。胃近端大部切除及全胃切除均应切除食管下端 3 ~4 cm。胃远端大部切除、全胃切除均应切除十二指肠第一段 3 ~4 cm。这三种胃切除均必须将小网膜、大网膜连同横结肠系膜前叶、胰腺被膜一并整块切除。

3）胃癌扩大根治术

胃癌扩大根治术是包括胰体、尾及脾在内的根治性胃大部切除或全胃切除术。

4）联合脏器切除

联合脏器切除是指联合肝或横结肠等其他脏器的联合切除术。

5）胃癌微创手术

近年出现的胃癌的微创手术是指胃镜下的胃黏膜切除和腹腔镜下的胃楔形切除、胃部分切除甚至是全胃切除术。

（二）化学疗法

由于胃癌早诊率低、手术切除率低，确诊时已有 10% ~20% 的患者属于Ⅳ期病变，或仅能做非根治性手术，即使根治术后亦有相当一部分患者出现复发或转移。所以进展期胃癌均需行化疗。单药有效率在 20% 以上的药物有 5－FU、MMC、ADM、E－ADM、DDP、CPT－11 等。

目前，采取选择性胃周动脉灌注化疗加结扎治疗晚期胃癌已收到一定效果。上海市长宁区中心医院，还用中药喜树碱在术前肌内或静脉给药，总量 140 ~120 mg，50% 以上的患者腹部肿块缩小，手术切除率提高。

（三）免疫治疗

免疫治疗的适应证包括：

1）早期胃癌根治术后适合全身应用免疫刺激剂。

2）不能切除的或姑息切除的患者可在残留癌内直接注射免疫刺激剂。

3）晚期患者伴有腹水者适于腹腔内注射免疫增强药物。

常用药物：

1. IFN

IFN 其抗癌机理除增加免疫活性细胞活力外，还活化蛋白激酶、磷酸二酯酶等而直接抑制肿瘤细胞。应用生物基因工程技术制成的高浓度的重组人干扰素 rhIFN 已用于临床，300 万～600 万 U 肌内或静脉注射，每日或隔日 1 次；1 000 万～3 000 万 U 每周 1 次。

2. IL－2

IL－2 可增强杀伤细胞力，人脾细胞或外周血淋巴细胞经 IL－2 培养后可诱导出直接杀伤自身肿瘤细胞的杀伤细胞，称为淋巴因子活化性杀伤细胞（LAK）。据报道，单用 IL－2 治疗 46 例胃癌仅 7 例有效，有效率 16%，经 IL－2 + LAK 治疗 157 例晚期胃癌，完全缓解 8 例，部分缓解 15 例，轻度缓解 10 例，有效率增加至 21%。

（四）放射治疗

胃癌对放射线一般不敏感，目前尚不易对胃癌进行单独的放疗。

（五）介入治疗

早期胃癌患者如有全身性疾病不宜做手术切除者可采用内镜治疗术，此外通过内镜应用激光、微波及注射无水乙醇等亦可取得根治效果。进展期胃癌不能进行手术者亦可通过内镜局部注射免疫增强剂（如 OK－432）及抗癌药物。

（六）综合治疗

上述各种治疗方法综合应用可提高疗效。如化疗辅助手术，包括术中及术后局部动脉内注射；放疗辅助手术（术前、术中放疗）；化疗加放疗等。

对不能手术切除的晚期胃癌，经股动脉插管至肠系膜上动脉和腹腔动脉注入治疗药物可达到缓解症状的目的。

在抗癌治疗中，必须十分注意对患者的支持治疗，如补充营养、纠正贫血、调整酸碱平衡、预防感染、镇痛、止血等。

八、护理

（一）心理护理

对胃癌患者，在护理工作中要注意患者的情绪变化，护士要注意根据患者的需要程度和接受能力提供信息，要尽可能采用非技术性语言使患者能听得懂，帮助分析治疗中的有利条件和进步，使患者看到希望，消除患者的顾虑等消极心理，增强对治疗的信心，能够积极配合治疗和护理。

（二）营养护理

胃癌患者要加强营养护理，纠正负氮平衡，提高手术耐受力和术后恢复的效果。能进食者给予高热量、高蛋白、高维生素饮食，食物应新鲜易消化。对于不能进食或禁食患者，应从静脉补给足够能量、氨基酸类、电解质和维生素，必要时可实施全肠外营养（TPN）。对化疗的患者应适当减少脂肪、蛋白含量高的食物，多食绿色蔬菜和水果，以利于消化和吸收。

（三）术前注意患者的营养与进食情况

按病情给予高蛋白、高热量、高维生素少渣软食、半流质或流质。纠正水电解质紊乱，准确记录出入量，对重度营养不良、血浆蛋白低、贫血者，术前补充蛋白质或输血。有幽门梗阻者，术前3天每晚用温盐水洗胃，消除胃内积存物，减轻胃黏膜水肿。严重幽门梗阻者，应于术前1~3天行胃肠减压，使胃体积缩小。于术日晨放置胃管，抽尽胃液后留置胃管。

（四）术后严密观察生命体征

硬膜外麻醉4~6小时或全麻清醒，血压、脉搏平稳后取半坐卧位。注意卧位姿势要正确，以利呼吸和腹腔引流。鼓励深呼吸、咳痰、翻身及早期活动，预防肺部感染及其他并发症。注意口腔卫生，预防腮腺炎。

（五）腹腔引流

腹腔引流管接无菌瓶，每3天更换1次，以防逆行感染。必须严密观察引流液的颜色、性质、量，并准确记录。一般在24小时内量多，为血浆样渗出液，以后逐渐减少。如引流液为鲜红色，且超过500 ml，应考虑有出血。要勤巡视，随时观察引流管是否通畅以及有无扭曲、脱落。

（六）持续胃肠减压

保持胃管通畅，以减少胃内容物对吻合口的刺激，预防吻合口水肿和吻合口瘘。每2小时用生理盐水冲洗胃管1次，每次量不超过20 ml并相应吸出，避免压力过大、冲洗液过多而引起出血。注意引流液的性质及量，并准确记录引流量。如有鲜血抽出，必须及时报告医生处理。胃管应妥善固定，不可随意移动，并注意有无脱落或侧孔吸胃壁，使胃肠减压停止。

（七）术后饮食

术后3天禁食、禁水，静脉补液，每日3 000 ml左右。在停止胃肠减压后，可饮少量水。次全胃切除术和全胃切除术的术后饮食要求有一定的区别。

九、防控

相关人群在平时的饮食方面应注意，平时应以新鲜的瓜果蔬菜、粗粮为主食，少吃肉类，做到饮食搭配合理，食品中的许多食物对癌细胞都有抑制的作用，如食物中钙离子及含巯基的蒜、葱及绿茶，其中大蒜的作用颇受重视。

（一）改变饮食结构

多食蔬菜、水果。适当增加豆类食物和牛奶的摄入。减少食盐摄入量。少食或不食熏腌食品，减少亚硝胺前身物质的摄入。食品保存以冰箱冷藏为好。提倡食用大蒜、绿茶。对于癌症的高发人群可以适当地服用一些抗癌防癌的产品，如人参皂苷 Rh2、香菇多糖等。

（二）改变不良饮食习惯

避免暴饮暴食、三餐不定；进食不宜过快、过烫、过硬。

（车敏）

第二节　原发性肝癌

肝癌，包括原发性肝癌和继发性肝癌（亦称转移性肝癌）。通常所称肝癌即指原发性肝癌，本节亦然。原发性肝癌是指肝细胞或肝内胆管细胞发生的癌，为我国常见恶性肿瘤之一，在东南沿海各省发病率尤高。由于起病隐匿，确诊时已属中晚期，治疗效果较差，预后恶劣。是一个严重危害我国人民健康的疾病。

在恶性肿瘤的死亡率排列顺序中，就全世界而言，肝癌在男性中占第 7 位，在女性中占第 9 位。每年因肝癌死亡的人数约 25 万。在我国城市和农村居民的情况略有不同，城市肝癌的死亡率次于肺癌和胃癌居第 3 位，在农村则次于胃癌而居第 2 位。全国因患肝癌死亡的人数约 11 万，占全世界肝癌死亡人数的 44%。

一、病因和发病机制

原发性肝癌的病因和发病机制尚未完全肯定，可能与多种因素的综合作用有关。

（一）病毒性肝炎

原发性肝癌患者与病毒性肝炎的关系已被公认，在病毒性肝炎中则以乙型与丙型肝炎与原发性肝癌的关系最为密切。

原发性肝癌患者中约 1/3 有慢性肝炎史，流行病学调查发现肝癌高发区人群的 HB-sAg 阳性率高于低发区，而肝癌患者血清 HBsAg 及其他乙型肝炎标志的阳性率可达

90%，显著高于健康人群，提示乙型肝炎病毒与原发性肝癌高发有关。免疫组化方法显示 HBV DNA 可整合到宿主肝细胞的 DNA 中，HBV 的 X 基因可改变肝细胞的基因表达。

（二）肝硬化

原发性肝癌并发肝硬化者占 50% ~ 90%，病理检查发现肝癌合并肝硬化多为乙型病毒性肝炎后的大结节性肝硬化。近年发现丙型病毒性肝炎发展成肝硬化的比例并不低于乙型病毒性肝炎。肝细胞恶变可能在肝细胞再生过程中发生，即经肝细胞损害引起再生或不典型再生。在欧美国家，肝癌常发生在乙醇性肝硬化的基础上。一般认为血吸虫病性肝纤维化、胆汁性和淤血性肝硬化与原发性肝癌的发生无关。

（三）黄曲霉毒素

被黄曲霉菌污染产生的玉米和花生能致原发性肝癌，这是因为黄曲霉素的代谢产物黄曲霉毒素 B_1（AFB_1）有强烈的致癌作用。流行病学调查发现在粮油、食品受黄曲霉毒素 B_1 污染严重的地区，肝癌发病率也较高，黄曲霉毒素 B_1 可能是某些地区肝癌高发的因素，AFB_1 与 HBV 感染有协同作用。

（四）饮用水污染

肝癌高发地区启东，饮池塘水的居民与饮井水的居民原发性肝癌死亡率有明显差别，饮池塘水的发病率高。池塘中生长的蓝绿藻产生的微囊藻毒素可污染水源，与原发性肝癌有关。

（五）其他

一些化学物质如亚硝胺类、偶氮芥类、有机氯农药等均是可疑的致癌物质。肝小胆管中的华支睾吸虫感染可刺激胆管上皮增生，为致原发性胆管细胞癌的原因之一。嗜酒、硒缺乏和遗传易感性也是重要的危险因素。

二、病理

（一）大体病理分类

肝癌的大体病理分类多年来沿用 Eggel 的分类方法，即分为巨块型、结节型及弥散型三型。

1. 巨块型

巨大的肿瘤占据肝脏的大部分，边缘多不规则，常向四周浸润。据上海医科大学病理教研室分析，此型在肝癌患者中占 23%。癌块直径在 5 cm 以上，大于 10 cm 者称巨块，可呈单个、多个或融合成块，多为圆形、质硬，呈膨胀性生长。肿块边缘可有小的卫星灶。巨块型肝癌如尚未发生肝内转移，肝功能代偿良好，有时尚有手术切除之可能。此外，巨块型肝癌发生癌结节破裂的机会较多，癌结节破裂是肝癌的一个重要的并发症，亦是肝癌患者死亡的一个重要原因。

2. 结节型

肿瘤呈结节状，与四周分界清楚。此型最为常见，约占全部肝癌患者的 64%。若为单个结节，或较局限的少数结节尚有手术切除的可能性。有的病理学家认为结节型只是一种过渡的类型。因为单个结节长大可成为巨块型，多个结节融合亦可成为巨块型肝癌。

3. 弥散型

许多小的癌结节弥散地散布在肝脏的各叶、癌结节周围多被结缔组织包围。此型约占肝癌的 12.4%，且几乎皆伴有肝硬化。弥散型肝癌诊断不易，因其癌块较小，且多伴肝硬化，故肝脏之体积非但不见肿大，有时尚可缩小。由于癌块较小，各种影像学检查有时易有疏漏，即或做肝穿刺检查亦可能不能准确获得病理组织。在治疗方面，此型患者无手术切除的可能性，除非做肝移植。此外亦不适合做乙醇注射等局部治疗。所幸，此种患者为数较少。

（二）组织形态分类

传统的组织学分类方法将肝癌分为肝细胞型、胆管细胞型及混合细胞型三型。

1. 肝细胞型

肝细胞型癌细胞呈多角形、核大、核仁明显、胞质丰富，癌巢之间血窦丰富，癌细胞有向血窦内生长的趋势。此型占肝癌的 85.5%，由于占肝癌的绝大多数，在许多文献中论及原发性肝癌时即指此种类型。此型多伴有肝硬化。

2. 胆管细胞型

胆管细胞型癌细胞呈立方或柱状，呈腺体状排列。占肝癌的 6.9%，在女性中稍多见，并发肝硬化的较少，甲胎蛋白（AFP）试验阴性。

3. 混合型

混合型约占 7.4%，其细胞形态介乎上述两者之间或部分为肝细胞型部分为胆管细胞型。近年许多病理学家认为此种类型实际上是肝细胞型肝癌的一种特殊的形态结构。

此外，还有两种特殊类型的肝癌，在临床表现上亦有其特点。一种是肝母细胞瘤，此种类型肝癌多见于儿童，几乎皆不伴有肝硬化，手术切除后预后良好。另一种是近年注意到的纤维板层型肝癌，此种肝癌的癌组织中有许多板层状纤维基质穿行其间，其瘤细胞质中亦多强嗜酸性颗粒。此种肝癌 AFP 多为阴性但血清不饱和维生素 B_{12} 结合力及血浆神经紧张素却常升高。

三、临床分期

I_a 期：单个肿瘤最大直径 ≤3 cm，无癌栓、腹腔淋巴结及远处转移；肝功能分级 Child A。

II_b 期：单个或两个肿瘤最大直径之和 ≤5 cm，在半肝，无癌栓，腹腔淋巴结及远处转移；肝功能分级 Child A。

II_a 期：单个或两个肿瘤最大直径之和 ≤10 cm，在半肝或两个肿瘤最大直径之和 ≤5 cm，在左、右两半肝，无癌栓、腹腔淋巴结及远处转移；肝功能分级 Child A。

Ⅱ_b期：单个或多个肿瘤最大直径之和 > 10 cm，在半肝或两个肿瘤最大直径之和 > 5 cm，或肿瘤不论有门静脉分支、肝静脉或胆管癌栓形成；肝功能分级 Child B。

Ⅲ_a期：有门静脉主干或下腔静脉癌栓、腹腔淋巴结或远处转移；肝功能分级 Child A 或 B。

Ⅲ_b期：肿瘤情况不论，癌栓、转移情况不论；肝功能分级 Child C。

四、转移途径

1. 血行转移

肝内血行转移发生最早，也最常见，很容易侵犯门静脉分支形成癌栓，癌栓脱落后在肝内引起多发转移灶，如门静脉的干支有癌栓阻塞，可引起门静脉高压和顽固性腹腔积液。在肝外转移中，转移至肺的几近半数，其次为肾上腺、骨、主动脉旁淋巴结。

2. 淋巴转移

转移至肝门淋巴结的最多，也可至胰、脾、主动脉旁淋巴结、锁骨上淋巴结。

3. 种植转移

种植转移少见，从肝脱落的癌细胞可种植在腹膜、膈、胸腔等处引起血性腹腔积液、胸腔积液。如种植在盆腔，可在卵巢形成较大的肿块。

五、临床表现

原发性肝癌起病隐匿，早期缺乏典型症状。经 AFP 普查检出的早期患者可无任何症状和体征，称为亚临床肝癌。自行就诊患者多属于中晚期，常有肝区疼痛、食欲减退、乏力、消瘦和肝大等症状，其主要特征如下。

（一）肝区疼痛

半数以上患者有肝区疼痛，多呈持续性胀痛或钝痛。肝痛是由于肿瘤增长快速，肝包膜被牵拉所引起。如病变侵犯膈，疼痛可牵涉右肩，如肿瘤生长缓慢，则可完全无痛或仅有轻微钝痛。当肝表面的癌结节破裂，坏死的癌组织及血液流入腹腔时，可突然引起剧痛，从肝区开始迅速延及全腹，产生急腹症的表现。如出血量大，则引起晕厥和休克。

（二）肝大

肝呈进行性增大，质地坚硬，表面凹凸不平，有大小不等的结节或巨块，边缘钝而不整齐，常有不同程度的压痛。肝癌突出于右肋弓下或剑突下时，上腹可呈现局部隆起或饱满，如癌位于膈面，则主要表现为膈抬高而肝下缘可不大。位于肋弓下的癌结节易被触到，有时因患者自己发现而就诊。

（三）黄疸

黄疸一般在晚期出现，可因肝细胞损害而引起，或由于癌块压迫或侵犯肝门附近的胆管，或癌组织和血块脱落引起胆管梗阻所致。

（四）肝硬化征象

肝癌伴有肝硬化门静脉高压症者可有脾大、腹腔积液、静脉侧支循环形成等表现。

（五）恶性肿瘤的全身性表现

恶性肿瘤的全身性表现有进行性消瘦、发热、食欲缺乏、乏力、营养不良和恶病质等，少数肝癌患者由于癌本身代谢异常，进而影响宿主机体而致内分泌或代谢异常，可有特殊的全身表现，称为伴癌综合征，以自发性低血糖症、红细胞增多症较常见，其他罕见的有高血钙、高脂血症、类癌综合征等。对肝大且伴有这类表现的患者，应警惕肝癌的存在。

（六）转移灶症状

转移灶症状如发生在肺、骨、胸腔等处的转移，可有局部压痛或神经受压症状，颅内转移肿瘤可有神经定位体征。

六、并发症

（一）肝性脑病

肝性脑病通常是肝癌终末期的并发症，约1/3 的患者因此死亡。

（二）上消化道出血

上消化道出血约占肝癌死亡原因的15%。肝癌常因有肝硬化基础或有门静脉、肝静脉癌栓而发生门静脉高压症、食管胃底静脉曲张或小肠静脉淤血等一系列改变，一旦血管破裂，则发生呕血和黑粪。晚期患者可因胃肠道黏膜糜烂并发凝血功能障碍而有广泛上消化道出血。

（三）肝癌结节破裂出血

约10%的肝癌患者因肝癌结节破裂致死。肿瘤增大、坏死或液化时可自发破裂，或因外力破裂。破裂可限于肝包膜下，产生局部疼痛；如包膜下出血迅速增多则形成压痛性块物；也可破入腹腔引起急性腹痛和腹膜刺激征。大量出血导致休克和死亡，小破口出血则表现为血性腹腔积液。

（四）继发感染

本病患者在长期消耗或因放射、化疗而致白细胞减少的情况下，抵抗力减弱，再加长期卧床等因素，容易并发各种感染，如肺炎、败血症、肠道感染等。

七、实验室及其他检查

(一) 甲胎蛋白测定

迄今为止 AFP 已被公认为是最特异的肝癌标志物，它是各种诊断方法中专一性仅次于病理检查的诊断方法，其在肝癌诊断、疗效判断、预后估计、复发预报等方面的价值较为肯定。全国肝癌防治研究协作会议拟定的 AFP 诊断肝癌的标准为对流电泳法阳性或放射免疫法测定大于或等于 400 $\mu g/L$，持续 4 周，并排除妊娠、活动性肝病及生殖腺胚胎源性肿瘤。如能排除活动性肝病等情况，按此标准作肝癌的定性诊断准确率极高，个别例外仅见于胃癌等消化道癌肝转移的患者。

影响血清 AFP 检测结果的因素有病理类型、分化程度、病期及癌组织变性坏死程度等。文献报道，胆管细胞癌高度分化和低度分化的肝细胞癌或大部分细胞变性坏死及一些混合性肝癌，AFP 检测可以是阴性。

(二) AFP 异质体

应用亲和层板和电泳技术将血清 AFP 分成 conA 结合型（AFP – R – L）和非结合型（AFP – N – L）。

临床意义：

1）鉴别良恶性肝病：以非结合型 AFP 比例 < 75% 为界诊断肝癌，其诊断率为 87%，假阳性率仅 3%。

2）早期诊断：5 cm 以下小肝癌阳性率为 70%。

(三) AFP mRNA

近年采用 RT – PCR 检测肝癌患者外周血中 AFP mRNA 间接推测肿瘤细胞发生血道转移。

(四) 血清酶测定

10% ~20% 肝癌患者的 AFP 为阴性。对这一部分患者的诊断，可借助于以下各种酶测定：

1. 5′核苷酸磷酸二酯酶同工酶 V

在肝癌中的阳性率为 53%。在 AFP 阴性者中，此酶阳性率可达 79.2%，故可用于补充 AFP 检测之不足。此酶在转移性肝癌中的阳性率可达 90.9%，而在肝硬化、肝炎中仅 10.3%，故可用以与肝炎、肝硬化鉴别。

2. 铁蛋白

肝癌患者血清中铁蛋白异常增高，测定血清铁蛋白有助于肝癌诊断，尤其对 AFP 阴性或低浓度阳性的肝癌患者更有帮助。铁蛋白正常值为 15 ~ 200 $\mu g/L$，阳性率为 76%。有人提出酸性同工铁蛋白测定较血清常规铁蛋白测定，更有助于肝癌诊断。

3. γ - 谷氨酰转肽酶

肝癌组织 γ - 谷氨酰转肽酶（γ - GT）活性显著升高，可较正常肝组织高 100 倍。AFP 正常的肝细胞癌而 γ - GT_1 阳性率也高达 86%，γ - GT 同工酶对肝细胞癌有早期诊断价值，并可解决部分 AFP 阴性者肝细胞癌的诊断。

4. 大分子碱性磷酸酶同工酶

大分子碱性磷酸酶（HMAP）同工酶是一种病理性的碱性磷酸酶（ALP）同工酶，目前已用抗 HMAP 的特异性单克隆抗体进行检测，原发性肝癌和转移性肝癌阳性率 > 95%，比 AFP 具有更高的敏感性，尤其对转移性肝癌，是一个敏感的生化指标。

5. α_1 - 抗胰蛋白酶

α_1 - 抗胰蛋白酶诊断肝癌阳性率为 51.4% ~ 94.1%。另有报道 AFP 阴性的肝癌患者阳性率为 42.86%。

6. 异常凝血酶原

异常凝血酶原亦称 γ - 羧基凝血酶原，其敏感性与特异性均高于 AFP，对 AFP 阴性的小肝癌诊断更有意义。有人发现肿瘤切除术后异常凝血酶原水平可恢复正常，复发后再度升高。因此，也可作为判断预后的指标。

7. 血清总唾液酸和脂质结合唾液酸

血清总唾液酸（TSA）和脂质结合唾液酸（LSA）为新近提倡的一种肝癌肿瘤标记。测定 55 例肝癌，TSA 阳性率 74.5%；LSA 阳性率 85.5%，且发现 LSA 比 TSA 对肝癌诊断的敏感度高，其特异性和诊断效率分别为 91.1% 及 81.5%。若 LSA 呈持续高水平或逐渐升高，则多为癌症，经治疗缓解，则 LSA 水平降低；若 LAS 水平再度升高，则提示肝癌恶化或转移、复发。因此，不仅有诊断价值，还可作为判断预后的指标。

8. 血清铜测定

血清铜增高是肝癌特征之一。正常人血清铜值为 10.99 ~ 24.34 μmol/L。有报告以血清铜≥27.32 μmol/L、AFP≥400 μg/L、FT（铁蛋白）≥200 μg/L作为鉴别肝癌与肝硬化的鉴别值。当血清铜 < 26.69 μmol/L 时，可排除肝癌的存在。特别对于 AFP 阴性或低浓度增高的肝癌患者有较高诊断价值。

9. 癌胚抗原

有报道原发性肝癌中 38.5% ~ 40.0% 的患者有癌胚抗原（CEA）增高，常 > 20 μg/L（正常 0 ~ 5 μg/L）。如果 CEA 与 γ - GT 联合检查，则阳性率可提高到 90%。

（五）B 超检查

B 超具有灵敏和无创等优点，在肝癌影像学诊断方面成为首选的检查方法，特别是在高危人群中普查具有重要价值，Doppler 超声对鉴别肝脏良恶性占位病变具有相当价值。上海医科大学中山医院报告，其对肝脏肿瘤的诊断敏感性、特异性及准确性分别达 96%、100% 和 97%。

（六）乙型肝炎病毒检测

据统计，我国 80% ~ 90% 的肝癌患者乙肝表面抗原（HBsAg）呈阳性，自然人群阳性率为 15% ~ 17%。许多学者认为，乙肝病毒检测与 AFP 联合应用，有助于早期发现肝癌。

（七）CT 检查

CT 检查分辨能力较强，能发现较小的肿瘤，对肝癌的诊断有实用价值。尤其对肝内占位病变不仅说明位于哪个肝叶，而且能较为准确地指明位于哪个肝段，准确地说明肝内占位病变属哪个肝段，对肝段切除术具有定位意义。

（八）放射性核素扫描

放射性核素扫描对肝癌诊断符合率达 90%。但直径小于 3 cm 肿瘤难以显示。近年来用动态显像仪和 ECT 等新技术对肝癌定位诊断符合率可达 95%。

（九）X 线肝血管造影

肝由肝动脉及门静脉双重供血，由于肝癌区的血管一般较丰富，且 90% 来自肝动脉，选择性腹腔动脉和肝动脉造影能显示直径在 1 cm 以上的癌结节，阳性率达 87%，结合 AFP 检测的阳性结果，常用于诊断小肝癌。手术前造影可明确肿瘤部位，估计切除范围，因而可较少盲目探查。但这项检查对少血管型显示较差。检查有一定的创伤性，一般在超声显像，CT 或 MRI 检查不满意时进行，多在结合肝动脉栓塞化疗时使用。数字减影肝动脉造影（DSA）现已普及，是通过电子计算机进行一系列图像数据处理，将影响清晰度的脊柱、肋骨等阴影减除，使图像对比度增强，可清楚显示直径 ≥ 1.5 cm 的小肝癌。

（十）MRI 检查

MRI 检查无电离辐射，无须造影剂即可以三维成像，故在肝癌诊断方面更优于 CT。

（十一）肝穿刺活检

在超声或 CT 引导下用特制活检针穿刺癌结节，吸取癌组织检查可获病理诊断。

（十二）剖腹探查

疑为肝癌的患者，经上述检查仍不能证实或否定，如患者情况许可，应进行剖腹探查以争取早期诊断和手术治疗。

八、诊断和鉴别诊断

（一）诊断

原发性肝癌诊断标准：

1）AFP > 400 μg/L，能排除活动性肝病、妊娠、生殖系胚胎源性肿瘤及转移性肝癌，并能触及坚硬及有肿块的肝脏或影像学检查具有肝癌特征性占位性病变者。

2）AFP≤400 μg/L，有两种影像学检查具有肝癌特征性占位性病变或有两种肝癌标志物（AFP异质体、AP、γ-GTⅡ及α-AFU等）阳性及一种影像学检查具有肝癌特征性占位性病变者。

3）肝癌的临床表现并有肯定的肝外转移病灶（包括肉眼可见的血性腹水或在其中发现癌细胞）并能排除转移性肝癌者。

（二）鉴别诊断

原发性肝癌常需与继发性肝癌、阿米巴性肝脓肿、肝硬化、肝包虫病、邻近肝区的肝外肿瘤等进行鉴别。

1. 继发性肝癌

继发性肝癌的病情发展相对较缓慢，早期症状多属原发癌肿引起的各种表现。但部分患者，其原发部位癌的症状不显著，开始即表现为右上腹不适、肝大等。所以对每个疑似的原发性肝癌的患者，均应注意胃肠道、泌尿生殖系统、呼吸系统、乳房等处有无癌肿存在。甲胎蛋白试验在原发性肝癌大部分为阳性，而在继发性肝癌几乎皆为阴性。

2. 阿米巴性肝脓肿

患者有发热、消瘦、食欲下降、肝区疼痛和肝脏肿大等，多数阿米巴性肝脓肿肝脏质地较软，局部有明显压痛而少数脓肿位置较深且经过各种不彻底治疗者，肝脓肿周围结缔组织增生，肝脏局部较硬而有块状感，极似肝癌，此时可根据超声波检查所见的典型液平段，并依此定位而做肝穿刺抽脓加以确诊，或试行抗阿米巴治疗观察。

3. 肝硬化

当肝硬化患者肝脏明显肿大质硬有结节，或肝硬化有肝萎缩畸形，而放射性核素扫描出现放射性稀疏区，此时与肝癌鉴别有困难，必须反复检测甲胎蛋白和密切观察病情，定期随访，方能做出正确诊断。

4. 肝包虫病

在肝包虫病流行区须将肝包虫病与原发性肝癌鉴别，患者有肝脏进行性肿大、结节块质感、低热等。晚期，肝脏大部分被破坏极像原发性肝癌，但一般病程为2～3年或更久，进展较慢，可凭流行区居住史、肝包囊虫液皮肤试验阳性等诊断。

5. 邻近肝区的肝外肿瘤

腹膜后的软组织肿瘤，来自肾、肾上腺、胰腺、结肠等处的肿瘤也可在上腹出现肿块。超声波检查有助于区别肿块的部位和性质，甲胎蛋白检测往往阴性，有时需剖腹探查才能确诊。

九、治疗

（一）治疗原则

早期诊断、早期治疗是改善肝癌预后的最主要因素，对能手术切除的肝癌首选手术治疗，肝动脉栓塞化疗术是肝癌非手术治疗的最佳办法，可采用综合治疗手段。

（二）一般治疗

积极的营养支持与镇痛治疗对提高患者的生活质量、配合其他疗法的顺利进行具有重要意义。必须及时预防和处理包括肝硬化引起的各种并发症的发生，如食管静脉曲张破裂出血、肝性脑病、肝肾综合征、自发性细菌性腹膜炎、电解质紊乱、肝癌结节破裂等。

（三）手术治疗

手术切除仍是目前根治原发性肝癌的最好方法，凡有手术指征者均应不失时机争取手术切除。普查发现血清 AFP 浓度持续升高并得到定位诊断者，应及时进行手术探查。
手术适应证为：
1）诊断明确，估计病变局限于一叶或半肝者。
2）肝功能代偿良好，凝血酶原时间不低于正常的 50%，无明显黄疸、腹水或远处转移者。
3）心、肺和肾功能良好，能耐受手术者。

（四）放射治疗

原发性肝癌对放疗不甚敏感，而邻近肝的器官却易受放射损伤，因此过去的治疗效果不很满意。近年由于定位方法和放射能源的改进，疗效有所提高。常用放射能源为 ^{60}Co 和直线加速器，定位技术上有局部小野放疗、适形放疗或立体放疗，照射方式有超分割放疗、移动条野照射等，目的是使照射能量高度集中，对肿瘤组织的杀伤作用加强，尽量减少周围组织的损伤。一些病灶较为局限且肝功能较好的患者如，能耐受 40 Gy 以上的放射剂量，疗效可显著提高。目前趋向于手术、介入治疗、放疗等联合，如同时结合中药或生物免疫等治疗，效果更好。国内外正试用动脉内注射 Y – 90 微球、^{131}I – 碘化油或放射性核素标志的单克隆抗体或其他导向物质作导向内放疗，有时可使肿瘤缩小，而获得手术切除的机会。

（五）介入治疗

1. 适应证
1）无法手术切除者，尤以右叶肝癌且肿块 <20% 肝体积者为甚，若癌肿呈非浸润生长者可列为绝对适应证。
2）手术切除前提高切除率，减少术中出血。
3）肝癌破裂出血者。
2. 禁忌证
1）门静脉有癌栓。
2）明显黄疸，严重肝功能损害，ALT > 200 U。
3）中等量以上腹水。
4）肿瘤过大，超过肝脏体积 70%。

5）严重食管静脉曲张。

6）严重感染，尤其有胆系感染者。

介入治疗常用栓塞有吸收性明胶海绵、碘化油、微球、电凝等。上述物质以吸收性明胶海绵、碘化油及微球等最为常用。

3. 方法

目前常用的介入治疗方法有：肝动脉栓塞法，双重栓塞法及联合栓塞法等。

1）肝动脉栓塞法

肝动脉栓塞法多通过栓塞剂直接阻断癌肝动脉血供，导致癌肿坏死而起到治疗作用。若病情需要可多次重复栓塞。近来，有研究者采用肝段栓塞治疗肿瘤，可克服因插管深度不够、栓塞范围涉及非癌组织等缺陷，研究结果表明，该法具有并发症少和复发少等优点。

2）双重栓塞法

双重栓塞法在右肝动脉栓塞基础上，再行经皮肝穿刺部分门静脉栓塞，目的是使肿瘤的双重血供完全阻断，从而获得肿瘤完全坏死之效果。

3）联合栓塞法

联合栓塞法指肝动脉近端栓塞加远端栓塞加化疗同时应用，以减少侧支循环形成，增强栓塞效果。常用化疗药物包括细胞周期非特异性药物 MMC、ADM 及周期特异性药物 5-FU 和 MTX 等。临床上常用联合化疗如 5-FU 加 MMC，可提高药物治疗效果并减少不良反应。

（六）化学抗癌药物治疗

全身化疗疗效较差，用于不能手术但又无黄疸或大量腹水的患者。常用药物为 5-FU 及其衍生物，以及 MMC、阿糖胞苷和 ADM 等。此外，有人提出联合化疗可提高效果，如二联、三联、四联药物。

（七）无水乙醇局部注射

无水乙醇局部注射对肝癌有一定的疗效。其方法是在 B-US 的引导下，经皮穿刺，直接将无水乙醇注入肝癌结节中，用量视瘤结节的大小而定，一般为 6~12 ml，每周注射 1~2 次，4 周为 1 个疗程。

（八）射频毁损治疗

射频技术的发展和射频电极的改进，使该技术成功地应用于肝癌的局部治疗。射频毁损治疗（RFA）适用于肿瘤直径在 5 cm 以下，结节数量在 3 个以下的患者。有严重肝功能失代偿和凝血功能障碍的患者，或肿瘤紧邻胆囊等空腔脏器的患者不适合该方法治疗。

（九）经皮微波凝固治疗

经皮微波凝固治疗（MCT）为在超声导引下微波电极刺入肿瘤内，利用微波的能量使肿瘤发生凝固性坏死。适用于肿瘤直径＜5 cm，结节数量在 3 个以内的患者。对于直径＞5 cm 的肿瘤，可利用多电极、多点凝固治疗。

（十）免疫治疗

肝癌患者均有不同程度的免疫功能低下，免疫治疗能提高机体免疫的功能，增强患者对手术、放疗和化疗的耐受力，杀灭或辅助杀灭原发、继发或术后残留肝癌细胞，其中卡介苗较为常用，据报道有一定疗效。短小棒状杆菌和左旋咪唑也用于临床，但疗效有待证实。最近报道 OK－432（从链球菌中提取）可能提高细胞免疫力和增加自然杀伤细胞活力从而起抗癌作用，瘤内注 OK－432 能起细胞毒作用，使瘤体坏死缩小。此外，人巨噬细胞、干扰素和白细胞介质 Ⅱ、LAK、肿瘤坏死因子（TNF）等也给肝癌的治疗带来了新的希望。

（十一）导向治疗

导向治疗是肿瘤治疗中的一个新领域。其方法是用亲肿瘤物质作为载体，具有杀伤瘤细胞能力的物质为弹头，注入人体后可望特异性地杀伤肿瘤细胞。导管导向治疗目前尚存在着许多理论上和实践中的问题，但初步临床试用的结果已显示了诱人的前景。

十、预后

肿瘤大小、生物学特性与可采用的治疗方法是决定预后的重要因素。获根治性切除者 5 年生存率目前可达 45％。中晚期肝癌虽经多种治疗，但根治机会很少，易发生远处转移，预后较差。

十一、护理

（一）医院护理

1. 呼吸道护理

由于手术创伤大，膈肌抬高，呼吸运动受限，患者如出现咳嗽、咳痰困难，可给予雾化吸入，每次雾化吸入后及时给予翻身，轻叩背部，指导患者双手按压切口，深呼吸咳嗽。鼓励将痰咳出。

2. 饮食护理

一般禁食 3 天，肠蠕动恢复后，给予全流质—半流质—普食。由于肝功能减退，食欲减退，营养状况较差，应给予营养支持，患者能进食时，指导患者选择一些高热量、适量优质蛋白、高维生素、低脂、低钠、易消化食物。少食多餐为基本原则，避免生冷及硬性食物，定时测量患者体重，以了解营养状况。

3. 清洁护理

因引流管、保留导尿、营养不良及痰液过多可以成为感染的潜在危险，应加强皮肤护理，每日用温水擦洗全身数次，保持口腔及会阴部清洁，保持床铺清洁干燥，每日更换床单及病号服一次。禁食期间加强口腔护理。患者及家属不可随意揭开纱布，用手触摸切口，以防污染。更换各引流管时，一定要用稀碘酊棉签消毒，合理使用抗生素，预防和控制感染发生，密切观察术后 5 天内的体征：有无出血点、发绀及黄疸，观察伤口渗液、渗血情况，监测患者尿糖、尿比重、尿量。合理安排输液顺序，为患者诊疗提供可靠的依据。

4. 康复护理

患者因肝叶切除，应密切观察意识状态，有无精神错乱，自我照顾能力降低，性格及行为异常，饮食禁用高蛋白饮食，给予以碳水化合物为主的食物，保证水、电解质和其他营养的平衡。卧床休息，以避免剧烈运动，术前清洁肠道，可以减少血氨的来源，消除术后可能发生肝性脑病的部分因素，术后间歇给氧 3 ~ 4 天，以保护肝细胞，使血氧饱和度维持在 95% 以上。

（二）家庭护理

肝癌患者治疗复杂，治疗中需要休息一段时间，无须住院，患者回家调养，可减少经济花费，又可提高病床周转率。家庭护理是护理的一个组成部分，是对患者实施非住院护理的方法。家庭护理与临床护理从形式上和护理质量上有一定的差异，从患者的角度看，患者会产生亲切和信任感，产生相互支持、相互依赖的情感，提高患者的生存质量。

1）从心理上给患者安慰，肝癌患者急躁易怒，家属应谅解忍让。

2）居住环境保持清洁舒适，房间对流通风。

3）基础护理应做到"六洁"（口腔、脸、头发、手足皮肤、会阴、床单位清洁）、"五防"（防压疮、防直立性低血压、防呼吸系统感染、防交叉感染、防泌尿系感染）、"三无"（无粪、无坠床、无烫伤）、"一管理"（膳食管理）。

4）用药要安全，遵医嘱按时、按量用药，做好药品保管。

5）健康教育，指导患者自我护理，纠正不良的生活习惯，不吸烟、不喝酒，提高自我护理能力，避免有害的应激原造成的不良影响，协助其维持心身平衡。

6）鼓励患者参与正常人的生活，参加轻松的工作，适量地学习，在工作和学习中重新确立自己的生存价值。

7）压疮预防。肝癌患者长期卧床，消瘦，全身乏力，易导致压疮的发生。

造成压疮的原因有：

（1）局部的压力摩擦及侧移。

（2）局部组织缺血坏死。

（3）局部潮湿，受排泄物刺激。

（4）摄入营养不足。

压疮的出现按时间先后主要表现为淤血红润、红疹、水疱、破溃、局部组织坏死，甚至溃烂，最后侵袭肌膜、肌肉、骨骼等深层组织。一旦发生压疮，不仅给患者增加痛苦，加重病情，延长病程，严重时还可因继发感染引起败血症而危及生命。因此，必须加强基础护理，杜绝压疮的发生。压疮的有无是判断护理质量好坏的重要标准之一。

（三）饮食护理

1. 减少脂肪摄取

由于肝癌患者对脂肪的消化和吸收有障碍，所以尤其在肝癌晚期饮食安排上注意不宜进食太多的脂肪。如肥肉、油炸食品、干果类、香肠等食物应禁忌食用。低脂肪的饮食不仅可以减轻肝癌患者的消化道症状，如恶心、呕吐、腹胀等，而且饮食中脂肪少，还可以在一定程度上减轻肝区疼痛的程度。

2. 食物要容易消化

在肝癌晚期饮食安排上要特别注意给予容易消化的食物。食物中必须有一定量的主食，如小麦粉、玉米、红薯、小米等；蔬菜、水果，如西红柿、油菜、莴笋、菜花、猕猴桃、橘子、草莓等；肉类、豆制品，以及牛奶及奶制品。

3. 适当进补

中医讲究"药食同源"，在癌症治疗上也提出了"人瘤共存"的新理念。目前已有多味中药在癌症治疗中应用，效果较好的有冬虫夏草、人参皂苷 Rh2、铁皮石斛等。其中人参皂苷 Rh2 的研究文献较多。因此，适当选用一些中药是肝癌晚期患者饮食护理中必要的。

4. 保持平衡膳食

患者应多食新鲜蔬菜，少吃鸡、鸭、鱼、肉等食物，维生素 A、维生素 C、维生素 E、维生素 K 等都有一定的辅助抗肿瘤作用，小白菜、油菜、菠菜、香菜、青蒜、雪里蕻、韭菜、葡萄、山楂、猕猴桃这些蔬菜和水果中，同样富含大量的维生素 A 和维生素 C，可以供肝癌患者食用。饮食上应严格限制钠的摄取量。不食用各种酱菜、腐乳等含盐多的食品，要定时、定量、少食多餐以减少胃肠道的负担。经常放腹水或长期使用利尿剂的患者，应选用含钾丰富的食物，如香蕉、苦瓜、白萝卜、青椒、菠菜、空心菜等，以补充丢失的钾。

5. 适宜食用低脂肪食物

高脂肪食物会加重肝脏负担，对病情不利，而低脂肪饮食可以适当缓解肝癌患者恶心、呕吐、腹胀的症状，所以肝癌患者适宜食用低脂肪食物。

6. 适宜食用富含植物蛋白质的食物

为保证肝癌患者的膳食平衡，肝癌患者应多食用些富含植物蛋白质的食物，尤其是富含优质植物蛋白质的食物，如大豆以及豆制品。

7. 适宜食用富含矿物质的食物

营养学家指出，硒、铁等矿物质都具有抗肿瘤的作用，所以肝癌患者适宜食用些富含矿物质的食物，如菠菜、蘑菇、鸡蛋等。

（四）心理护理

1. 认可心理

患者经过一段时间后，开始接受肝癌心理治疗，心情渐平稳，愿意接受治疗，并寄希望于治疗。作为医务人员应及时应用"暗示"疗法，宣传治疗的意义，排除对治疗的不利因素，如社会因素、家庭因素等。

2. 怀疑心理

患者一旦得知自己得了肝癌，可能会坐立不安，多方求证，心情紧张，猜疑不定。因此，医务人员应言行谨慎，要探明患者询问的目的，进行肝癌心理治疗，科学而委婉地回答患者所提的问题，不可直言，减轻患者受打击的程度，以免患者对治疗失去信心。

3. 悲观心理

患者证实自己患癌症时，会产生悲观、失望情绪，表现为失望多于期待，抑郁不乐，落落寡欢。此时医务人员应给予关怀，说明疾病正在得到治疗，同时强调心情舒畅有利于疾病的治疗。

4. 恐惧心理

患者确切知道自己患有肝癌时，经常表现为害怕、绝望，失去生存的希望，牵挂亲人。护士应同情患者，给予安慰，鼓励患者积极接受治疗，以免耽误病情，并强调心理对病情的作用，鼓励患者以积极的心态接受治疗。

5. 失望或乐观心理

在言语上，医务人员应亲切耐心，关怀和体谅，语气温和，交谈时要认真倾听，不随意打断，并注意观察病情，了解其思想，接受合理建议。在交谈过程中，要注意保护性语言，对患者的诊断、治疗及预后，要严谨，要有科学依据，切不可主观武断，胡乱猜想。因为各人的体质和各人的适应程度不一样，治疗效果也不尽相同，有的患者病情得到控制，善于调适自己的心情，同时生活在和谐感情的环境中，患者长期处于一种乐观状态。有的病情逐渐恶化，治疗反应大，经济负担重，体力难支，精神萎靡，消极地等待死亡。医务人员对消极的患者要分析原因，做好心理安慰，及时调整患者的心态，做好生活指导；对于乐观的患者，要做好康复指导，留心观察其心理变化，以便及时发现问题及时解决。另外，医务人员也要有娴熟的护理技术和良好的心理素质，使患者感到心理满足，情绪愉快。

十二、健康教育

积极防治病毒性肝炎，对降低肝癌发病率有重要意义。乙肝病毒灭活疫苗预防注射不仅对防治肝炎有效果，对肝癌预防也有一定作用。避免不必要的输血和应用血制品。预防粮食霉变、改进饮水水质、戒除饮酒嗜好亦是预防肝癌的重要措施。在肝癌的一级预防尚未完善之际，肝癌的早期发现、早期诊断、早期治疗在肿瘤学上被称为"二级预防"则显得十分重要。自实施肝癌筛查以来，原发性肝癌的诊断进入了亚临床水平，早期肝癌比例不断增高，5 年生存率亦明显提高。20 世纪 80 年代以来对肝癌的高危对象（35 岁以上有慢性肝炎史或 HBsAg 阳性者）采用检测 AFP 与超声进行筛查，检出了许多早期肝癌，经过早期诊断、早期治疗，有效地降低了肝癌的病死率。

（路敏）

第十四章　泌尿及男性生殖系统肿瘤

第一节　肾　癌

肾癌又称肾细胞癌、肾腺癌，起源于肾小管上皮细胞，可发生于肾实质的任何部位，但以上、下极为多见，少数侵及全肾；左、右肾发病机会均等，双侧病变占1%～2%。

肾癌占成人恶性肿瘤的2%～3%，占成人肾脏恶性肿瘤的80%～90%。世界范围内各国或各地区的发病率各不相同，总体上发达国家发病率高于发展中国家，城市地区高于农村地区，男性多于女性，男女患者比例约为2∶1，发病年龄可见于各年龄段，高发年龄为50～70岁。据全国肿瘤防治研究办公室和卫计委卫生统计信息中心统计，我国试点市、县肿瘤发病及死亡资料显示，我国肾癌发病率呈逐年上升趋势，已经列我国男性恶性肿瘤发病率第10位。

一、病因

肾癌的病因未明，但有资料显示其发病与吸烟、解热镇痛药物、激素、病毒、射线、咖啡、镉、钍等有关；另有些职业如石油、皮革、石棉等产业工人患病率高。

（一）吸烟因素

大量的前瞻性观察发现吸烟与肾癌发病呈正相关。吸烟者发生肾癌的相对危险因素（RR）=2，且吸烟30年以上、吸无过滤嘴香烟的人患肾癌的危险性上升。

（二）肥胖和高血压因素

肥胖和高血压是与男性肾癌危险性升高相关的两个独立因素。

（三）职业因素

有报道称，接触金属的工人、报业印刷工人、焦炭工人、干洗业和石油化工产品工作者肾癌发病和死亡危险性增加。

（四）放射因素

有统计，使用过一种弱的 α 颗粒辐射源导致的124例肿瘤中有26例局限在肾，但是未见放射工作者和原子弹爆炸受害者的放射暴露与肾癌的相关报道。

（五）遗传因素

有一些家族内肾癌，在进行染色体检查时发现。肾癌高发生率的人中第三对染色体上有缺陷。多数家族性肾癌发病年龄比较早，趋于多病灶和双侧性。有一种罕见的遗传性疾病——遗传性斑痣性错构瘤病的患者发生肾癌者多为28% ~45%。

(六) 食品和药物因素

调查发现高摄入乳制品、动物蛋白、脂肪，低摄入水果、蔬菜是肾癌的危险因素。咖啡可能增加肾癌的危险性，与咖啡用量无关。在动物实验中，由于雌激素原因而致肾癌已得到证明，但在人体尚无直接的证据。滥用解热镇痛药尤其是含非那西汀的药物可增加肾盂癌的危险性。利尿剂也可能是促进肾癌发生的因素。通过动物实验得出红藤草（又名"千根"），可能诱发肾癌的结论。

(七) 其他疾病因素

在进行长期维持性血液透析的患者中，萎缩的肾脏内发生囊性变（获得性囊性病）进而又发现肾癌的患者有增多的现象。因此，透析超过 3 年者应每年行 B 超检查肾脏。有报告称，糖尿病患者更容易发生肾癌。肾癌患者中 14% 患有糖尿病，是正常人群患糖尿病的 5 倍。

二、病理

(一) 分型

肾癌的类型还包括集合管癌和未分类的肾癌。前者较少见，在肾癌中的比例不到 1%。后者包括不能归入上述各类的肾癌，占肾细胞癌的 3% ~5%。

1. 普通型（透明细胞）肾癌

其为最常见的类型，占肾细胞癌的 70% ~80%。显微镜下肿瘤细胞体积较大，圆形或多边形，胞质丰富，透明或颗粒状，间质富有毛细血管和血窦。本型患者大部分为散发性，少数为家族性并伴有脑视网膜血管瘤病（VHL）综合征。本型肾癌的发生与 VHL 基因改变有关。

2. 乳头状癌

其占肾细胞癌的 10% ~15%。包括嗜碱性细胞和嗜酸性细胞两个类型。肿瘤细胞立方或矮柱状，呈乳头状排列。乳头中轴间质内常见砂粒体和泡沫细胞，并可发生水肿。本型也包括家族性和散发性两种。乳头状肾癌的发生与 VHL 无明显关系。散发性乳头状肾癌的细胞遗传学改变主要是 7、16 和 17 号染色体三体及男性患者的 Y 染色体丢失 [t（X，1）]，而家族性乳头状肾癌的改变主要是 7 号染色体三体。家族性透明细胞癌的发生与位于 7 号染色体的原癌基因 MET 的突变有关。

3. 嫌色细胞癌

其在肾细胞癌中约占5%。显微镜下细胞大小不一，胞质淡染或略嗜酸性，近细胞膜处胞质相对浓聚，核周常有空晕。此型肿瘤可能起源于集合小管上皮细胞，预后较好。细胞遗传学检查常显示多个染色体缺失和严重的亚二倍体。发生缺失的染色体包括 1、2、6、10、13、17 或 21 号染色体。

（二）分类

肾肿瘤种类很多，至今还没有一个统一的分类方法，根据肿瘤的来源，主要分为下列9类：

1）来自肾实质的肿瘤，有肾腺瘤和肾癌。

2）来自肾盂上皮的肿瘤，有移行乳头状瘤、移行细胞癌、鳞形细胞癌和腺癌。

3）来自肾胚胎组织的肿瘤，有肾母细胞瘤（即 Wilms 肿瘤）、胚胎癌和肉瘤。

4）来自间叶组织的肿瘤，有纤维瘤、纤维肉瘤、脂肪瘤、脂肪肉瘤、平滑肌瘤和平滑肌肉瘤。

5）来自血管的肿瘤有血管瘤、淋巴瘤和错构瘤。

6）来自神经组织的肿瘤，有神经母细胞瘤、交感神经母细胞瘤。

7）来自肾包膜的肿瘤，有纤维瘤、平滑肌瘤、脂肪瘤、混合瘤。

8）囊肿，有孤立性囊肿、多发性囊肿、囊腺瘤、皮样囊肿、囊腺癌。

9）转移性肿瘤。

（三）肾癌分期

1. TNM 分期

1）原发肿瘤（T）

T_x：原发肿瘤无法评估。

T_0：无原发肿瘤的证据。

T_1：肿瘤局限于肾脏，最大径≤7 cm。

T_{1a}：肿瘤局限于肾脏，肿瘤最大径≤4 cm。

T_{1b}：肿瘤局限于肾脏，4 cm＜肿瘤最大径＜7 cm。

T_2：肿瘤局限于肾脏，最大径＞7 cm。

T_{2a}：肿瘤局限于肾脏，7 cm＜肿瘤最大径≤10 cm。

T_{2b}：肿瘤局限于肾脏，最大径＞10 cm。

T_3：肿瘤侵及肾静脉或除同侧肾上腺外的肾周围组织，但未超过肾周围筋膜。

T_{3a}：肿瘤侵及肾静脉或侵及肾静脉分支的肾段静脉（含肌层的静脉），或侵犯肾周围脂肪和（或）肾窦脂肪（肾盂旁脂肪），但是未超过肾周围筋膜。

T_{3b}：肿瘤侵及横膈膜下的下腔静脉。

T_{3c}：肿瘤侵及横膈膜下的下腔静脉或侵及下腔静脉壁。

T_4：肿瘤侵透肾周筋膜，包括侵及邻近肿瘤的同侧肾上腺。

2）淋巴结转移（N）

N_x：区域淋巴结转移无法评估。

N_0：没有区域淋巴结转移。

N_1：有区域淋巴结转移。

3）远处转移（M）

M_0：无远处转移。

M_1：有远处转移。

2. TNM 与临床分期的关系

Ⅰ期：$T_1N_0M_0$。

Ⅱ期：$T_2N_0M_0$。

Ⅲ期：$T_{1\sim2}N_1M_0$；$T_3N_0M_0$。

Ⅳ期：T_4，任何 N，M_0；任何 T，任何 N，M_1。

三、临床表现

大多数肾癌患者是由于健康查体时发现的无症状肾癌，这些患者占肾癌患者总数的50%以上。有症状的肾癌患者中最常见的症状是腰痛和血尿，少数患者是以腹部肿块来院就诊。10%~40%的患者出现副肿瘤综合征，表现为高血压、贫血、体重减轻、恶病质、发热、红细胞增多症、肝功能异常、高钙血症、高血糖、血沉增快、神经肌肉病变、淀粉样变性、溢乳症、凝血机制异常等改变。20%~30%的患者可由于肿瘤转移所致的骨痛、骨折、咳嗽、咯血等症状就诊。

（一）症状、体征

1. 血尿

血尿常为无痛性间歇发作，肉眼可见全程血尿，间歇期随病变发展而缩短。肾癌出血多时可能伴肾绞痛，常因血块通过输尿管引起。肾癌血尿的血块可能因通过输尿管形成条状。血尿的程度与肾癌体积大小无关。肾癌有时可表现为持久的镜下血尿。

2. 腰痛

腰痛为肾癌另一常见症状，多数为钝痛，局限在腰部，疼痛常因肿块增长充胀肾包膜引起，血块通过输尿管亦可引起腰痛。肿瘤侵犯周围脏器和腰肌时疼痛较重且为持续性。

3. 肿块

肿块亦为常见症状，1/4~1/3 肾癌患者就诊时可发现肿大的肾脏。肾脏位置较隐蔽，肾癌在达到一定体积以前肿块很难发现。一般腹部摸到肿块已是晚期。

4. 疼痛

疼痛约见于50%的患者，亦是晚期症状，系肾包膜或肾盂为逐渐长大的肿瘤所牵扯，或由于肿瘤侵犯压迫腹后壁结缔组织、肌肉、腰椎或腰神经所致的患侧腰部持久性疼痛。

5. 其他

不明原因的发热，或刚发觉时已转移，有乏力、体重减轻、食欲减退、贫血、咳嗽和咯血等症状。另外，肾腺癌的作用是由肿瘤内分泌活动而引起的，包括红细胞增多症、高血压、低血压、高钙血症、发热综合征。虽然这些全身性、中毒性和内分泌的作用是非特殊性的，但约30%的患者首先有许多混合的表现。因而是有价值的线索，这种发现考虑为肿瘤的系统作用。

（二）转移

1. 直接浸润

肾癌逐渐长大，穿破肿瘤包膜朝四周扩散，向内侵入肾盂，向外突破肾包膜侵及肾周脂肪和筋膜，蔓延到邻近组织如结肠、肾上腺、肝、脾及横膈等。

2. 淋巴转移

据统计，15%～30%的肾癌可经淋巴途径转移。左侧转移到肾蒂、主动脉前和左外侧淋巴结；右侧累及肾门附近、下腔静脉前淋巴结、主动脉和下腔静脉间淋巴结。

3. 血行转移

血行转移是肾癌重要的转移途径，癌细胞侵犯静脉，从毛细血管、肾内静脉至肾静脉，在静脉内形成瘤栓，可进一步伸入下腔静脉到达右心房，并向肺、骨骼和其他脏器引起广泛的血行转移。

四、实验室及其他检查

（一）生化检查

生化检查血尿是重要的表现，亦可有进行性贫血、双侧肾肿瘤，总肾功能通常没有变化，血沉增高，某些肾癌患者并无骨骼转移却可有高血钙以及血清钙水平的增高，肾癌切除后迅速解除，血钙亦恢复正常，有时可发展到肝功能不全，如将肿瘤肾切除可恢复正常。

（二）X线检查

1. X线平片

X线可以见到肾外形增大、轮廓改变，偶有肿瘤钙化在肿瘤内局限的或广泛的絮状影，亦可在肿瘤周围成为钙化线壳状，尤其年轻人患肾癌时多见。

2. 静脉尿路造影

静脉尿路造影是常规检查方法，由于不能显示尚未引起肾盂、肾盏未变形的肿瘤，以及不易区别肿瘤是否为肾癌、肾血管平滑肌脂肪瘤、肾囊肿，所以其重要性下降，必须同时进行超声或CT检查进一步鉴别，但静脉尿路造影可以了解双侧肾脏的功能以及肾盂、肾盏、输尿管和膀胱的情况，对诊断有重要的参考价值。

3. 肾动脉造影

肾动脉造影可发现泌尿系统造影未变形的肿瘤，肾癌表现有新生血管；动静脉瘘造影剂池样聚集、包膜血管增多、血管造影变异大；有时肾癌可不显影，如肿瘤坏死囊性变动脉栓塞等肾动脉造影，必要时可向肾动脉内注入肾上腺素，正常血管收缩而肿瘤血管无反应；在比较大的肾癌选择性肾动脉造影时亦可随之进行肾动脉栓塞术，可减少手术中出血；肾癌不能手术切除而有严重出血者可行肾动脉栓塞术作为姑息治疗。

（三）超声、CT、MRI 检查

1. 超声检查

超声检查是最简便、无创伤的检查方法，可作为常规体检的一部分。肾脏内超过 1 cm 的肿块即可被超声扫描发现，对超声检查重要的是鉴别肿块是否是肾癌。肾癌为实性肿块，由于其内部可能有出血、坏死、囊性变，因此回声不均匀，一般为低回声，肾癌的境界不甚清晰，这一点和肾囊肿不同。

2. CT 检查

CT 对肾癌的诊断有重要作用，可以发现未引起肾盂肾盏改变和无症状的肾癌，可准确地测定肿瘤密度，并可在门诊进行，CT 可准确分期。有人统计其诊断准确性：侵犯肾静脉 91%，肾周围扩散 78%，淋巴结转移 87%，附近脏器受累 96%。肾癌 CT 检查表现为肾实质内肿块，亦可突出于肾实质，肿块为圆形，类圆形或分叶状，边界清楚或模糊，平扫时为密度不均匀的软组织块，CT 值 > 20 Hu，常在 30~50 Hu，略高于正常肾实质，也可相近或略低，其内部不均匀系出血坏死或钙化所致。有时可表现为囊性 CT 值但囊壁有软组织结节。经静脉注入造影剂后，正常肾实质 CT 值达 120 Hu，肿瘤 CT 值亦有增高，但明显低于正常肾实质，使肿瘤境界更为清晰。如肿块 CT 值在增强后无改变，可能为囊肿，结合造影剂注入前后的 CT 值为液体密度即可确定诊断。肾癌内坏死灶、肾囊腺癌以及肾动脉栓塞后，注入造影剂以后 CT 值并不增高。肾血管平滑肌脂肪瘤由于其内含大量脂肪，CT 值常为负值，内部不均匀，增强后 CT 值升高，但仍表现为脂肪密度，嗜酸细胞瘤在 CT 检查时边缘清晰，内部密度均匀一致，增强后 CT 值明显升高。

3. MRI 检查

MRI 对肾癌诊断的敏感度及准确性与 CT 相仿，但在显示肾静脉或下腔静脉受累、周围器官受侵犯及与良性肿瘤或囊性占位鉴别等方面优于 CT。

五、诊断与鉴别诊断

（一）诊断

1. 无明显症状

目前，临床上 50% 以上的肾癌是因健康体检或其他原因检查而偶然发现的，无明显症状或体征，且其发现率逐年升高，大部分为早期病变，预后良好。

2. 全身表现

10%~40% 的患者出现副肿瘤综合征，肾癌的症状表现为体重减轻、恶病质、发热、红细胞增多症、肝功能异常、高钙血症、高血糖、血沉增快、神经肌肉病变、淀粉样变性、溢乳症、凝血机制异常等。2%~3% 的患者出现精索静脉曲张或腹壁静脉扩张。

3. 典型局部症状

典型局部症状有"肾癌三联征"，即血尿、腰痛、腹部肿块，在临床出现率已 <

15%，常预示病变已至晚期。多数患者只出现"肾癌三联征"中的一个或两个症状。这是最常见的肾癌的症状。

4. 实验室检查和辅助检查

相关实验室检查及辅助检查可助诊断。

（二）鉴别诊断

肾癌有多种影像学检查方法，术前诊断多无困难。但误诊误治的情况仍时有发生，有时会造成无法弥补的错误，因此必须加以注意。

1. 肾囊肿

典型的肾囊肿从影像学检查上很容易与肾癌相鉴别，但当囊肿内有出血或感染时，往往容易被误诊为肿瘤。有些肾透明细胞癌内部均匀，呈很弱的低回声，在体检筛查时容易被误诊为非常常见的肾囊肿。对于囊壁不规则增厚、中心密度较高的良性肾囊肿，单独应用上述任何一种检查方法进行鉴别都比较困难，往往需要综合分析、判断，必要时可在 B 超引导下行穿刺活检。轻易地放弃随诊或鲁莽地进行手术都是不可取的。

2. 肾错构瘤

肾错构瘤又称肾血管平滑肌脂肪瘤，是一种较为常见的肾脏良性肿瘤，随着影像学检查的普遍开展，越来越多见于临床。典型的肾错构瘤内由于有脂肪成分的存在，在 B 超、CT 和 MRI 图像上都可做出定性诊断，临床上容易与肾癌进行鉴别。肾错构瘤 B 超示肿块内有中强回声区；CT 示肿块内有 CT 值为负数的区域，增强扫描后仍为负值，血管造影显示注射肾上腺素后肿瘤血管与肾脏本身血管一同收缩。肾癌 B 超示肿块为中低回声；肿块的 CT 值低于正常肾实质，增强扫描后 CT 值增加，但不如正常肾组织明显；血管造影显示注射肾上腺素后肾脏本身血管收缩，但肿瘤血管不收缩，肿瘤血管特征更明显。

3. 肾脏淋巴瘤

肾脏淋巴瘤少见但并不罕见。Dimopoulos 等报道，在 210 例肾脏肿瘤患者中，有 6 例为原发性肾脏淋巴瘤。肾脏淋巴瘤在影像学上缺乏特点，呈多发结节状或弥漫性湿润肾脏，使肾脏外形增大。腹膜后淋巴结多受累。

4. 肾脏黄色肉芽肿

肾脏黄色肉芽肿是一种少见的严重慢性肾实质感染的特殊类型。形态学上有两种表现：一种为弥漫型，肾脏体积增大，形态失常，内部结构紊乱，不容易与肿瘤混淆；另一种为局灶型，肾脏出现局限性实质性结节状回声，缺乏特异性，有时与肿瘤难以鉴别。但这部分患者一般都具有感染的症状，肾区可及触痛性包块，尿中有大量白细胞或脓细胞。只要仔细观察，鉴别诊断并不困难。

六、治疗

肾癌的治疗主要是手术切除，放疗、化疗、免疫治疗等效果不理想，亦不肯定，有统计肾癌配合放疗对 5 年生存率无影响。

（一）手术治疗

手术分为单纯性肾癌切除术和根治性肾癌切除术，目前公认的是根治性肾癌切除术可以提高生存率。根治性肾癌切除术范围包括肾周围筋膜、肾周围脂肪、肾和肾上腺。关于根治性肾癌切除术是否进行局部淋巴结清扫尚有争议，有的认为淋巴结转移时往往有血行转移，有淋巴转移的患者最终都出现血行转移，淋巴结分布广，不易清除干净；但亦有人认为，淋巴结转移主要在肾门附近；下腔静脉和主动脉区，可以根治性切除，但根治性淋巴结清扫手术发现有转移灶者，很少有生存超过 5 年者。肾癌手术时应争取先结扎肾动脉和肾静脉。

肾癌是多血管肿瘤，常有大的侧支静脉，手术容易出血，且不易控制。因此，在较大肿瘤手术时，在术前进行选择性肾动脉栓塞，可引起剧烈疼痛、发热、肠麻痹、感染等，不应常规应用。

（二）免疫治疗

多年来已证明人体实性肿瘤内淋巴细胞（TIL）对其肿瘤细胞有免疫反应，但这种 TIL 对自体肿瘤的细胞毒作用往往较低，因肿瘤内有抑制的机制，这种 TIL 需在体外刺激和扩增，使之对自体肿瘤充分发挥细胞毒作用。正常人类淋巴细胞和 IL－2 培养能够产生效应细胞称为淋巴因子激活杀伤细胞即 LAK 细胞。一组 LAK 细胞与 IL－2 治疗肾癌 57 例，其中，LAK 细胞＋IL－2 36 例、单纯 IL－2 21 例。LAK 细胞＋IL－2 组完全缓解 4 例，部分缓解 8 例，有效率 33%。IL－2 组仅 1 例完全缓解。

TIL 亦可在体外用 IL－2 扩增，在动物实验发现这种过继性的转移 TIL，其治疗效果比 LAK 细胞强 50～100 倍，并可破坏其肺和肝的转移灶。其临床应用的可能性尚在探讨中。

（三）化学治疗

肾癌的化疗效果不好，单用药治疗效果更差。有专家统计 37 种化疗药物单药治疗肾癌，其中以烷化剂效果较好。联合化疗中疗效较好的组合为：VCR＋MTX＋BLM＋TAM；VCR＋ADM＋卡介苗（BCG）＋甲基乙醛氧孕前酮；VCR＋ADM＋羟基脲＋MA。总之多药治疗优于单药。

（四）免疫治疗和化学治疗结合

一组 957 例肾癌转移，肾癌复发者应用干扰素 ALPHA－2A 治疗，单用时有效率为 12%，如与 VCR 合并治疗，则有效率为 24%。有效者 2 年生存率为 50%～70%，无效者生存率 10%～15%，理想剂量为 IFN 180 万 U 皮下或肌内注射，每周 3 次，VCR 0.1 mg/kg 静脉注射，3 周 1 次。

（五）生物治疗

1）通过一类物质调节加强机体的免疫功能，或直接显示其细胞毒作用，改变宿主对肿瘤的生物反应状态，从而达到抗肿瘤治疗的目的。

2）人体肿瘤细胞内淋巴细胞对肿瘤产生免疫反应→TIL 对肿瘤毒性低→体外扩增→回输给人体。

3）正常人淋巴细胞 + IL－2→LAK 细胞→输入人体。

（六）物理微创治疗方法

肿瘤微创靶向治疗技术——美国氩氦超冷刀，是世界上唯一同时兼具－150℃超低温冷冻、介入热疗、200℃大温差逆转和免疫增强等多重效能的高新科技医疗系统。优于单纯高热或单纯冷冻治疗。杀灭癌细胞更彻底有效。该技术属纯物理治疗，具有彻底摧毁肿瘤治疗效果确切、治疗不导致癌细胞扩散、治疗过程微创无痛苦、恢复快、不损伤正常组织的作用。与放化疗不同，氩氦超冷刀治疗无毒副作用，还可以有效地调控细胞因子和抗体的分泌，经过这种方法治疗后的患者，身体免疫功能较治疗前明显改善，远期生存率显著提高，另外还具有治疗费用低、住院时间短等优点。它是继射频消融治疗、微波、激光、超声聚集刀、γ刀等之后发展起来的肿瘤治疗高新技术。在治疗肺癌、肝癌、乳腺癌、肾肿瘤等实体肿瘤方面具有显著优势，代表世界肿瘤治疗先进水平。

七、护理

（一）消除心理疑虑

首先应帮助患者了解疾病相关的知识，使其对疾病有所了解，也可为其大致介绍治疗的过程及治疗可以取得的效果，使其对治疗充满信心。

（二）防止病菌感染

其中肾癌患者最容易受到的危险来自于病菌的感染，患者发病后身体免疫力下降，很容易受到外界病菌的侵袭，因此应减少患者与无关人员的接触，避免患者到人多的地方，同时减少人员探视，同时应保持患者皮肤及衣物的清洁。

（三）保持皮肤完整

应保持患者皮肤完整，以避免因皮肤破损而造成出血，应让患者减少出行，若皮肤有破溃，应马上给予处理，且避免身体水肿部位受压。

（四）减轻患者疼痛

一般癌肿患者都会出现疼痛，肾癌患者亦不例外，应嘱咐患者按时服用止痛药物，并可采用转移注意力的方法来让患者忘记疼痛，如可让其看书、读报、听新闻，也可和其交谈等。

（五）家人关怀

患者家属应该为患者营造一个良好的治理、休养的气氛和环境，应时刻注意患者的身体变化，如体温、体重、面色、情绪等，并护理好患者的大小便、衣着、饮食等，无微不至的关怀是患者安心接受治疗的前提。

（六）注意饮食

患者的饮食护理应被高度重视，肾癌患者多伴有食欲减退，因此在做饭时应依患者口味进行烹饪，尽量做到色、香、味俱佳，采取少量多餐的方式进食。有腹胀的患者，可调整饮食结构，避免食用不易消化及易产气的食物。

（七）注意卫生

注重患者的卫生情况，饭前便后洗手，饭后用淡盐水漱口，以防止病菌感染。对于出现疼痛的患者，可采取药物镇痛，同时应给予患者安慰，可带其去清幽的环境中，以舒缓心情。另外，应指导患者有规律地生活，使其养成良好的生活习惯，安排合理的睡眠、工作、运动等，这些都是促进患者康复的有效手段。

八、防控

1. 养成良好的卫生习惯
养成良好的卫生习惯，不食用霉变、腐烂、腌制食品。宜用清淡饮食，适当进食鱼、鸡蛋及少量动物瘦肉。

2. 戒烟，避免放射线侵害，慎用激素
戒烟，避免放射线侵害，慎用激素，加强对铅化合物接触的防护。减少化学性致癌物质的接触，是预防本病不可忽视的措施。

3. 加强锻炼
加强体育锻炼，增强抗病能力。

4. 保持乐观
保持乐观的人生观，稳定情绪，提高生存质量。

5. 早期诊断、早期治疗
早期诊断、早期治疗，这是决定本病治疗效果及预后的关键。

6. 定期复查
术后康复患者应定期复查，每 1~3 月复查 1 次，情况良好者每半年到一年复查一次，并坚持综合治疗。

（刘丛蕾）

第二节 前列腺癌

前列腺癌是男性特有的恶性肿瘤，早期表现为排尿困难、尿潴留、疼痛、血尿或尿失禁，晚期表现为腰痛以及双侧睾丸疼痛等。

前列腺癌在欧美是男性癌症死亡的主要原因之一，发病率随年龄增长而增长，80岁以上检查前列腺者半数有癌病灶，但实际临床发病者远低于此数。前列腺癌发病有明显的地区和种族差异，据统计，中国人最低，欧洲人最高，非洲人和以色列人居中间，我国及日本等国家为前列腺癌低发地区，因此，有人认为东方人癌生长比西方人缓慢，临床患者较少。

前列腺癌发病年龄多在 50 岁以上，发病率在美国已占男性癌症的第三位。我国前列腺癌发病率随着人民生活水平提高，平均寿命的增长，近年来有所上升。

一、病因

前列腺癌发病原因尚未清楚，或认为癌基因是最重要的因素，或认为病毒亦是可能的病因，但有四种情况值得引起注意。一是本病有明显的家族发病倾向性，提示与遗传因素有关；二是青春期切除睾丸不会发生前列腺癌，使用雄激素能加速肿瘤发展，而雌激素则可使肿瘤生长减慢，说明与性激素平衡失调密切相关；三是前列腺癌患者既往多有泌尿生殖系统感染史，提示慢性炎症刺激亦可能是本病的发生原因；四是环境因素中，镉对前列腺癌发病有影响，似与镉容易代替锌有关，而锌对前列腺癌的脂代谢和功能极为重要。

二、分型

（一）分类

前列腺癌分四类。

1. 前列腺潜伏癌

前列腺潜伏癌是指在生前没有前列腺疾病的症状和体征，在死后尸检中由病理学检查发现的原发于前列腺的腺癌。潜伏癌可发生在前列腺的任何部位，但以中心区和外周区多见，且常为分化好的腺癌。其发病率国外报道为18%～50%，国内报道约为34%。统计学研究表明，前列腺潜伏癌的发病可能与环境及遗传因素有关。

2. 前列腺偶发癌

前列腺偶发癌临床以良性前列腺增生为主要症状，在切除的增生前列腺组织中，组织学检查发现前列腺癌。其组织学表现为分化较好的腺癌，以管状腺癌和筛网状腺癌为主，少数为低分化腺癌，在国外前列腺偶发癌的发病率为10%～30%。国内发病率有报道为 5% 左右。

3. 前列腺隐匿癌

患者无前列腺疾病的症状体征，但在淋巴结活检或骨髓穿刺的标本病理学检查证实为前列腺癌，并可再经过前列腺穿刺活检得到进一步证实。这类患者血清前列腺特异性抗原（PSA）和前列腺酸性磷酸钠（PAP）水平增高。活检组织做 PSA 和（或）PAP 免疫组化染色均为阳性。

4. 前列腺临床癌

临床检查（指诊、超声、CT 或 MRI 等）诊断为前列腺癌，并可经过活检证实。也可通过患者血清 PSA 和 PAP 增高来协助诊断。多数患者肛门指诊可摸到前列腺结节，超声检查提示前列腺结节外形不规整，回声不均匀且回声偏低。

（二）美国癌症联合会 TNM 分期

1. 原发肿瘤（T）

T_x：原发肿瘤不能评价。

T_0：无原发肿瘤证据。

T_1：不可扪及和影像学难以发现的临床隐匿肿瘤。

T_{1a}：偶发肿瘤，体积在所切除组织体积的 5% 范围内。

T_{1b}：偶发肿瘤，体积大于所切除组织体积的 5%。

T_{1c}：不可扪及，仅穿刺活检发现的肿瘤（如由于 PSA 升高）。

T_2：肿瘤可触及，仅局限于前列腺内。

T_{2a}：肿瘤限于单叶的 1/2（≤1/2）。

T_{2b}：肿瘤超过单叶的 1/2 但限于该单叶。

T_{2c}：肿瘤侵犯两叶。

T_3：肿瘤突破前列腺但无粘连或浸润邻近结构。

T_{3a}：肿瘤侵犯包膜外（单侧或双侧）。

T_{3b}：肿瘤侵犯精囊。

T_4：肿瘤固定或侵犯除精囊外的其他邻近组织结构，如膀胱颈、尿道外括约肌、直肠、肛提肌和（或）盆壁。

2. 区域淋巴结（N）

N_x：区域淋巴结不能评价。

N_0：无区域淋巴结转移。

N_1：有区域淋巴结转移。

3. 远处转移（M）

M_0：无远处转移。

M_1：有远处转移。

M_{1a}：有区域淋巴结以外的淋巴结转移。

M_{1b}：骨转移。

M_{1c}：其他脏器转移，伴或不伴骨转移。

三、临床表现

（一）症状

前列腺癌早期常无症状，随着肿瘤的发展，前列腺癌引起的症状可概括为两大类：

1. 压迫症状

逐渐增大的前列腺腺体压迫尿道可引起进行性排尿困难，表现为尿线细、射程短、尿流缓慢、尿流中断、尿后滴沥、排尿不尽、排尿费力，此外，还有尿频、尿急、夜尿增多，甚至尿失禁。肿瘤压迫直肠可引起排便困难或肠梗阻，也可压迫输精管引起射精缺乏，压迫神经引起会阴部疼痛，并可向坐骨神经放射。

2. 转移症状

前列腺癌可侵及膀胱、精囊、血管神经束，引起血尿、血精、阳痿。盆腔淋巴结转移可引起双下肢水肿。前列腺癌常易发生骨转移，引起骨痛或病理性骨折、截瘫。前列腺癌也可侵及骨髓引起贫血或全血常规减少。

（二）体征

直肠指检，早期因肿块很小，不能发现，或触及局部性硬结节，病变发展到一定程度，可触摸到多个大小不等结节，或结节如鸡蛋大或更大，质地坚硬如石，高低不平，十分牢固。有时亦可触及变大变硬的精囊。

四、实验室及其他检查

（一）实验室检查

1. 血液检查

血清 PSA 升高，但约有 30% 的患者 PSA 可能不升高，只是在正常范围内波动（正常范围 < 4.0 ng/ ml），如将 PSA 测定与直肠指检结合使用会明显提高检出率。

2. 血清酸性磷酸酶测定和 PAP

PAP 是由前列腺上皮细胞分泌的一种磷酸水解酶，前列腺癌细胞亦能分泌。由于癌肿阻塞腺管及向远处转移，致使 PAP 无法排出而直接渗入血液，因此血清酸性磷酸酶（ACP）升高多见于前列腺癌骨转移患者，但亦有 20% ~ 25% 前列腺骨转移病 ACP 正常。值得注意的是，前列腺按摩术后，由于 PAP 因按摩进入血液，使 ACP 可一时性升高，因此在测定 ACP 前 24 小时内，禁止前列腺按摩。

3. 骨髓 ACP 测定

前列腺骨转移患者，骨髓内 ACP 含量会上升，尤对晚期前列腺癌患者有诊断价值。

4. 血浆锌水平测定

血浆锌水平测定有助于前列腺癌与前列腺增生、前列腺炎的鉴别。前列腺癌时血浆锌水平明显下降，而前列腺增生与前列腺炎则增高。血浆锌水平 > 18.4 μmol/L，可排除前列腺癌的存在。

（二）其他辅助检查

1. B 超检查

B 超检查前列腺内低回声结节，但须与炎症或结石相鉴别。

2. 核素骨扫描

核素骨扫描较 X 线拍片常能早期显示转移病灶。

3. CT 或 MRI 检查

CT 或 MRI 检查可显示前列腺形态改变、肿瘤及转移。前列腺癌的主要 CT 表现为增强扫描时癌灶呈现增强不明显的低密度区，被膜显示不规则，腺体周围脂肪消失，精囊受侵犯后可表现出精囊境界模糊，膀胱精囊角消失或精囊增大；当肿瘤侵犯膀胱或前列腺周围器官时，盆腔 CT 均可出现相应的改变，当盆腔淋巴结有肿瘤转移后，CT 可以根据盆腔淋巴结群体大小的改变，判断有无转移发生。

前列腺癌的 MRI 检查主要选用 T_2 加权序列，在 T_2 加权像上，如高信号的前列腺外周带内出现低信号的缺损区，如前列腺带状结构破坏，外周带与中央带界限消失时应考虑前列腺癌。

4. 前列腺穿刺活检

前列腺穿刺活检可作为确诊前列腺癌的方法。未能穿刺取出肿瘤组织不能否定诊断。

五、诊断与鉴别诊断

（一）诊断

1. 诊断标准

1）症状及体征

（1）排尿不畅、尿频、尿流变细变慢，重者出现尿潴留。

（2）部分患者在梗阻出现前表现为尿失禁，为肿瘤早期侵及尿道外括约肌所致。

（3）部分患者早期出现远处转移，如转移至骨、肺等。

2）直肠指检

直肠指检，可触及前列腺硬结，硬而固定，边缘不清。

3）实验室及辅助检查

1）血清 ACP 增高，有转移者 65.5% 的患者增高，无转移者仅 20% 的患者增高。

2）骨骼 X 线检查常有骨盆腰椎的肿瘤转移征象（密度增高的阴影）。

3）活检：经直肠或会阴部穿刺活检成功率可达 80%。

2. 判定

具备第 1）～2）项可诊断，兼有第 3）项之一者可诊断。

（二）鉴别诊断

前列腺癌是一种恶性疾病，应早期发现、早期治疗，因此必须与一些疾病相鉴别，以明确诊断。

1. 前列腺增生症

两者一般容易鉴别，但在增生的前列腺腺体中，有的区域上皮细胞形态不典型，可被误认为癌。

区别要点是：增生腺体中腺泡较大，周围的胶原纤维层完整，上皮为双层高柱状，细胞核较前列腺癌患者的小，并居于细胞基底部，腺体排列规则，形成明显的结节。

2. 前列腺萎缩

前列腺癌常起始于腺体的萎缩部，应注意鉴别。萎缩腺泡有时紧密聚集，萎缩变小，上皮细胞为立方形，核大，很像癌变，但这类萎缩改变多累及整个小叶，胶原结缔组织层仍完整，基质不受侵犯，其本身却呈硬化性萎缩。

3. 前列腺鳞状上皮或移行上皮化生

前列腺鳞状上皮或移行上皮化生常发生于腺体内梗死区的愈合部，鳞状上皮或移行上皮分化良好，无退行性变或分裂象。前列腺鳞状上皮或移行上皮化生化生的最突出特征是缺血性坏死或缺乏平滑肌的纤维结缔组织基质。

4. 肉芽肿性前列腺炎

肉芽肿性前列腺炎一类细胞大，可聚集成片状，具有透明或淡红染色胞质，小的泡状细胞核很像前列腺癌，但实为巨噬细胞。另一类细胞则呈多形性，细胞核固缩，呈空泡状，体积小，成排或成簇排列，有时可见一些腺泡。

鉴别时应注意肉芽肿性前列腺炎的腺泡形成很少，病变与正常腺管的关系无改变，常可见退行性变的淀粉样体和多核巨细胞。前列腺癌的细胞呈低柱状或立方形，有明确的细胞壁、致密嗜酸性的胞质，细胞核较正常大，染色及形态可有变异，分裂不活跃。其腺泡较小，缺乏曲管状，正常排列形态完全丧失，不规则地向基质浸润，胶原结缔组织层已不存在。腺泡内含有少量分泌物，但很少有淀粉样体。前列腺癌如发生明显的退行性变，则组织结构完全消失，毫无腺泡形成的倾向。

5. 其他

前列腺癌还应与前列腺结核、前列腺结石相鉴别。

六、治疗

(一) 手术治疗

1. 保留神经的前列腺根治术

保留神经的前列腺根治术适合于前列腺癌未穿破包膜者，主要采用耻骨后前列腺根治术。为了保持性功能，避免盆神经丛损伤，目前较广泛应用在耻骨后前列腺根治术基础上，行保留神经的前列腺根治术，由于前列腺癌确诊时大多已突破包膜，故多数患者只能做综合性治疗。

2. 睾丸切除术

双侧睾丸切除使血清睾酮浓度明显下降，抑制依赖雄激素的前列腺癌细胞代谢，使前列腺癌消退。该手术简便，副作用少，但可出现性欲减退、阳痿、潮热感、出汗、恶心、呕吐、乏力等症状，患者心理上不易接受。对肾上腺分泌的雄激素不起作用，但该部分雄激素对前列腺癌细胞代谢影响极小。

（二）放射治疗

放疗适用于手术无法根治，而远处转移不明显者。放疗对 A 期、B 期前列腺癌效果较好，80% ~90% 可得到控制；C 期施行有效的放疗，5 年生存率可达 50%；D 期疗效较差，失败常因转移所致。所有疗效失败者 70% 在 24 个月内。放疗可缓解骨疼痛。临床上放疗分体外、间质内、全身照射 3 种方法。

（三）化学治疗

化疗常在内分泌治疗、放疗失败后采用，常用的药物有 ADM、雌莫司汀、CTX、5 - FU 等。同大多数癌肿一样，前列腺癌在化疗初期很敏感，但很快产生耐药，耐药的主要原因是细胞内含有一种蛋白，能将药物迅速排出细胞，是药物排出的一个泵。目前已发现某些药物可抑制分子量为 170 ku 的膜糖蛋白（p170）作用，常用药物为异搏定，可与 p170 结合而降低其排药作用。

（四）内分泌治疗

前列腺癌细胞代谢大多数依赖雄激素，内分泌治疗可直接去除雄激素而抑制其生长，临床上主要运用雌激素和抗雄激素药物。雌激素有己烯雌酚、雌二醇等，但长期使用易发生心血管疾病；抗雄激素药物有甲基氯地孕酮、氟他胺（SCH -13521）等，目前临床运用的还有非类固醇口服抗雄性激素制剂缓退瘤 250 mg，1 日 3 次，另外，促性腺激素释放激素类似物由于其生物活性比促性腺激素释放激素强约 100 倍，不仅不会引起促性腺激素分泌过多，反而抑制垂体释放促性腺激素，如亮丙瑞林，每 4 周内皮下注射 1 次，可使血清睾酮维持在去睾水平。

（五）冷冻治疗

冷冻治疗前列腺增生和前列腺癌引起的尿道梗阻，取得了满意的疗效。冷冻治疗前列腺癌的机制为低温冷冻肿瘤组织后，使组织的生理和代谢产生抑制，发生物理、化学和电解质的变化，组织细胞功能受到损害，结构破坏，肿瘤组织变性坏死。其在肿瘤治疗中较重要的机制为快速冷冻、缓慢复温引起的组织和细胞损害，表现为直接冷冻效应和间接冷冻效应。

（六）基因治疗

由于现在人们对中晚期前列腺癌仍缺乏十分有效的治疗方法，因此，科学家们一直在试图从基因水平研究前列腺癌细胞以找到解决问题的办法。虽然迄今为止所进行的一些基因疗法治疗前列腺癌的初步研究显示出该疗法有着非常广阔的前景，部分治疗性研究也正在进行当中，但基因疗法真正成为前列腺癌的常规治疗方法的一种还有非常漫长的道路要走，还有许许多多的困难和障碍有待克服。

七、护理

（一）心理护理

对前列腺癌患者，在护理工作中要注意发现患者的情绪变化，护士要注意根据患者的需要程度和接受能力提供信息；要尽可能采用非技术性语言使患者能听得懂，帮助分析治疗中的有利条件和进步，使患者看到希望，消除前列腺癌患者的顾虑和消极心理，增强对治疗的信心，能够积极配合治疗和护理。

（二）要多饮水多排尿

通过尿液经常冲洗尿道帮助排出前列腺分泌物，以预防感染。不能过度憋尿，因为憋尿会导致前列腺包膜张力增高，长此以往会加重前列腺增生。

（三）饮食护理

前列腺癌患者要加强营养护理，提高手术耐受力和术后恢复的效果，给予进食者高热量、高蛋白、高维生素饮食，食物应新鲜易消化。对于不能进食患者，应从静脉补给足够能量、氨基酸类、电解质和维生素。对化疗的患者应适当减少食用脂肪、蛋白含量高的食物，多食绿色蔬菜和水果，以利于消化和吸收。

（四）手术后护理

1. 生命体征监测

1）每 30~60 分钟测量 1 次血压、脉搏。

2）术后测体温 4 次/天，到体温恢复正常后 3 天，血常规正常方可将测体温改为 2 次/天，如体温升高、多汗应对症处理，并准确记录体温变化。

3）准确记录出入量。

2. 引流及伤口护理

保持腹腔引流通畅，并定时观察腹腔引流液的性质、引流量，准确记录。妥善固定引流管，观察有无扭曲、受压、脱落等现象，如发现引流量及颜色异常及时通知医生。伤口引流管保留 5~7 天，引流袋低于伤口。观察伤口渗出情况，保持伤口敷料清洁干燥。

3. 体位和活动

1）术后体位

全麻＋连续硬膜外麻醉清醒后，改为半卧位。有利于增加肺的活动度，有利降低腹肌张力，减轻疼痛，并有利于伤口引流。

2）术后活动

一般不受限制，可根据患者的体质，逐渐增加活动量。

4. 尿失禁患者护理

应注意保持会阴部及床单干燥，以免引起会阴部湿疹、皮肤压疮。手术后 2~3 天鼓励患者进行盆底肛提肌锻炼活动，以恢复尿道括约肌的控制力，具体做法：每天 5~

6次，每次进行12～25遍的肛提肌收缩运动。

5. 预防手术后并发症

护理重点是加强口腔护理、定时更换体位、锻炼深呼吸活动、早期离床活动、切口的无菌管理及严密观察临床各种反应。手术后比较多见的并发症为出血、感染、尿失禁、阳痿等，尿道狭窄偶有发生。出血表现为血尿，可以持续数周，如血尿逐渐变淡，表明出血减轻，可对症处理，如多饮水、口服消炎药等，但若有鲜血出现须立即返院检查。尿道狭窄可表现为排尿困难，可行尿道扩张术。

6. 术后饮食

术后胃肠功能恢复后开始进流食，次日改为半流食或软食，术后3～4天可进普食，以高蛋白、高维生素、粗纤维的饮食为主，改善营养状况。

7. 心理护理

行睾丸切除术患者易出现心理问题，做好心理护理，解除其焦虑情绪。

（五）康复指导

1）加强自我情绪的调整，保持乐观心态。

2）坚持治疗和复查，提高生存时间。

3）继续进行肛提肌训练，改善尿失禁。

4）观察排尿情况，出现异常及时就医。

5）教会患者定期扩张尿道，并指导其应注意哪些事项。

八、防控

（一）普查

目前普遍接受的有效方法是用直肠指检加血清PSA浓度测定。用血清PSA水平检测40岁以上男性公民，并每年随访测定一次。这一普查方法经济有效，如PSA超过4.0 ng/ml，再做直肠指检或超声波检查，如果阳性或可疑再做针刺活检。这一方法能十分有效地查出早期局限性前列腺癌。瑞典的一个人群为基点的普查发现从血清PSA浓度增加高于3 ng/ml到临床诊断为前列腺癌的时间跨度为7年。因此，对人群做PSA普查可以早期诊断前列腺癌并早期治疗。因为PSA血浓度随年龄的增加而增加，日本某大学医学院的研究发现60～64岁，65～69岁，70～74岁，75岁以上男性的血PSA年龄纠正的正常值高限应分别为3.0 ng/ml，3.5 ng/ml，4.0 ng/ml和7.0 ng/ml。这些正常值范围的敏感率、特异率及有效率分别为92.4%，91.2%和84.3%。奥地利的研究，45～49岁及50～59岁男性血清PSA浓度正常高限分别为2.5 ng/ml和3.5 ng/ml。不少研究对于血清PSA 4.0～10 ng/ml者可以用游离PSA百分数来增加PSA测定的敏感性。一般来说游离PSA增加见于前列腺良性增生，游离PSA在前列腺癌患者中则减少。因此，如果游离PSA＞25%的患者很可能（小于10%的概率）没有前列腺癌，如果＜10%，患者则很有可能（60%～80%的概率）患有前列腺癌，这个时候做前列腺活检就很有意义。

（二）避免危险因素

这方面很难做到。因为明确的危险因素有多种，遗传、年龄等是无法避免的，但是潜在的环境危险因子如高脂饮食、镉、除草剂及其他未能确定的因子则可能避免。现已知大约60%的致前列腺癌的因素来自生存环境。来自瑞典研究表明职业因素与前列腺癌有关，有统计学上显著危险性的职业为农业、相关的工业性制皂和香水及皮革工业，所以农民、制革工人和这些行业的管理工作人员均有显著的发病率增加。此外，接触化学药品、化肥的人员均增加前列腺癌的危险。据新西兰的报道，食物中含有抗氧化物的鱼油能保护并降低发生前列腺癌的危险。我国台湾报道，饮水中的镁含量能预防前列腺癌。另外，坚持低脂饮食、多食富含植物蛋白的大豆类食物、长期饮用中国绿茶、适当提高饮食中微量元素硒和维生素 E 的含量等措施也可以预防前列腺癌的发生。

（三）化学预防

根据药物的干涉方式，化学预防可分为以下几种主要类别，即肿瘤发生抑制剂、抗肿瘤生长的药物以及肿瘤进展抑制剂等。由于前列腺癌的发生、发展是一个长期的过程，因此我们可以用药对前列腺癌的发生和发展进行化学预防或药物抑制。例如非那甾胺可以抑制睾酮转变成对前列腺作用大的活性物——双氢睾酮，因此其有可能抑制睾酮对前列腺癌细胞的促生长作用，目前这一作用仍在临床研究观察中，有待证实。其他药物如视黄醛等具有促进细胞分化、抗肿瘤进展的作用，也正在临床研究中，有可能成为潜在的化学预防用药。

（刘丛蕾）

第十五章 肿瘤患者的护理

第一节　恶性肿瘤患者的心理反应及护理

　　恶性肿瘤的发病率与死亡率正逐步增加，在许多国家已取代心脏疾病成为最常见的死因。恶性肿瘤的病因除生物学因素、理化因素外，心理社会因素在恶性肿瘤的发生、发展中也起一定的作用。WHO 已将恶性肿瘤明确确定为一种生活方式疾病，认为不良的生活方式，如缺乏运动、嗜好烟酒、不良饮食习惯等均可使人易患恶性肿瘤。尽管目前尚无心理社会因素直接引起恶性肿瘤的确切证据，但有足够的证据显示：①具有某些行为或情绪特征的人恶性肿瘤的发病率较高；②恶性肿瘤的发生与某些负性生活事件有关；③急性的情绪反应和不适当的应对方式可影响恶性肿瘤患者的免疫机能与内分泌系统，从而影响所患恶性肿瘤的发展和转归；④采用心理干预的方法有助于延长患者的平均存活期。

　　近几十年来，国外学者对临终患者的心理状态进行了研究。其中颇负盛名的美国学者 Dr. Kubler Ross，他对死亡和濒死的研究具有开拓性的意义，被称为这个研究领域中最有代表性的先驱者。他在《死亡和濒死》一书中，把身患恶性肿瘤的患者，从获知病情到临终时的心理反应过程划分成五个阶段，即否认、愤怒、协议要求、抑郁和接受死亡；而忧虑、痛苦、悲伤将贯穿于濒死的全过程。由于我国的医疗保护性制度，在否认期前，还存在回避期。甚至有些患者死亡时仍不知患的是什么病。

一、回避期

　　回避期是指患者已患恶性肿瘤，而医护人员和家人采取保护性措施，不把实情告诉患者的阶段。家属与患者之间从不谈论病情，更不谈论死亡，即使患者自知病情严重，将不久离开人世，想找家人及医护人员谈谈时，往往也被家属所阻止。有不少患者由于病情严重或反复，虽然无人向他们透露过疾病的诊断，但根据自己的体验或者阅读了有关医学书籍也大概估计到死亡将至，只是为了避免引起家人的悲伤而佯作不知，掩饰痛苦，来宽慰自己。患者与家人为了不伤害对方感情，彼此心照不宣。

二、否认期

　　否认期出现在相对较早时。恶性肿瘤患者从剧烈的情绪反应中开始变得冷静，借助否认机制来应对确诊所带来的痛苦与震荡。患者不愿接受即将死亡的事实，怀疑诊断的正确性，希望得到否定的结论，忌讳他人谈论任何有关自己患病的问题，更不愿谈论与后事有关的事情。

三、愤怒期

　　当病情加重、反复或病情危重时，否认的感情无法维持下去时，患者就会出现愤怒、怒恨与嫉妒心理反应，常想"为什么是我患恶性肿瘤，而不是那些有罪的人，人间太不公平"。因为强烈的求生愿望无法达到，一切美好愿望将成泡影，事业和理想都无法实现，美满幸福的家庭将毁于疾病，肉体上又忍受着痛苦，所以患者常烦恼、焦躁及愤怒，变得不通情达理，总觉得谁都对不起他，经常对家人及医护人员发怒。

四、协议要求期

患者由愤怒期转入协议要求期后不再怨天尤人，向医生要求想尽一切办法来延长自己的生命，并诉愿与医生积极配合治疗，或对所做过的错事表示悔恨，希望宽容，或者要求能够活到完成某些重要工作等。

五、抑郁期

随着病情的发展及病情进一步恶化，患者可能出现全身衰竭状态，语言越来越少，表情呆板。患者已充分了解到自己接近死亡，心情明显的忧郁，深沉的悲哀，内心痛苦，有时暗自流泪，有时沉默，尤其当看到患同种疾病患者死去时，加剧了他们的思想压力。对于一个正在经受痛苦和悲伤的邻近死亡的人应允许其哀伤、痛苦，让他们把这些恐惧和忧虑表达出来，减轻心理不适，以此达到精神上的解脱。同时护理人员的主动关怀，也是一种精神支持疗法，对患者能产生积极作用，使患者感到安全和信赖，以达到心理上的稳定。

六、接受死亡

不论恶性肿瘤患者是否愿意，接受及适应诊断是不可回避的事实，对死亡的恐惧心理逐渐消失，可达到相对平衡（但难以恢复到病前的心理状态）。患者可表现得超乎异常的平静，对一切事情均表现冷漠或毫无关心，寡言少语，不愿与社会接触，但对即将来临的死亡已有了一定的心理准备。

七、临终患者的心理护理

患者家属的言行直接影响到临终前患者的身心健康，一些临终患者深切关心其亲人利益，因自己的疾病而耽误了子女的工作、学习等感到不安。同时临终患者的家属了解患者病情后感到非常悲痛，护理人员不可忽视家人情绪对患者的影响，在做好临终患者护理的同时，做好家属的心理护理。向他们宣传人生与死的客观规律及人生临终阶段提高生存质量的重要性，应特别关照家属情绪对患者病情的影响，护士应用自己的行动取得家属的信任。家属感情得到了控制，有了心理准备，稳定了患者的情绪，才能配合患者共渡难关。

（一）建立家庭化病房

为使患者感觉到家庭般的温暖，身心安逸，可建立家庭式病房，室内布置以浅绿色为主要色调，因绿色可使人感觉到生活在大自然的气息，富有生机，使人心情舒畅，有亲切感。室内摆设可放花木、盆景、壁画等，室内应整齐、简洁、安静、光线充足，室内温度应适宜。

（二）建立危重病房

为使濒临死亡患者安然渡过最后人生，一方面可得全家人的照顾，另一方面可给患者向家属交代后事提供方便，将烦躁不安的患者安置在危重病房，可避免影响其他患者的休息。

（三）认真做好基础护理与生活护理

基础护理与生活护理能增加舒适感，减少患者痛苦，是搞好心理护理的前提，基础护理中最重要的是对晚期患者的疼痛、压疮、饮食等的改善。可增强患者抗病能力，增强患者战胜疾病的信心。

（四）建立良好的医患、护患关系

取得患者的信任，建立良好的医患及护患关系，是搞好心理护理的先决条件，应选派医德高尚、责任心强、技术熟练、态度和蔼、语言温柔的护士做临终病房工作，实行责任制护理。医护人员应经常深入病房，热切关怀和尊重患者，耐心倾听患者的陈述及需求，取得患者的信赖。

（五）争取家属的配合

患者家属是患者的亲人，在患者的治疗全过程中，患者心理状况能否达到最佳状态，家属在其中的作用是不可忽视的。当患者一住入病房后就应向其家属介绍病房情况及性质，请家属与医护人员一起做好患者的工作，这样有利于患者的治疗。不免有些患者会对家属发脾气，这时应劝说家属在患者面前不要与其争执，并耐心听取患者意见加以改正，医护人员对家属应表示理解及同情，并给予安慰，请其克制自己的感情，以免影响患者的情绪。

（六）建立适合临终患者的陪伴制度

临终患者最怕寂寞和无人照料，故探视时间应敞开，欢迎家属随时来院陪伴患者，以便让患者与家属倾诉衷肠，互相安慰。

（七）鼓励与支持患者树立战胜疾病的信心

根据不同患者的心理反应采取不同的心理护理措施，如给患者讲解关于恶性肿瘤的知识及其治疗进展，介绍抗癌明星俱乐部的情况，讲明（以事实）恶性肿瘤不等于死亡，使其建立战胜恶性肿瘤的信心。

（胡滨）

第二节 恶性肿瘤患者的心理护理

"恶性肿瘤"一词对一般人来讲，可谓"谈虎色变"，患有绝症的人心理所承受的巨大压力，更是一般人难以想象，这种不良的心理极大地威胁着患者的身心健康，妨碍着治疗效果。早在我国古代医学家就注意到精神心理因素在肿瘤和其他疾病发生、发展过程中的作用。现代医学对心身医学的研究发展更加迅速，精神、心理、行为疗法在防病治病中的作用得到广泛的重视。近年来，精神心理因素对于肿瘤患者有着更为重要的地位。恶性肿瘤的发生、发展、治疗、预后与精神心理因素密切相关。由于恶性肿瘤的治疗至今尚无理想的方法，所以恶性肿瘤患者容易陷入一种恶劣的精神心理状态。他们被愤怒、恐惧、悲观的心理缠绕，更加之治疗难度随病程发展而增加，社会、家庭不能一如既往地给予鼓励、温暖，使患者的心境更加恶化，致使体质迅速下降，抗病能力低下而加快死亡。据大量临床观察发现，凡精神乐观，战胜恶性肿瘤信心强，家庭及社会给予温暖多的患者生存时间长而且生存质量高，而那些丧失求生意志的人，生存时间短并且质量差。因此帮助恶性肿瘤患者建立良好的心理环境，保持乐观的状态，提高战胜疾病的信心是极其重要的，也是医护人员及全社会应尽的人道主义责任。

一、恶性肿瘤患者的心理特点分析

患恶性肿瘤初期，医护人员及家属往往采取保护性措施，不把实情告诉患者，家属与患者之间也尽可能避开不谈论病情，更不谈论他人死亡。有的患者由于病情严重或反复，虽然无人向他们透露疾病的诊断，但根据自己的体检和症状或有关资料，也能大概估计疾病的严重性，只是为了避免引起亲人的悲伤而佯作不知，掩饰痛苦来宽慰自己。患者与家属之间为了不伤对方感情，彼此心照不宣。有的患者由于受习惯心理的影响，存在一定的侥幸心理，往往怀疑诊断是否正确，认为医生可能把自己的病情搞错了，希望多方会诊，希望自己的诊断不是恶性肿瘤。对此类患者，对其隐瞒病情或对疾病轻描淡写，会使患者不重视自己的病情，但也不能为了说服患者而采取恫吓的态度；要客观地向患者说明确实患了恶性肿瘤，但目前对这类疾病并非束手无策。耐心地向患者做好解释和开导工作，建立良好的护患关系，取得患者的信任，尽最大努力满足患者的心理需要。但对多方转移肿瘤患者，不应将确切病情发展告诉患者，医护之间务求与患者解释内容要一致，以免引起患者疑虑。

对于性格外向、开朗，认识事物较客观，对疾病有一定认识，能积极配合治疗，厌恶医护人员及家属对自己隐瞒病情及过分地关心和安慰的患者，从心理学角度分析结果看，不能采取隐瞒的态度，不然会给患者造成严重的心理创伤。要和家属配合默契，坦诚地向患者交代病情，鼓励和支持患者树立起战胜疾病的信心，以求最大限度地调动患者的积极性来配合治疗。

对于得知自己患恶性肿瘤，产生焦虑、恐怖、抑郁、空虚，甚至愤怒、怨恨、食欲丧失或减退、失眠多梦等心理反应的患者，医护人员应向患者指出，情绪的好坏直接影响到抵抗力的高低，又关系到治疗效果的好坏，因此让患者保持良好的心理状态，睡前给患者应用安眠药使睡眠正常，在白天适当应用镇静剂减轻焦虑，并帮助患者渡过应激期。此外，应使患者了解有关恶性肿瘤的知识，使患者懂得恶性肿瘤本身其并发症所引起的痛苦，并不像自己想象的那样可怕。再者，应使患者本人及家属与医护人员建立密切的联系。向患者解释恶性肿瘤的实质，恶性肿瘤发生发展规律及治疗的有效措施，在可能的情况下，最好能介绍几例治疗明显好转及痊愈的患者，让患者与好转的患者接触，交流体验，以增强战胜疾病的信心。

二、取得患者信任，积极配合治疗

在恶性肿瘤的整个治疗过程中，医护人员只有得到患者的高度信任，才能取得患者的密切配合。患者入院后，医护人员应以高度的责任心，严谨的工作态度，高超的医疗手段来诊治患者，这样才能取得患者和家属对治疗的配合和支持，医护人员就具体患者的情况，适当地告诉患者治疗计划，如具体采取哪种治疗方法，疗程多长，需要患者怎样配合，可能出现的反应、损害及保护措施，如药物化疗后可能出现恶心、呕吐的胃肠道反应等，使患者对疾病和治疗方案有充分了解，这样可增强患者对治疗的信心，会对整个治疗过程采取积极配合的态度。

三、鼓励、关心、体贴患者

在手术治疗、化疗及放疗的过程中可能产生严重的副作用，如术后疼痛，化疗、放疗后出现恶心、呕吐、食欲下降、虚弱、失眠等一系列反应，这时患者需要得到心理和对症治疗的双重支持。医护人员要在精神上经常地给予安慰、同情、体贴和鼓励，给患者耐心的解释，以解除患者的焦虑和不安，并给予适宜的对症治疗。这种心理支持会使患者情绪稳定和乐观，有助于减轻治疗反应，使患者顺利完成治疗。同时护理人员应耐心听取患者提出的各种问题，认真解释，即使有不合理的要求，也绝不能用恶劣的态度对待患者。要千方百计地为患者服务，同情他们的不幸遭遇，积极地在医疗上和生活上帮助他们解决困难，用真诚的态度赢得患者的信任，使他们从内心接受所采取的治疗方案，为取得良好的医疗效果创造条件。

四、热情为患者服务，帮助提高战胜疾病的信心

精神力量是战胜疾病的支柱。根据心理学的观点，任何良好的刺激都能通过神经—内分泌作为中介调节各个系统。因此，鼓励患者，增强其战胜疾病的信心，有利于患者的康复。护理人员在治疗和护理过程中，要用自己的言行表情去影响患者，帮助其建立最佳心理状态，并针对不同患者的心理和病情与家属默契配合，艺术地将心理学知识运用于实践，才能施行有效的心理护理。如为了减轻患者精神负担，应组织一定的娱乐活动。又如医疗气功锻炼是一种带有中国特色的，简便易行的，且易于被人们接受的形式，它巧妙地将现代医学中的心理治疗、行为矫正等融合于医疗气功锻炼之中。它在患

者的心理康复过程中有不可忽视的作用。此外，建立新型的医患关系是提高医疗效果的重要方法。在日常医疗活动中，如打针、发药、输液、给氧、换药等工作，护士要轻、快、稳、准，严格执行"三查八对"，尽量减轻患者在检查治疗中的痛苦，取得患者的信任和支持，帮助患者提高战胜疾病的信心，争取更多的治疗机会。

总之，恶性肿瘤是一种复杂的疾病，与诸多因素有关。但恶性肿瘤患者，如果一直处于紧张、恐惧、愤恨、失望等情绪之中，就会进一步降低自身的抗癌能力和免疫力，使病情进一步发展和恶化。所以恶性肿瘤的治疗不仅要运用临床医学的方法，同时还应该在社会心理上给予全面的治疗与护理，把患者的积极性引导到正确轨道上来。

（胡滨）

第三节　恶性肿瘤患者的营养支持与护理

恶性肿瘤是一种消耗性疾病。恶性肿瘤患者由于机体储藏的脂肪迅速丢失，其代谢产物引起食欲减退，继而肌蛋白过度分解，导致患者进一步厌食，精神淡漠、衰弱。此外，恶性肿瘤患者常有味觉和嗅觉的改变，表现为对"苦"的阈值降低，对"甜"的阈值增高，而放疗和化疗又会使这些改变加重，近年采发现的"恶液质素"（现称为"肿瘤坏死因子"）是引起机体新陈代谢异常的主要原因。恶性肿瘤外科手术范围大、时间长，更需要加强营养，以提高患者对手术的耐受性，促进手术伤口愈合和患者恢复。大量研究表明，患者的营养状况与恶性肿瘤治疗和预后有着密切关系，良好的营养可使患者保持体重，提高免疫功能，增强疗效，降低毒性反应，提高生活质量。进而说明，营养已成为恶性肿瘤综合治疗的重要组成部分。

一、应鼓励患者经口进食

正常人在饥饿状态下能量的消耗也随之减少，而恶性肿瘤患者虽饮食摄入量减少，但其新陈代谢率仍居高不下甚至持续上升，使患者处于不同程度的应激状态，能量的需求可提高100%～200%，在某种程度上与肿瘤同宿主竞争营养有关，造成肿瘤患者营养状况低下。恶性肿瘤患者放疗、化疗又可引起明显的胃肠道反应，出现恶心、呕吐、食欲下降或厌食，肠功能障碍而致吸收不良。还可引起口腔黏膜炎症、溃疡及口腔干燥等，出现胃肠黏膜炎症，甚至糜烂及溃疡或形成假膜性肠炎等。食管及胃等癌肿手术由于迷走神经切除或损伤及解剖位置的改变，引起消化功能的改变，如腹胀、食欲下降、腹泻等。所有以上这些均不同程度影响进食或消化吸收不良，致使营养状况低下。因此，鼓励患者进食、加强营养，力争经口进食，确保三大营养物质、微量元素及多种维生素的摄入。

有消化道症状的患者宜少食多餐，饮食宜清淡而富有营养，每餐量不宜过多，以增强患者吃完食物的信心，花色品种可多样化，以使患者有选择的余地。积极处理好导致食欲及食量下降的原因。如不在餐前做使患者症状加重的处置；对有疼痛的患者餐前适当镇痛；对恶心、呕吐者给予止吐剂，如地塞米松和灭吐灵等；口腔有炎症及溃疡的患者宜食乳类食物，可以减少对创面的刺激。胃癌及食管癌术后患者，在 3 个月内宜少食多餐，一日五餐，3 个月后逐渐过渡到一日三餐，并餐前服用山楂丸或山楂片、逍遥丸、保和丸等，这样将有助于消化及纠正贫血。结肠癌术后患者，术后半个月宜吃些粗纤维食物，以利扩张结肠吻合口，减少胆汁酸在肠道内停留的时间。对不能很好进食的患者，可以鼻饲，以改善患者的营养状况。为了更有效地配合放疗、化疗，由牛奶、豆浆、鸡蛋、蔗糖搭配而成的营养液每 1 000 ml 可提供 5 880 kJ 热量，1 日注入 2 000 ~ 3 000 ml 的营养饮食，可提供足够的营养纠正负氮平衡和维持胃肠道的正常结构和功能，防止胃肠道黏膜萎缩和维护胃肠道正常防御功能，每日可提供 10 500 ~ 12 600 kJ 热量。使用中要注意，以细塑料或硅胶管由鼻腔插入。初滴时速度要慢、浓度要低，慢慢增加滴入量及滴入速度。

二、全胃肠道外营养的应用

自从美国 Dudrick 医生 1968 年开创全胃肠道外营养以来，国际上得到了广泛的应用，成为外科领域中的划时代的新进展。广义上讲，凡需要营养维持者，以及不能从胃肠道摄入饮食者，都是全胃肠道外营养的适应证。肿瘤患者因消耗、肠瘘或放疗、化疗造成的严重胃肠道反应，影响经口营养者，可给予全胃肠道外营养，纠正负氮平衡，提高生存质量及接受放疗、化疗的能力。全胃肠道外营养时，由周围静脉或中心静脉给予脂肪乳、葡萄糖、复方氨基酸、安达美及水，可以补充足够的热量及各种营养物质、微量元素及多种维生素。

（一）糖

一般用 50% 葡萄糖 200 ml 加 10% 葡萄糖液 500 ml、胰岛素 36 U、10% 氯化钾 15 ml，可提供 3 360 kJ 热量。开始 1 日 1 剂，渐渐增加到 2 ~ 3 剂/日。液体内加入胰岛素可促进葡萄糖的作用，加用 10% 氯化钾，可使 K^+ 带到细胞内纠正细胞缺钾。

（二）脂肪

使用脂肪乳剂 500 ~ 1 000 ml，可提供 2 310 ~ 4 200 kJ 热量，使用葡萄糖—脂肪双能源，前者供应能源的 50% ~ 55%，后者占 45% ~ 55%。

（三）蛋白质

用 14 ~ 21 种氨基酸可提供各种必需与非必需氨基酸。1 日使用复方氨基酸 500 ~ 1 000 ml，可供氮 25 ~ 50 g。为估计患者能否维持正常氮平衡，可用 24 小时尿素氮含量 × 24 小时尿量，另加 3 ~ 4 g 皮肤、肺、汗、便排出氮量即可算出 24 小时排氮量。一般 1 日需氮量为 0.2 ~ 0.24 g/kg，热氮之比为 630 J∶1 g。

（四）其他

现市售的安达美及水系维他可以提供患者足够量的多种维生素及微量元素。如无市售安达美及水系维他时，可按钾与氮之比为 5 mmol：1 g，镁与氮之比为 1 mmol：1 g，热：磷 = 4 200 kJ：5～8 mmol 来补充。

三、可提高免疫功能抗恶性肿瘤的食品

各种维生素：维生素 A、维生素 B、维生素 C、维生素 E 均有一定预防及抗恶性肿瘤作用。不少实验证实维生素 C 可抑制亚硝胺的形成，维生素 A 在上皮细胞分化中起主要作用，维生素 B 可调解新陈代谢关键性的酶起着合成和激活的作用。肝、花生、豆芽中含有维生素 E、维生素 C 及维生素 B，杏仁中含有多量维生素 E。镁可增强淋巴细胞活性，香蕉、豆类可提供镁。硒有抗氧化作用，增强吞噬细胞的能力，影响恶性肿瘤细胞代谢，很多肿瘤发生与硒减少有关。动物肝脏、肾、瘦肉、海产品、虾含硒较多。大蒜的脂溶性挥发油有效成分可激活巨噬细胞功能，并含硒量也很多。芦笋含有多量的硒，并认为它含有组织蛋白，能有效抑制恶性肿瘤细胞生长，含有多量甘露浆糖、核酸等，对增强抵抗力有一定作用。菌类：猴头菌也含有多量硒，并含多肽、多糖和脂肪族酰胺类物质。这些物质有良好的抗恶性肿瘤作用，有人用猴头菌治疗消化道恶性肿瘤多例，取得了良好的疗效。猕猴桃含有大量维生素 C，并且利用率达 94%，有人认为它有阻断体内外亚硝中基化合物的合成，防止肿瘤发生的作用。萝卜含有多种酶，能消除亚硝胺的致细胞突变作用，萝卜含有的木质素能提高巨噬细胞活力。菱角对恶性肿瘤细胞变性及组织增生均有作用。海参中有多糖成分，有抑制肿瘤生长和转移的作用，也是一种良好的补品。香菇、人参、猴头菌、灵芝、冬虫夏草、茯苓、银耳、黄芪、枸杞子等多糖成分对抑制恶性肿瘤细胞增殖，增强人体特殊性及非特殊性免疫功能有很好的作用。葡萄之中含有维生素 C 及抗恶性肿瘤成分，既可开胃，又有抗恶性肿瘤作用。鹅血中含有某些抗恶性肿瘤因子，临床常以白鹅断颈后直接饮服其血，来获得抗恶性肿瘤作用。总之恶性肿瘤患者的营养状况与其疾病的转归有直接关系，应多加重视。

（王春建）

第四节　恶性肿瘤化学治疗的护理

近年来，抗肿瘤药物的研究发展很快，到目前为止，常用于临床的药物已有 50 余种，化疗已取得显著成绩，但药物毒性也不能忽视。作为肿瘤科的护士，必须熟记常用化疗药物的使用方法及毒性反应，采取有效措施，预防以及减轻各种不良反应。

一、化疗患者的精神护理

因恶性肿瘤治疗效果不及其他疾病，一般人认为是不治之症，给患者心理造成巨大压力，所以护理应根据具体情况抓住三个主要环节：其一，消除患者"癌肿是不治之症"的恐惧心理，可向患者介绍目前癌肿治疗所处水平，如部分恶性肿瘤用化疗治愈的事实，可列举事例进行讲解，使患者消除恐惧心理，燃起希望的火花；其二，请与其疾病相似的治愈患者现身说法，增强患者战胜疾病的信心，使治疗能顺利进行；其三，根据每个患者的具体病情指导其如何配合治疗。同时应向家属交代病情，取得家人的支持与配合，在患者身体条件许可的情况下参加户外或室内活动，如散步、做早操等各种有益的锻炼活动。

二、使用化学治疗药物时的护理

化疗的药物治疗主要是静脉给药，有些药物对血管有强烈的刺激性而引起静脉炎或局部组织坏死，加上化疗时间长、疗程多，提供安全可靠的治疗途径非常重要。在静脉给药时须注意以下几点：熟悉原药的形态特点及稀释后的光泽，区别有无变质；遵守"三查八对"，按要求配好药物后及时使用；计划使用血管，保护好每一条血管，注意药物浓度及输注速度，切忌外溢。

对刺激性较强的化学药物，如 Act－D、ADM、NH2 等药物，静脉用药时应注意以下几点：先滴入 5% 葡萄糖液，以确保注射针头在静脉内；把药物稀释后进行滴入，并询问患者有无疼痛；药用完后，快速冲入葡萄糖液 3 分钟左右；如有药物溢出应即刻停止输注，并皮下注射生理盐水 2～3 ml 或用 0.5% 普鲁卡因局部封闭。如 NH2 漏出可注入硫化硫酸钠以稀释药液减少毒性。亦可采用联合药物局部注射：由 0.25% 普鲁卡因 20～100 ml、地塞米松 3～5 mg、阿托品 0.5 mg 组成。在穿刺部位和肿胀范围做环形及点状封闭。外渗面积较大者，可酌情增加用量。一般用药后 8 个小时至 8 天可使肿胀消退、疼痛消失、皮肤呈青紫色者紫斑消退，皮肤颜色恢复正常。

对化疗时间长，疗程多，静脉粘连堵塞及皮肤破溃，如再行穿刺易造成药物外渗者，可采用锁骨下静脉穿刺，有人报道 32 例采用锁骨下静脉穿刺，输注 68 个疗程，置管最长者 131 天，最短 6 天，这样可以满足化疗的顺利进行，保证了抢救输血、补液等各种需要。无 1 例有异常反应，其他副作用与常规途径一样，无 1 例严重感染，无败血症发生。因锁骨下静脉穿刺并发症多为感染，留置管时间过长感染机会更大，故难以使医患接受，所以不能列入常规途径给药。

三、化疗药物反应的临床护理

现临床所用抗肿瘤化疗药物，大多缺乏选择性抑制，在杀灭或抑制肿瘤细胞生长的同时，常对正常尤其是代谢旺盛的正常细胞有不同程度的损害。如果对其副反应处理不当、护理不当也会发展成严重的并发症，甚至个别可危及患者的生命。因此，护理上应重点防止并发症的发生。

(一) 胃肠道反应的护理

多数的抗恶性肿瘤药物对增殖旺盛的胃肠道上皮细胞有抑制作用，使用化疗药物治疗的患者常常有食欲减退、恶心、呕吐、腹痛、腹泻等一般的胃肠道反应，严重时可出现肠黏膜坏死、脱落，以致肠穿孔，一般副反应出现的早期与患者的体质有关。一般用药后 2~3 日开始出现反应，以后逐渐加重，较重者 6~7 日达高峰，停药后即逐渐消失。为了减轻胃肠道反应，合理安排给药时间是非常重要的，对反应严重的患者可在入睡前给药，并适当使用地西泮等镇静剂以使患者入睡。NH2 类药物可引起交感神经兴奋，服用颠茄酊等药物，可减少反应。

因药物引起食欲减退，进食安排应根据各药的特点给予巧妙安排，如 NH2 类药物在给药后 8 小时内胃肠道反应严重，可鼓励患者在早上 8 时前进餐，晚 8 时进晚饭，这样可以避开反应期。白天使患者进一些营养丰富的流质、半流质食物及水果等。患者反应严重时，会吐出胆汁、血液、大量酸性胃液，形成代谢性酸中毒，此时应纠正酸碱及电解质平衡。在化疗的过程中尤其是大剂量应用 5 - FU，有时可形成假膜性肠炎，这是最严重的肠道并发症，如处理不及时或不适当，死亡率很高。中药参苓白术散大剂量口服可以减轻症状或完全止泻，如和山莨菪碱同时服用疗效会更好。

(二) 骨髓抑制的护理

大多抗肿瘤药物有骨髓抑制，造成造血功能障碍，临床主要表现为外周血液中白细胞及血小板减少，对机体免疫功能抑制。白细胞最低时可下降至 $1 \times 10^9/L$ 以下，血小板至 $10 \times 10^9/L$ 以下，此时败血症及出血是患者的主要威胁，因此预防感染，防止败血症的发生，是现阶段护理的重点。应用化疗药物不同，其白细胞降低出现的时间也不同，如 5 - FU 白细胞降至最低时间约在 2 周时，而顺铂则在 3 周时（第 21 天左右），临床上白细胞降至一定程度如 $2 \times 10^9/L$ 以下时常有乏力、头晕及食欲减退等症状，在有轻微症状或用药期间应每周做 1~2 次血常规检查，当白细胞降低至 $4 \times 10^9/L$ 以下时，及时给予生白能、免疫升白剂、血生欣等升白细胞的药物，以防白细胞进一步降低引起并发症或延误治疗。若血象过低时可以适当输注鲜血，以提高抵抗能力。另外，要保持室内清洁，定期空气消毒，冬季要通风，定期进行室内细菌培养，掌握细菌动态。还要限制家属及亲友的探视陪伴，如发现有感染，患者应立即进行隔离，预防交叉感染。

血小板降低常引起出血，表现为阴道、牙龈及鼻出血等，对这些显性出血容易发现，常能得到及时处理，而对皮下及内脏出血则不易发现，故应多观察患者面色、皮肤及勤测血压等护理工作，以便及时发现及时处理。

(三) 黏膜反应的护理

化疗药物中的抗代谢类药物常引起以口腔黏膜为主要反应的黏膜炎症，特别是在大剂量应用时其反应更加明显。黏膜反应包括口腔黏膜充血、水肿、溃烂，严重时可蔓延至咽部及食管。肛门、尿道口及阴道口也较常累及。因黏膜溃疡极易引起败血症，因此为了减少患者的痛苦，减少感染，防止败血症的发生，应做好口腔护理工作：

1）保持口腔清洁，除常规口腔清洁外，每日给予杜贝氏液漱口。

2）已发生溃疡者，应及时将口腔内脱落的黏膜、黏液血块及细菌等腐败物质清除干净。实践证明，采用高压冲洗法进行口腔护理效果较好。冲洗后用 1.5% 过氧化氢蘸洗溃疡面，再用生理盐水冲洗干净，这样可使脓液、坏死组织脱落。

3）用 0.03% 的卡因合剂，涂于溃疡表面，可起消炎止痛作用。

4）外敷溃疡散（珍珠粉 3 g，四环素 0.75 g，地塞米松 1.5 g），黏膜充血处可涂碘甘油。

中药吴茱萸 3 g，研粉醋调外敷双足涌泉穴，每日更换 1 次。以上处理一般可在 2~5 日使溃疡愈合。

（四）肾脏毒性的护理

很多抗恶性肿瘤药物经尿以原形或其代谢产物排泄，不同程度地损伤肾小管和肾小球，严重者可致肾功能衰竭。此外，某些肿瘤负荷过大，增殖迅速但对化疗高度敏感，经化疗后肿瘤细胞溶解破坏后产物迅速释放入血在泌尿系中形成结晶、沉淀而引起肾脏损害。因此，除注意患者的生命体征外，密切观察尿 pH 值、尿量、颜色、四肢水肿情况和肾脏功能的变化，详细记录出入量，每日保证足够的入量，尿量每日不能少于 2 000 ml，以利于结晶的排出。要动态连续性观察体征变化，增加过快应考虑是否有水肿。

（杜凤凯）

第五节　恶性肿瘤免疫治疗的护理

自从 1985 年 Hericourt 和 Richet 将免疫疗法用于恶性肿瘤的治疗以来，现今世界各地许多医疗中心均进行这方面的研究及探索，并在恶性肿瘤的治疗中越来越受到人们的重视。在治疗期间应根据患者个体的复杂心理过程及治疗方面的护理要求，加强心理与基础护理，确保免疫治疗的顺利进行，以达到本疗法的治疗目的，明显提高患者存活率及无瘤生存率，显著延迟转移灶出现的时间，并使转移者生存时间延长。

一、心理护理

（一）消除肿瘤患者的绝望心理

患恶性肿瘤的患者多数有"谈癌色变"的恐惧、绝望心理。应结合患者的心理个性，通过国内外有关恶性肿瘤治愈患者实例，说明心理状况的好坏与免疫抗恶性肿瘤的关系，使患者认识到绝望心理给疾病带来的消极情绪的危害性，采取劝导、启发、鼓励、说服及培养兴趣等方式，以消除绝望心理，增强抵抗疾病的能力及信心。

（二）消除"两虚"心理

患恶性肿瘤的患者及其家属多数人认为恶性肿瘤的治疗结果是人财两空。在治疗及费用上产生内心矛盾。既想治疗延长患者的生命，又怕无济于事，给家庭造成经济负担的加重。在采用免疫治疗之前应积极主动向患者介绍免疫治疗常识及其重要性，使患者在心理上建立起恶性肿瘤并非绝症的思想观念，只要有足够的信心，在正确的治疗与监护下是可以战胜恶性肿瘤的。并应因势利导，消除患者内心痛苦和抑郁心理。同时医护人员应同情并耐心听取患者的要求和诉说，尽可能给予解决。

（三）消除患者的孤独心理

多数恶性肿瘤患者都有程度不同的孤独感，在情绪、情感与个性上表现为多愁善感、冷漠寡言、忧心忡忡等，应鼓励患者建立治疗信心，鼓起勇气，合理安排生活，走出自我、走向欢乐，以唤起有利于康复的精神因素。

（四）消除堆积性治疗心理

堆积性治疗心理患者多见于公费医疗和富裕的患者，他们错误地认为在治疗上求新、求贵、求多，进行堆积性治疗。医护人员应详细地给患者解释药物的作用与药物量效关系，对患者认为堆积治疗心理应表示理解，解释免疫治疗肿瘤的针对性和有效性，使患者消除堆积性治疗的心理。

（五）树立长疗程治疗的观念

恶性肿瘤手术、放疗、化疗等治疗方法虽然有较好的疗效，但治疗后的疗效巩固亦是预防复发及转移的重要环节，若不坚持长时间而合理的综合治疗，终会有可能发生危害健康的结局，所以坚持长疗程治疗是免疫治疗的一个战略方针，通过上述心理护理，患者有足够的信心和勇气，做好长期治疗的心理准备。

二、基础护理

（一）注射用红色诺卡氏细菌细胞壁骨架

注射用红色诺卡氏细菌细胞壁骨架（N-CWS）是一种有效的抗癌免疫制剂，对多种恶性肿瘤有抑制作用，它对肿瘤术后复发转移有一定的预防作用。用药方法：常规消毒后，用注射用水（或生理盐水）0.3~0.5 ml，稀释冻干N-CWS药液，于上臂外侧三角肌处多点注射。

药物反应：全身反应见于部分患者，有发热，一般持续24小时左右，可自行消退。若体温为38.5℃以上，伴有全身不适，服清热镇痛药如吲哚美辛、APC等即可解除。多数患者有局部反应，随注射次数增加，逐渐出现注射局部的反应，一般在注射1周后可见局部红肿、疼痛、皮肤破溃。除调整注射部位、剂量与间隔时间外，应积极予以局部处理。用药开始 3 日内禁用抗生素，以防拮抗免疫治疗的药性。

（二）自体瘤苗

自体瘤苗为患者自体切除的肿瘤标本，经处理获得的肿瘤粗提抗原。因肿瘤细胞抗原的抗原性较弱，故常与 N - CWS 同用，一般手术后使用 2 次，每日 1 次。

（三）注射用猪脾转移因子

注射用猪脾转移因子（TF）是一种具有免疫活性的生物反应调节剂，它对细胞免疫和体液免疫都具有一定的调节作用。用于治疗白血病、恶性黑色素瘤、乳腺癌及其他肿瘤，均有一定疗效。

（四）卡介苗

卡介苗（BCG）临床用于治疗恶性黑色素瘤、白血病、淋巴肉瘤有一定疗效，对肺癌、乳腺癌、肠癌、膀胱癌等亦有一定疗效。

皮肤划痕法：在四肢或其他部位的 5 cm^2 的皮肤上用消毒 6 号针头或三棱针，纵横划痕各 10 条，以刺破皮肤微微渗血为度。向痕迹处施加卡介苗 75 ~ 150 mg，每周 1 次或 2 次，1 个月为 1 个疗程。

瘤内注射：将卡介苗注入瘤体内，剂量为 75 mg 一支的卡介苗 0.05 ~ 0.15 ml。

口服法：剂量为 75 ~ 150 mg，每周 1 次，服时将卡介苗混在一杯橘子水中一次服下。

注意事项：有活动性结核的患者忌用；结核菌素反应强阳性的患者慎用；瘤体注射或皮肤划痕接种卡介苗可发生全身反应，如发热，多不需特殊处理，可自行消退。

（五）短小棒状杆菌菌苗

短小棒状杆菌菌苗（CP）作用为激活网状内皮系统，对细胞免疫作用为抑制 T 淋巴细胞免疫应答，增强 NK 细胞活力，激发产生大量干扰素，补体激活等作用而起抗肿瘤作用。临床上主要用于恶性黑色素瘤、恶性淋巴瘤、晚期肺癌等。用法：皮下注射 3 ~ 4 mg，每周 2 次，1 个月为 1 个疗程。可有局部肿胀、低热等轻微反应。

（六）干扰素 - γ

IFN - γ 对肿瘤细胞的抗增殖作用；对 NK 细胞杀伤活性有增强作用；抑制癌细胞基因表达；破坏肿瘤细胞的正性自分泌机制，抑制肿瘤生长。临床用于毛细胞性白血病、慢性髓细胞性白血病、恶性淋巴瘤、肾癌、多发性骨髓瘤、恶性黑色素瘤、肝癌等有一定疗效。用法：每次 100 万 U，肌内注射，每日或隔日 1 次，10 次为 1 个疗程，间隔 10 天行下 1 个疗程。

除以上药物外还有肿瘤坏死因子、IL - 2 等。这些药物的应用应做好以下护理工作。

用药前准备：检查药物的有效期，药液有无浑浊，安瓿有无损坏，确认无误，方可使用。

注射部位：选择距淋巴群较近部位，如上臂内侧或股内侧，严格消毒，皮下或肌内注射。

注射后局部可能因药液温度偏低，引起一过性酸胀，可向患者讲明原因，消除顾虑。做好心理护理，是保证患者积极主动配合治疗及长期治疗的关键，可介绍肿瘤免疫治疗新进展，帮助其消除病理心理，建立战胜疾病的信心及勇气，也使其懂得有关肿瘤防治的知识。有计划地选择注射部位及熟练准确的各项操作，是确保免疫治疗疗效的重要环节，护士应熟练掌握治疗所用各种操作方法、用药途径及药物性质，做到用药准确，操作熟练，以避免技术误差导致不应有的副反应发生。

（许晓晓）

第六节　肿瘤患者的外科护理

外科是治疗肿瘤的重要手段之一，分根治性手术和姑息性手术。根治性手术可达到治愈目的，而姑息手术主要为减轻患者症状，使晚期肿瘤患者改善生活质量和延长生命。

一、手术前的准备

肿瘤外科手术治疗的特点有：手术范围广、病期晚、年龄大及全身营养状况差，肿瘤专科护理应重视对患者的心理护理、营养及术前、术后护理。

（一）心理护理

肿瘤患者的外科治疗，尤其是扩大根治，常常导致患者某些器官正常功能的严重破坏和丧失，如喉癌、舌癌术后可能造成失语，上颌窦癌手术后会有面容的改变，直肠癌术后需重建假肛，妇科肿瘤会带来生理功能的改变，这些因素对患者的心理压力很大，部分患者难以接受，顾虑重重，部分患者甚至拒绝。护理人员应向患者做耐心解释。手术切除时目的在于挽救生命，防止转移复发，手术切除将对工作、家庭、社会带来希望，及时给予术前术后指导，通过抗癌明星战胜恶性肿瘤的实例消除顾虑，患者之间进行交流，树立信心，愉快接受手术治疗。

（二）营养饮食指导

肿瘤患者由于慢性消耗和失血而致营养不良和贫血，食管癌、胃癌患者的梗阻常常引起水电解质平衡紊乱。为提高患者对手术的耐受性，促进术后伤口的愈合和康复，应进高蛋白、高热量及高维生素饮食，如鸡蛋、牛奶、瘦肉、鱼、新鲜蔬菜和水果等，以改善营养状况。消化道梗阻不能从口中进食者可给要素饮食和胃肠外营养，以短期内改善不良状况。贫血严重者可输成分血，早日争取手术治疗。

舌癌、喉癌术后的患者应给予胃管鼻饲，要注意温度，冬季用热水并保温，夏季严防混合奶变质，鼻饲时注意流速，防止胃管脱出或堵塞。患者取半卧位以免引起胃部不适，管喂要定时定量。胃癌术后注意"倾倒综合征"，患者表现为食后上腹不适、饱满感、腹痛、头晕、面色苍白、出汗、视物模糊、眩晕、心悸、心动过速等症状，应给予少量多次进食，免进甜食以防产酸产气。结肠造瘘的患者术后一定要调节好饮食，养成排便规律。

（三）协助完成有关检查

恶性肿瘤手术治疗一般难度大，切除范围广，手术时间长，出血较多，术前对各个重要器官进行全面检查比一般手术前检查更为重要。要及时、准确地采集标本，协助做好各项检查，包括血常规、血液生化及电解质的检查，凝血机制检查，肝肾功能检查，胸部 X 线检查等，以了解患者各个器官的功能，有不正常者要及时处理。

（四）做好皮肤、胃肠道、插管等准备

肿瘤患者的手术部位术前必须彻底清洁，以减少表面细菌引起创口感染的可能，清洁的同时要备皮，备皮时动作宜轻柔，不必按常规用肥皂水擦洗，可于剃毛后用 75% 乙醇做局部消毒。

对口腔和食管癌手术患者，术前应特别注重口腔清洁，有齿龈炎、扁桃体炎，须治愈后方能手术。吸烟者应戒烟。因口腔是细菌进入人体的主要途径之一，正常人的口腔内存在着大量的细菌，机体处于健康状态下不至于引起疾病，但当机体抗病能力减退时，加上口腔内适宜的温度和湿度及积存的食物残渣，局部炎症分泌物以及肿瘤表面的溃烂组织，即成为细菌繁殖的培养基，不但可发生局部感染，还可引起全身感染，伴有口臭。口腔颌面部手术范围大，不但口内有创口，而且颌面部均有较大的创口，所以患者入院后就应给予适当的消毒液漱口，如复方硼砂液或 0.05% 洗必泰液等，每日多次漱口。

对于食管梗阻的患者，自术前 3 日起每晚用温盐水或 1% ~2% 碳酸氢钠冲洗食管，清除积存食物和黏液，减轻食管黏膜的感染及水肿；手术日晨再次冲洗，抽尽胃液并留置胃管。但对上段食管癌患者，则不宜冲洗，以防误吸，术前晚餐后应禁食，根据医嘱，清洁灌肠和留置尿管等。

对晚期卵巢癌及大肠癌要做好术前的肠道准备，一般Ⅲ、Ⅳ期卵巢癌可直接累及腹腔内脏器，如直肠、结肠和小肠等。切除受累的肠管已成为卵巢癌最大限度缩瘤术的一部分，且可以解除肠梗阻而改善机体的营养状况，增强体质，减少感染，使患者能更好地耐受化疗和放疗的毒副反应。所以术前应按如下方法准备：①术前 3 日口服肠道消毒剂，可用甲硝唑，每日 3 次，每次 0.4 g，或用新霉素，每日 4 次，每次 1 g。②术前 3 日进食无渣半流质饮食，术前 1 日改为进食流质饮食。③术前 3 日服缓泻剂，可用液状石蜡，每日 1 次，每次 30 ml，或番泻叶 30 g 泡茶饮用。④术前 3 日每晚用 0.1% ~0.2% 肥皂水清洁灌肠。

（五）术前常规护理

洗头、沐浴、剪指（趾）甲，更换衣服。行药物过敏试验，如青霉素、链霉素、普鲁卡因等，根据麻醉医生要求行术前用药，备血等。

二、术中配合

因手术时在肿瘤的输出静脉血流中更易找到癌细胞，故常规先处理静脉以阻断肿瘤播散的途径，应注意准备手术刀、剪要锐利。手术时要像强调无菌技术操作那样强调无瘤技术，防止癌细胞播散和种植。如用高频电刀切开皮肤和分离组织，可使细小血管立即凝固，避免癌细胞因出血而污染创面。

近年来采用激光切割，可防止癌细胞因挤压所造成的扩散。为防止脱落的癌细胞形成种植灶或转移灶，配合手术时需随时供应纱垫以保护切口边缘和创面，手套和器械如被污染，应及时更换。肠袢切除前需准备 5-FU 液冲洗两端的肠腔，以减少局部复发。

由于肿瘤外科手术范围广，手术结束时需认真清点纱布及器械。

三、术后患者的护理

按全麻术后常规护理，床边备置有关物品，如吸引器、氧气、输液架、吸痰管、血压计等。麻醉未清醒患者采取平卧位，头偏向健侧，清醒后 6 小时如欲更换体位，头颈部手术者可予以半卧位。严密观察血压、脉搏及呼吸变化。

注意保持呼吸道通畅，因患者手术范围大，术后所需护理的导管也多，如全麻插管、输液管、负压引流管、导尿管等，应防止患者在未清醒状态下因烦躁不安而自行将导管拔除。其次要格外注意防止舌后坠，经常巡视患者，及时吸出口咽腔内分泌物，防止呕吐物或分泌物吸入气管而引起呼吸障碍或窒息。

对口腔手术后，不能张口，咀嚼困难，有时还伴有口内创面渗血，不便漱口者，除应用抗生素液滴入口腔外（配制 1:1 000 青霉素液每日 3~4 次），护士必须做定时口腔冲洗，其质量的好坏往往关系到术后创口愈合及皮瓣的成败。冲洗口腔，术后 3 天内可配用 1%~1.5% 过氧化氢，用 20~50 ml 注射器冲洗。过氧化氢水主要用于抗厌氧杆菌，因此，用它来冲洗可使局部创面的血性分泌物以及形成的血痂发泡而脱落，然后再用生理盐水将口腔内氧化的血性泡沫冲洗干净，这样反复多次冲洗，每日上下午各做 1 次，以后可根据病情酌情冲洗。3 日后可改用洗必泰液或复方硼酸液漱口，每日数次。采用这一方法，口腔护理得到彻底干净，并减少了口臭，同时防止创口感染。有皮瓣移植者注意皮瓣的色泽，有无肿胀。正常皮瓣颜色为淡红色，无明显肿胀，若显示苍白则为动脉供血不足，发紫或暗红色示静脉回流受阻，可用复方丹参注射液或低分子右旋糖酐静脉滴注。其次应注意保持室内空气清新。

对行颈、腋、腹股沟淋巴结清扫术的患者，常于术后留置引流管接负压吸引，应注意保持引流通畅，防止因皮下积液影响愈合。术后护士应密切注意伤口引流情况，有无反应及渗液，连接胸腔闭式引流管瓶内的长玻璃管必须保持在水面以下 2~3 cm，以免空气进入胸腔形成或加重气胸。

气管切开者敷料要及时更换，切开垫每日更换2~3次。

导尿管要保持通畅，尿道口每日用0.1%苯扎溴铵擦洗。

结肠造瘘口周围皮肤涂上氧化锌软膏，再盖吸水性强的便纸和纱布罩，并注意及时更换假肛袋和污染的被服等物品。

手术后，患者由于疼痛及各种不适，以及正常生理功能的改变如出现幻觉等情况，更需护理人员的关心及体贴。

全喉切除术后患者会出现失语，护士应备好纸笔，耐心等待患者用书写形式提出主诉。

对头颈部手术患者，为预防切口感染和发生吻合口瘘，术后多用鼻饲饮食，要特别防止鼻胃管堵塞或脱出，因再行插管有损伤吻合口的可能。

多数食管癌患者术后，因迷走神经被切断，消化功能在较长时间内仍不正常，对脂肪吸收差，故应给予少量多餐，进少油易消化食品。

胃切除术后患者在最初数年内由于吸收不良，易出现维生素 B_{12} 缺乏和贫血，应予以适当补充维生素 B_{12}。

肠造瘘患者瘘口开放后，即可进行半流质饮食，如情况良好，2~3日后可改为少渣饮食，避免进过多的纤维素和易致泻食物。患者常因不良气味和腹胀而加重精神负担，要协助患者摸索饮食规律，少吃产气食物（如牛奶、豆浆、大量白糖、果仁、圆白菜等）和易产味食物（如葱、鱼）等。

另外，恶性肿瘤之手术多为破坏性手术，患者所受损伤面积较大，如颈淋巴结清扫术、乳癌根治术、结肠造瘘术、高位截肢术等，可造成患者不同程度的缺陷或残疾。因此，术后对患者的身心护理显得更加重要。

四、功能锻炼

恶性肿瘤患者手术以后进行功能锻炼是提高手术效果，促进机体、器官功能恢复和预防畸形的重要措施。护理工作者应使患者理解功能锻炼的意义，提高自身锻炼的自觉性。如早期下床活动可促进生理功能及体力的恢复，促进胃肠功能的恢复，减少肠粘连和局部及全身的并发症等，鼓励患者早期进行锻炼。

开胸手术后，由于切口长、肋骨被切除，患者常因怕痛而不敢活动术侧手臂，以至关节活动范围受限并造成肩下垂。因此，术后患者进行肩关节功能锻炼非常必要，方法为上举与外展，逐渐练习术侧手扶墙抬高和拉绳运动，使肩部活动尽快恢复到术前水平。

乳腺癌根治术后应进行屈腕、握拳、屈肘、上举和肩关节活动范围的锻炼，要求患者在两周内达到术侧手臂能越过颈摸到对侧耳部，即可不影响生活自理。

对于截肢患者要求术后尽早练功，要求不仅能在平地上行走，如需要可练习上楼梯。

恶性肿瘤患者术后自身康复功能锻炼非常必要，可以增强患者自信心，提高抗病能力。

对全喉切除患者，由于依靠永久性气管造口呼吸，并失去发音功能，术后应训练食管发音，声音虽低，但足以解决患者生活和工作需求。方法是让患者先咽下一定量的空气存在食管内，而于食管上端形成假声门，使食管内气流缓缓逸出，即可发出微弱的声音，要督促患者坚持练习，才能掌握自如。

对结肠造瘘术患者，待术后患者体质逐渐恢复后可行训练永久性人工肛门的处理方法。养成定时排便习惯，注意饮食定量、定时，并自术后第 5 日起，每日由瘘口注入少量生理盐水或喝一杯凉开水以引起排便。嘱患者注意保持瘘口周围皮肤卫生，每日用温水、肥皂水清洗，注意饮食卫生，预防腹泻。遇有排便困难，可戴手指套涂油膏扩张瘘口，防止狭窄，出现肠黏膜脱出或回缩，需到医院急诊处理。

（胡滨）

第七节　恶性肿瘤疼痛的护理

恶性肿瘤严重威胁着人类健康，目前有资料表明，世界每年因各种原因死亡的人中，约每 10 人就有 1 人死于恶性肿瘤，而疼痛又是中、晚期恶性肿瘤患者常有的症状之一，世界上每天有 350 万人忍受着恶性肿瘤疼痛的折磨。如何帮助患者从恶性肿瘤疼痛中解脱出来，使其能够耐受检查和治疗，是医疗卫生工作者义不容辞的职责和任务。

一、恶性肿瘤疼痛的原因、程度的评估以及疼痛对机体的影响

要确定一种行之有效的减轻疼痛的护理方法，首先必须搞清疼痛的原因、程度以及疼痛对机体的影响。目前认为恶性肿瘤疼痛的原因主要有 3 种：首先是恶性肿瘤本身引起的疼痛，如恶性肿瘤浸润或压迫机体组织所引起的疼痛。其次是恶性肿瘤治疗所引起的疼痛，如手术、化疗药物的外渗、放疗所引起的溃疡等。再次是恶性肿瘤的各种并发症所引起的疼痛，如压疮、口角炎、便秘等。

对于疼痛的程度，国际上常用的疼痛程度评分法有 3 类：视觉模拟评分法、口述评分法和马克盖尔问答法。

恶性肿瘤疼痛对机体的影响主要表现有：心电图示各种类型的 T 波改变，脉速，血压呈相应的波动。疼痛如涉及胸部或腹部，患者会出现腹式或胸式呼吸，严重疼痛者可出现呼吸浅速、体温上升、恶心、呕吐，甚至神态丧失、休克。

以上的各种改变，均可导致疼痛的恶性循环，除此以外精神与心理的影响也是不容忽视的，由于疼痛，患者会出现严重的心理威胁与恐惧，甚至可产生绝望感而萌发自杀的意图和行为，从而加重病情。

二、恶性肿瘤患者对疼痛的心理反应

从临床资料看，在不同患者身上，疼痛反应的强弱表现程度各不相同，这是因为痛觉的冲动发生于大脑皮质，大脑皮质对疼痛的反应除了与疼痛刺激的部位、强度、频率

有关外，还受患者复杂心理状态的影响，如忍耐力、文化修养、情绪、性格、专心和分心等心理因素都可以影响患者对疼痛的反应。

一般认为：女性性格脆弱、感情细腻，对疼痛的反应较为明显。男性性格豪放、粗犷、耐受力较强。有一定文化程度的人通常认为疼痛是疾病程度的征象，故对疼痛较敏感，精神压力增大。一般在夜间及清晨人的生理状态处于低潮，注意力较集中，对疼痛的反应较强。

三、恶性肿瘤疼痛的护理

（一）药物治疗恶性肿瘤疼痛的护理

目前认为，恶性肿瘤疼痛用药过程中以恰到好处的间隔给患者以正确的剂量，根据药物的半衰期按时给药。给药的方式：口服法效果较好，可维持较长时间的药效，患者较少依赖他人。皮下注射仅稍优于肌内注射，对不能进食者可行皮下或静脉滴注。

临床用药普遍按照 WHO 所建议的三阶梯疗法：首先应用非麻醉性止痛药（如阿司匹林、扑热息痛）及一些支持疗法（如给予镇静药），若不能止痛或病情进展，第二阶段应用非麻醉性止痛药物加上作用较弱的麻醉性止痛药，第三阶段为非麻醉性止痛药加上强效的麻醉性止痛药。在用药过程中，护理人员应注意观察病情，把握好用药的阶段，严格掌握用药的时间和剂量，同时也应对药物的副作用有所了解，如麻醉性镇痛药具有成瘾性和耐受性，故应用于重度疼痛的患者。对于轻度和中度的患者，以应用非麻醉性镇痛药为好，因其不具有成瘾性和耐受性，但长期应用对胃肠道有一定的副作用。对于这类药物护士应嘱咐患者在饭后服用，如出现恶心、呕吐应给予相应的护理，严重者应更换药物。对晚期恶性肿瘤疼痛患者应用由吗啡、可卡因、酚噻嗪、乙醇、氯仿配制而成的合剂，止痛效果较明显。

（二）神经阻滞疗法的护理

神经阻滞疗法又称封闭疗法，是指将药物注射到支配疼痛的神经丛或神经干周围，起到暂时或长期阻断神经冲动传导的作用。如用局部麻醉药，其作用为暂时性的，如系神经破坏药时，其作用为长期性的。在做此项治疗时，护理人员应注意观察疼痛部位，以帮助医生定位，并做普鲁卡因皮试、备皮，准备好各种局麻药、肾上腺素针剂，治疗后注意观察患者有无不良反应及疗效。

（三）硬膜外腔与蛛网膜下隙注射镇痛剂疗法的护理

硬膜外腔或蛛网膜下隙注射吗啡所需的剂量远远低于口服给药法，而且不影响运动和感觉传导功能，长期使用也能保持止痛效果，现已越来越广泛用于恶性肿瘤止痛。但此法有一些不良反应，如恶心、呕吐、瘙痒、尿潴留，对于接受此种治疗的患者，护理人员要注意加强护理，并观察呼吸。

（四）恶性肿瘤疼痛患者的心理护理

恶性肿瘤疼痛患者的心理是极其复杂的。疼痛不仅有着性别差异，民族差异，而且受文化程度的影响，更重要的是受着心理因素的影响。要做好心理护理，不仅要求护士要有护理学专业知识，而且要有心理学、教育学、语言学等多方面的知识。护士需要应用有关技术和心理学知识来帮助患者克服疼痛，如采取舒适的体位以减轻肌肉紧张，家人与朋友探望，轻松的音乐都能分散注意力并给予精神安慰，此外允许更长时间睡眠，有计划护理和改善环境，减少噪声均会降低对疼痛的敏感性，谈话中要避免一切不利的语言刺激。思想放松能促进药物止痛，有助于患者关闭疼痛冲动的"门"，并增加循环内啡呔。护理中，首先要掌握其病情及其心理改变，搞好护患关系，鼓励患者树立战胜疾病的信心，有了希望和信心，才能有生活的勇气。

有人提出处理疼痛的要素就是发展我们的感知和想象力，不断把自己置身于患者的位置上理解并鼓励患者对战胜疾病充满信心，有一位科学家曾指出，希望的突然破灭有致死的作用。所以说护理人员如何使患者充满希望是极为重要的。

在临床上应积极采用行为疗法，包括松弛训练、催眠术等。有研究发现有催眠训练时的精神支持在减轻癌性疼痛程度方面较没有催眠训练时的精神支持疗法更为有效。

（高清翠）

第八节　恶性肿瘤患者的静脉保护

恶性肿瘤是我国常见疾病之一，化疗是目前治疗恶性肿瘤的三大手段之一，目前所用化学药物不但对消化道、骨髓等有不同程度的毒性，而且对血管内膜刺激性较大，静脉注射时，常可引起静脉内膜炎，以致沿静脉走向产生疼痛，变硬呈条索状，血流不畅。若渗漏于皮下可引起皮下组织局部发炎、红肿、疼痛，甚至局部继续坏死，经久不愈或形成一棕色硬结，影响继续治疗。一般恶性肿瘤患者大多为中老年患者，本身可由于血管硬化，弹性差等使治疗增强难度，所以对恶性肿瘤患者的静脉血管保护实属必要。

一、恶性肿瘤患者静脉保护的原则

1）输注化疗药物采用的血管应遵循远端后近端，先浅后深，先细后粗，先手后足，先难后易的原则。尽量从末梢静脉开始有计划的交替使用，并应注意化疗药物的局部渗漏，以延长血管使用寿命，并使每条血管均能发挥最大效应。

2）尽可能不使用与神经、动脉并行的静脉，以避免不慎引起的化疗药物外渗漏引起局部炎症、坏死等，从而损伤局部神经及动脉血管。皮静脉有较多的交通支与深部静脉相通，表浅静脉也有较多的网状交通支相互交通，故不必担心有循环障碍局部滞留问题。

3）在易于固定的部位选用静脉，这样较少发生由于固定不良而产生的渗漏现象。一般关节处的静脉输注导管不易固定，易外漏和不便调节输液速度，使用时必须十分注意固定好，以免发生意外。

4）在有出血的情况下，禁用出血部位的末梢静脉输注，否则会加重出血或使化疗药物外渗或漏。

5）肿瘤危重患者及小儿需长期连续输液治疗，有条件的可采用静脉留置针，有计划地使用和保护血管。亦减少频繁穿刺及痛苦，若需反复注射药物者可采用三通活栓连接，从侧方注入时间性药物。

二、临床上经常选用的静脉

选用粗直、浅而不易滑动的浅静脉，如贵要静脉，头皮静脉，上肢内侧皮静脉，腕及手足背浅静脉，指间静脉。头皮静脉丰富，易于固定，常用于小儿，常用的有前额静脉、颞浅静脉、耳后静脉、桡静脉等。

从临床研究及报道资料看，下肢静脉穿刺时并发症发生率较高，并常有静脉血栓形成，故肿瘤患者化疗时应尽量避免使用下肢静脉输注化疗药物，若需要应用时可从上肢静脉输注化疗药物，下肢静脉用免疫制剂及补给营养之用，以减少并发症的发生。

三、使用静脉输注化疗药物的注意事项

1）选择有利进针部位，严格无菌操作，以防医源性感染。

2）从临床实践看，先消毒后扎止血带比先扎止血带后消毒者要优越。因穿刺熟练程度不一，血管选择难易不一，皮肤消毒后又需自然干燥，扎的时间过长往往使患者肢端疼痛、麻木甚或发生青紫，增加患者的痛苦。后扎止血带往往大多消毒液未干及行穿刺，未达消毒目的，而且消毒液会随穿刺针孔渗入而产生不良效果及疼痛。在先消毒后扎止血带时应注意从肢体两侧进行操作，以免跨越消毒部位。

一般止血带所扎部位在穿刺部位上方 6 cm 左右，不可太紧，以免压迫动脉，在患者无休克及脱水时扎止血带过紧易压迫动脉而使静脉充盈不良，扎止血带应以能触到末梢动脉搏动为宜，并嘱患者握拳，促进静脉充盈。

四、穿刺方法

应待消毒液干后再进行穿刺，穿刺时以拇、食指分别向外向下绷紧皮肤固定静脉，避免其滑动，看清静脉之走向，从静脉上方或侧方刺入，要点是轻、稳、准，切勿来回乱刺，以免形成血肿，影响以后穿刺。发生血肿，应即刻拔针并压迫局部片刻，再行穿刺，否则会造成皮下出血或血肿致使下次穿刺困难，也会给患者造成痛苦。穿刺完成后应注意稳妥固定，以避免输注时外渗或漏。

五、对不同情况穿刺时应注意的事项

（一）空虚静脉的穿刺

在患者重度脱水、低血压及休克时，由于静脉压力低，血液浓缩或血流缓慢等，以及血管腔瘦瘪内径变小，可行扎止血带后推压或局部拍打、热敷等使静脉显露扩张后再行穿刺，或采用挑起进针法，小心地将针刺入血管肌层，将针放平后使针头稍挑起，把血管前后壁或上下壁分离，使针尖的斜面滑入血管腔内，进入血管腔时有失阻感，以免刺穿血管下壁。当刺入静脉血管腔时，有时亦可不见回血，当挤压近心端血管时会有少量回血，或抽吸仍未见回血而细心体会以确感进入血管时，可缓慢注入生理盐水以观察局部有无肿胀及疼痛等，以确保穿刺成功。

（二）脆弱静脉血管的穿刺

恶性肿瘤晚期患者常见血管脆弱，选用穿刺针时应注意用斜面小的针头，从血管侧壁进针，刺入血管腔内时针头方向应与血管走行方向平行，进针不可过猛，否则易滑动及刺穿，原则上是宁慢勿快、拔针要稳。

（三）硬化静脉的穿刺

恶性肿瘤患者一般年龄较大，大多数患者血管有不同程度的硬化，穿刺比较困难，加之反复化疗对血管的损伤，穿刺更加困难。一般外观血管很清楚、触之很硬，多因局部静脉穿刺多或药液刺激使血管增厚变硬，管腔狭窄则难以刺入应避免使用。应选择较固定部分穿刺，穿刺时应在静脉上方向下压迫直接刺入，不要侧面进针，否则静脉易随针尖来回拨动而移动，不易一次穿刺成功。若发现有沿静脉走向的红线或红肿热痛等，为静脉炎，该部位不能注射，并应抬高患肢改善血流，用如意金黄散外敷，也可用金银花、蒲公英、紫花地丁等中草药鲜草打烂外敷，或用干品研粉外敷使炎症尽快消散。

（四）活动度大的静脉穿刺

恶性肿瘤晚期，消瘦或恶病质患者，皮下脂肪少，皮肤松弛，其血管容易滑动。此时穿刺不应采取先刺入皮下再刺入血管的方法，而应固定血管上、下端，在血管上方以30°角进针直接刺入皮下及血管见回血后，针头稍挑起顺血管进入少许即可。

（五）水肿患者的静脉穿刺

恶性肿瘤晚期，营养不良或局部血液循环障碍均会引起水肿，此时其静脉显露不良，可采用温水浸泡肢端使血管充盈，并按静脉走向的解剖部位用手指压迫局部，以暂时驱散皮下水分，显露穿刺静脉后再行穿刺，可不扎止血带，或在扎止血带片刻后松解处呈现环形凹陷处找血管消毒快速穿刺。

（六）表浅细小静脉的穿刺

一些女性或小儿患者静脉细小，穿刺较为困难，可选用斜面较小的针头，穿刺前可以用热敷法。

化疗药物一般对血管的刺激较大，尤其是在用细胞周期非特异性药物做滴管内冲入时，其对血管的刺激更大。这时应缓缓匀速冲入，不可一次性将药注入滴管内让其以几乎呈纯药液性滴入。在应用其他药时，应分瓶加药，合理配伍，最好不超过三种，而且一瓶内量不宜过多，否则既因刺激大患者痛苦，又致药物迅速随尿排出达不到应有治疗作用。局部刺激可使静脉痉挛，滴入不畅，此时不得挤压以免加重血管痉挛或造成药液外渗致使组织坏死，故应在稀释浓度及调节滴速上加以控制。

六、输液完毕拔针时注意事项

拔针时按压部位要正确，用干棉球于进针处稍上方按久些；尤其是有出血倾向、老年人、恶病质者，以防针刺内口渗出造成紫斑及血肿，影响静脉的使用，给患者带来精神及肉体上的痛苦。应用化疗药物输注对血管的刺激较大，在拔针前应常规应用生理盐水冲洗，或血液回流少许后迅速拔针，按压局部防止药液外渗漏皮下；有出血倾向者拔针后可做局部冷敷，使血管收缩起止血作用。

七、小儿头皮静脉穿刺的注意事项

1）患儿需静脉输注化疗药物时，应采取正确姿势，并有得力助手帮助固定，剃发面积应大些，充分暴露穿刺部位。

2）在做静脉穿刺前要区分头皮动静脉，动脉外观呈红色有搏动，静脉呈蓝色无搏动。若穿刺误入头皮动脉，常因压力高，推药阻力较大，且局部迅速呈树枝分布状苍白，有反应的患儿可呈痛苦貌并可尖叫哭喊。

3）应熟识头皮静脉分布，选择较直、分叉少，显露而表浅的静脉，穿刺部位的静脉应长于穿刺针头长度的直行部位，在距静脉穿刺点约 1 mm 处细致轻柔进针，同时用左手固定静脉上下端，针斜面向上几乎与皮肤呈平行，沿向心方向刺入皮下，防止针头摆动滑脱。进针后轻轻挑起皮肤再缓慢移向静脉之上，使针头和血管形成 10° 以内的角度，用均匀力量推进，当针进入 1 cm 左右，仍无回血时可将针稍向下压向前推进0.5～1 cm 后固定。其操作原则是宁浅勿深，宁慢勿快，固定稳妥。

八、静脉切开的护理

对静脉切开保留进行化疗的患者，应注意保持切口敷料干燥，消毒及无菌操作，每日更换敷料 1 次，如有浸湿随时更换。留置塑料胶管不得超过 3 日，静脉切开针头不得超过 3 日，硅胶管可留置 10 日左右，否则易发生静脉炎、血栓形成等。对发生静脉炎者应立即抬高患肢，热敷及给予足量抗生素治疗。

九、静脉炎的防治

对化疗引起的局部静脉血管硬化，呈条索状疼痛的患者，可用中药红花、川芎、土元、水蛭等研粉，用醋适量调敷局部，促进局部血液循环，加速肿块的消散吸收。若局部化疗药物外渗或外漏可引起局部炎症或组织坏死，首先应冷敷患处，并用地塞米松做局部及其周围封闭注射，减轻损伤程度，亦可用如意金黄散以凡士林调敷局部。

（胡滨）